岩波現代全書
027

図説　人体イメージの変遷

GendaIzensho
岩波現代全書
027

図説 人体イメージの変遷

西洋と日本 古代ギリシャから現代まで

坂井建雄
Tatsuo Sakai

はじめに

われわれは、健康なときには身体のことをあまり気にしていないが、病気になると急に身体のことが気になってくる。食事の節制や身体の運動に普段から気をつければよいのだが、無頓着で気にしない人もいる。体調を崩したときに、安静や休養で十分と考えるか、市販薬で済ませるか、あるいは積極的に医療を受けるか、その行動は病気の重さにより変わる。

健康や病気についての情報は、新聞やテレビなどのマスコミで多く取り上げられるようになり、インターネットを通して積極的に情報を集める人も少なくない。医療関係者ばかりでなく、社会の多くの人たちが人体に関心を持つようになってきた。人体に関する一般向けの本が数多く出版され、人体解剖図を集めた本が七〇万部も売れたりする。

人体への関心や人体について抱くイメージが変化していることは、なかなか理解されにくい。だが、ある程度年長の人であれば、三〇年ほど前に、人体についての情報がこれほどあふれていなかったことを思い起こすことができるだろう。その頃には、病院で診察を受けてCTやMRIの画像で自分の身体の中を手に取るように見せてもらうこともなかった。一般の人たちにとって、人体はよくわからないもの、ある種のブラックボックスのようなものであった。われわれが人体に対して抱くイメージは、最近の医学の急速な進歩とともに、急激に変化している。

近代医学のルーツを遡れば、古代ギリシャのヒポクラテスにたどり着く。そこから現代まで二千数百年の医学の発展の歴史とともに、人体に対するイメージも大きく変貌してきたに違いない。人体イメージがどのように変遷してきたかを知る手がかりは、人体を描いた画像や人体について記した書物の中に見いだされる。すなわち歴史上の解剖図と解剖学書を読み解くことにより、人体イメージの変遷をたどることができるのである。

古代から現代に至るまで数多くの解剖学書と解剖図譜が出版されており、その主要なものを探しだし、収集するだけでもかなりの仕事になる。しかし、幸いわたしの手元には、前著『人体観の歴史』を執筆するために収集した古今東西の解剖学書と図譜のコレクションがあった。

人間の身体は、絵画や彫刻の重要なテーマである。芸術として表現された人体からも、人体のイメージを読み取ることができる。芸術家はよりよい人体表現を生み出すために、人体解剖を行ったり、解剖学を学んだりした。また解剖図の表現は、芸術家の助けを得て洗練されたものになった。

本書『図説　人体イメージの変遷』では、解剖図として、あるいは芸術作品として描かれた人体を素材として、人体のイメージが時代の中でどのように変遷したかを扱う。また日本人が西洋とは異なる独特の人体イメージをもつことも述べる。

「I　黎明期の人体イメージ」では、古代から一六世紀までの人体イメージを扱う。人びとは古代から人体に関心をもっていた。古代ギリシャでは紀元前五〇〇年頃から人体を写実的に表現した彫刻が現れた。古代の解剖学と医学は、二世紀のガレノスによって集大成され、その著作は中世かららルネサンス期にかけて権威あるものとして尊敬を集めた。ルネサンス期のイタリアで、ミケランジェロは人体解剖を行って、迫真の人体表現をした。レオナルド・ダ・ヴィンチは多数の解剖図を手稿として残した。ヴェサリウスの著した『ファブリカ』という解剖学書は、その精細で芸術的な解剖図により大きな衝撃を与え、人びとは人体解剖のもつポテンシャルに目覚めた。ヴェサリウス以後、人体解剖は最先端の科学になり、さまざまな人体解剖図が描かれるようになったが、その多くは『ファブリカ』の影響を強く受けていた。

「Ⅱ　成熟する人体イメージ」は、一七世紀から一八世紀が舞台となる。一七世紀には劇的な表現を得意とするバロック芸術が盛んになり、強い情念を感じさせるバロック解剖図が現れた。古代のガレノスの生理学説が根本から否定され、デカルトは人体を機械として説明しようとする新しい学説を提示した。肝臓や脳といった重要臓器が研究され、ビドローは人体解剖の場面を臨場感豊かに再現する解剖図譜を著した。一八世紀には理性の力を全面的に信頼する啓蒙思想の時代となり、アルビヌスは理想の人体を表現する骨格と筋肉の解剖図譜を著した。解剖の名手ルイシュは多数の解剖標本をつくって展示し、評判を博した。一七世紀末から一九世紀にかけて、イタリアを中心に蠟細工の解剖模型がつくられ、美術品としても高く評価されている。

「Ⅲ　多様化する人体イメージ」では一九世紀から現代までを扱う。一九世紀に入る頃から病理解剖が盛んに行われるようになり、リトグラフを用いた多色刷りの解剖図譜が編まれた。病気の成り立ちについての考え方も、体液の変調により病気が生じるという古代以来の考え方から、臓器の病変から病気が生じるという考え方に変わった。顕微鏡を用いた研究から、細胞が生命の単位として位置づけられ、木口木版画を用いた解剖図を用いて、本文と図を同じページに配した解剖学書が編まれるようになった。二〇世紀に入ると、写真製版を用いて解剖図の自由度と表現力は飛躍的に高まった。一九世紀末のX線の発見から、生きている人体内部を透視することが可能になり、一九八〇年代以降にCTとMRIの技術で、断面画像が得られるようになり、生きている人体内部構造が画像として捉えられるようになった。

「Ⅳ　日本人の人体イメージ」では、日本人のもつ生と死のイメージを扱う。ヨーロッパでは死が実在として表象され、死体を解剖する場面が描かれるのに対し、日本では死は生から逸脱する過程として表象され、死体を解剖することは残酷なことと捉えられ描かれることがない。山脇東洋による『蔵志』以後に腑分けが広く行われ、さまざまな解剖絵図が描かれた。オランダ語の解剖学書を訳した『解体新書』以後に西洋の医学が日本に紹介された。明治に入るとドイツ医学を導入して医学教育が行われ、ヨーロッパの医学書を翻訳したり模倣したりした解剖学書が編まれるようになった。人体解剖実習のための遺体は、戦前までは病院から隠密裏に入手していたが、戦後になって死体解剖保存法という法律的な裏づけができ、一九七〇年頃から献体運動が広まり、現在では解剖体のほとんどが献体によってまかなわれている。

本書では、解剖図譜を引用するが、解剖図を描いた画家や刷版をつくった彫版師の名前は多くの場合不明である。著者として名前を挙げているのは、多くの場合、図の製作を指導した医師である。またスペースの都合で、人名と書名の原綴は省略した。前著『人体観の歴史』にはくわしく掲載したので、そちらを参照していただきたい。

目次

I

黎明期の人体イメージ

古代から16世紀まで

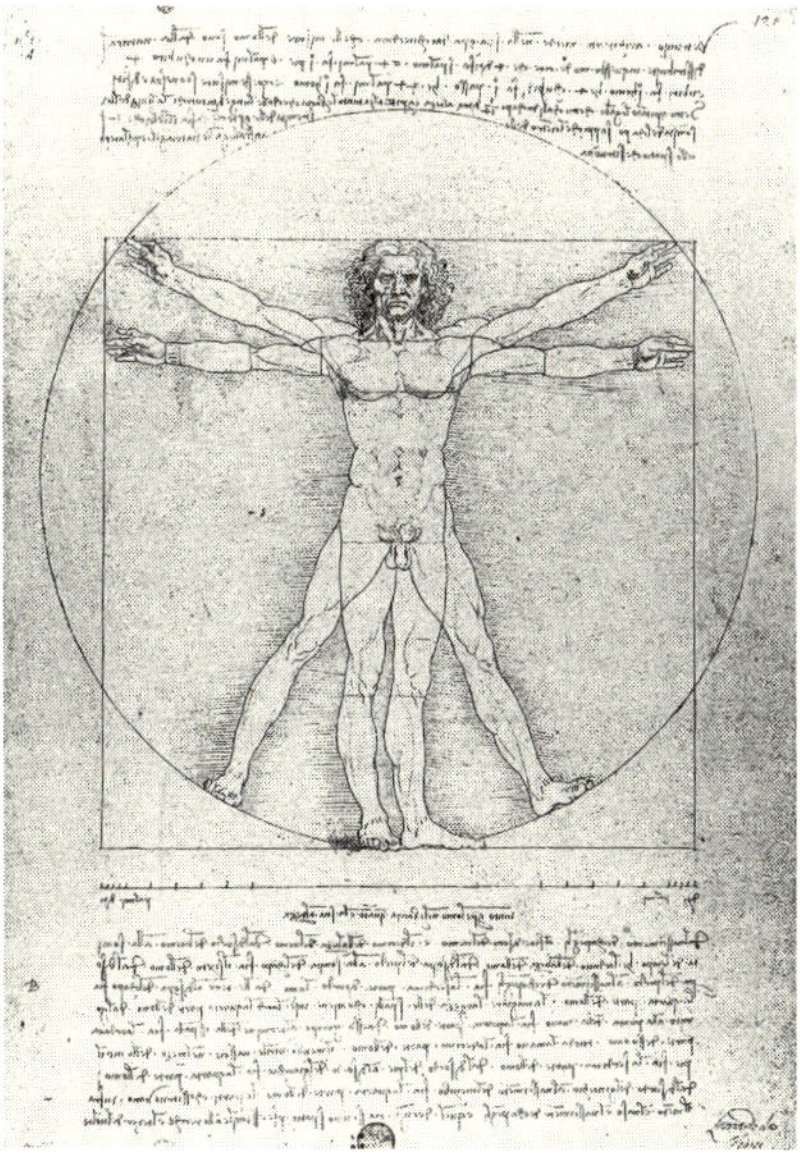

レオナルド・ダ・ヴィンチ「人体の調和」(1485–90頃)
古代ローマの建築家ウィトルウィウスの『建築論』には，神殿建築は人体と同様に調和のとれたものであるべきこと，人体各部の理想的な比率が書かれている．レオナルドはウィトルウィウスのこの記述をもとに理想的な人体を描いた．ヴェネツィア，アカデミア美術館蔵．

人は古代から人体に関心をもち、人体を表現する彫刻や絵を生み出した。古代の解剖学と医学は、二世紀のガレノスによって集大成され、後世に伝えられた。ルネサンス期のイタリアで、芸術家たちは人体解剖を行って人体表現を発展させた。ヴェサリウスの著した『ファブリカ』は、その精細で芸術的な解剖図により大きな衝撃を与え、人びとは人体解剖のもつポテンシャルに目覚めた。

第1章　人体を表現する試みが始まる
――文章と単純な図による表現

人体への関心――医療と絵画・彫刻

人類が生まれ文明が生まれたときに、人体に関心をもつようになったのは、自然なことだったのだろう。歴史上に記録が残る最も古い時代である古代の記録の中に、すでに人体への強い関心をうかがわせるものがある。

古代の人びとが人体に関心を寄せたのには、何らかの理由があったに違いない。その理由の第一は医療である。人間が生きているかぎり、怪我や病気は必ず起こるものである。怪我や病気が多少重いものになると、積極的に癒やそうと思えば人体をよく観察するであろうし、人体についての関心も生まれるに違いない。

古代に文明を発展させた四つの地域が知られているが、そのそれぞれに医療の記録が残されている。メソポタミアでは紀元前一一〇〇年頃の粘土板に、楔《くさび》形文字で医療の記録が書き残されている。古代インドでは、紀元前一五〇〇年頃から伝承される、ヴェーダ（インド最古の宗教文献で紀元前五〇〇年頃以前に編纂された）に医療の記録がある。エジプトでは、紀元前一五世紀に遡るパピルス文書に医療についての記録がある。そして現存する中国最古の医学書である『黄帝内経《こうていだいけい》』（漢代に由来する）は紀元前二〇〇年頃に遡るとされる。

古代の人びとの人体への関心は、もう一つ別の形で表現されている。絵画や彫刻による人体の描写である。古代ギリシャでは、テラコッタによる陶器に、さまざまな人物像が描かれていた。その多くは日常生活や神話の情景であり、着衣の人物が描かれているが、裸体の人物を描いたものもある。紀元前五一五年頃に製作されたとされるエウフロニオスの大甕《おおがめ》には、ゼウスの息子サルペドンがトロイ戦争において、傷を負って瀕死の状態にある様子が描かれている（**図1-1**）。腹壁前面を縦に走る腹直筋と、それを区切る腱画《けんかく》の形状が明確に描かれている。また上肢（腕と手）と下肢（脚と足）の筋による盛り上がりも、その特徴がよくとらえられている。しかし線による筋の隆起の表現は、体表に見える印象を象徴的に示したもので、写実的というまでには至っていない。

古代ギリシャの彫刻は、紀元前五〇〇年頃の古典期に入ると、人体がきわめて写実的に表現されるようになる。この時期のものとして有名なアルテミシオンの銅像は、ポセイドンないしゼウスの姿を表しており、紀元前四六〇年頃に製作されたものと考えられる（**図1-2**）。体幹（頭と胴）に対する上肢と下肢のプロポーション、体幹前面に見える大胸筋（胸の膨らみをつくる筋肉）と腹直筋の表現、上肢の三角筋（肩の膨らみをつくる筋肉）と上腕二頭筋（力こぶをつくる筋肉）の隆起、下肢の大殿筋（おしりの膨らみをつくる筋肉）と大腿四頭筋（太ももの前の膨らみをつくる筋肉）、腓腹筋（ふくらはぎの膨らみをつくる筋肉）なども皮下に見て取ることができる。この彫刻には、生きている人体についての強い関心と深い理解が反映されている。その人体についての理解は体表からの観察によって得られたもの

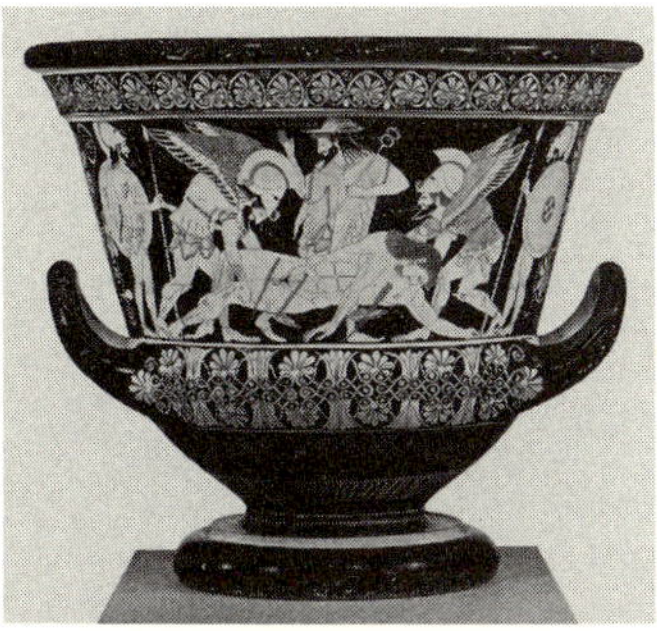

図 1-1　エウフロニオスの大甕（紀元前 515 頃）
テラコッタでできており，高さ 45.7 cm，横幅 55.1 cm と巨大．容量が 45 L ありワインと水を混ぜるのに使われたと考えられる．ゼウスの息子サルペドンが中央に描かれている．ヘルメスが眠りの神ヒュプノスと死の神タナトスに指示して，埋葬のために故郷に運ぼうとしている．ローマ，国立エトルリア博物館蔵．

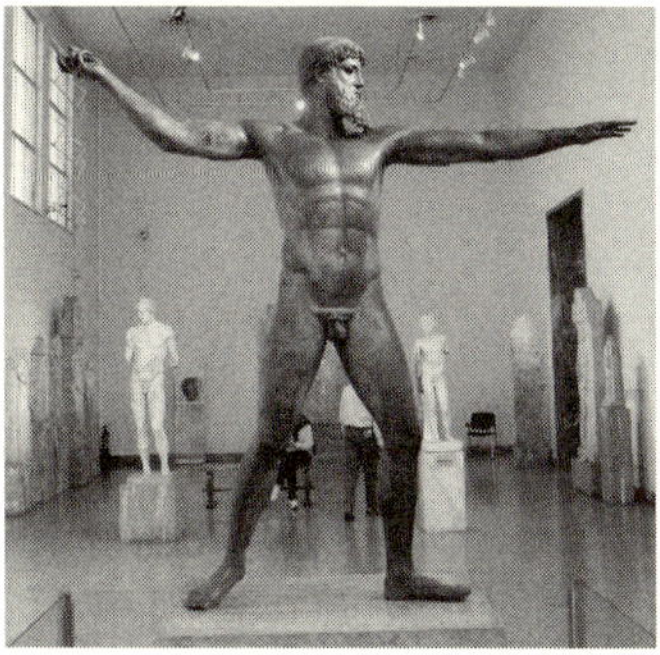

図 1-2　アルテミシオンの銅像（紀元前 460 頃）
ギリシャのユービア島北部のアルテミシオン岬沖の難破船から 1928 年に引き上げられた．人体よりもやや大きめにつくられていて，槍状の武器を高く上げた右手と前に伸ばした左手で支えている姿から，ポセイドン（三叉槍を持つ）ないしゼウス（雷を持つ）を表すと考えられている．アテネ，国立考古学博物館蔵．中村るい提供．

であろう。残された医学文献から判断すると、この時代に人体の解剖が行われていたとは考えられないからである。

古代の医学書

紀元前五世紀の古代ギリシャに、「医学の父」と呼ばれるヒポクラテス（紀元前四六〇〜三七〇）がいる。ギリシャのコス島の生まれで父親から医学の教育を受けた。コス島には医神アスクレピオスの大きな神殿があり、コス学派の中心地であった。ヒポクラテスは、コス島を離れてからギリシャおよび周辺のさまざまな土地を訪れ、各地で病気の治療をして尊敬を集めた。

最後にコス島にもどって医学の実践と教育に専念し、子孫および弟子たちも医師として活躍した。『ヒポクラテス全集』と呼ばれる文書集は、ヒポクラテス（コス）学派の著作七〇編ほどを集めたものである。この文書集には倫理的な内容の書、臨床医学・病理学を扱う書、産婦人科学・小児科学の書、治療学・栄養学の書の他に、人体の構造と機能について扱う文書も含まれている。

「頭部の損傷について」の冒頭の部分では、人間の頭の形が人によって異なり、縫合線の形もそれに伴って変化すると述べている。頭蓋の前方部が隆起すると後頭部のラムダ縫合（頭蓋の後部にある横方向の縫合）が消えて縫合がT字形になり、後方部が隆起すると逆T字形になり、前方と後方の隆起がなくなると十字形になると述べている。事実としてはあり得ないことを述べた不完全な記述であるが、人間の頭蓋を実際に観察した経験をもとにしたことがうかがえる。

「骨の自然性について」では、心臓から始まる全身の血管の走行が述べられ、胸腹部のおもな内臓に言及している。人体解剖はしていなくても、動物の解剖から、血管と内臓の状態はかなりよく知られていたと思われる。「人間の自然性について」では、四種の体液（粘液、血液、黄胆汁、黒胆汁）が人体の自然性をつくること、さまざまな病気が体液と関係することが述べられている。

ヒポクラテスからやや遅れて、紀元前三世紀のアレキサンドリア（エジプト北部、ナイル川デルタの北西端、地中海に臨む都市）では人体解剖が行われた。カルケドン（現在のトルコ、コンスタンチノープルの小アジア側）生まれのヘロフィルス（紀元前三三五～二八〇）と、その弟子でキオス島（エーゲ海東岸の島）生まれのエラシストラトス（紀元前三〇四～？）が、アレキサンドリアでの人体解剖の中心人物であった。しかし残念なことに、二人の解剖学の著作は残されておらず、後世の引用や言及によってのみその内容を知ることができる。

古代の書物は、現在のような冊子体とは異なり、パピルスの長い用紙に筆記して巻物のように保管する巻子本《かんす》であった。読書は巻物を始めから順に声を出して音読するのが通例であり、読み上げられた内容を筆記係が書き取ることで執筆が行われた。古代の書物の一巻が比較的短く、長さもほぼ揃っているのは、この巻子本という書物の形態と関係している。古代においてはアレキサンドリア、ペルガモン（現在のトルコのベルガマ）、エフェソス（トルコ西海岸の都市）に大きな図書館があり、こういった巻子本の書物を多数所蔵していた（**図1-3**）。パピルスの紙は耐久性が低く、数十年のうちには損耗してしまうので、筆写を繰り返すことにより後世に伝えられる。さらに五世紀頃に高価ではあるが耐久性のある羊皮紙の冊子本が広まると、パピルスの書物の中でもとくに価値のあるものだけが書き残され後世に伝存することとなった。古代の文書の中で、現在にまで伝わっているものは一〜二%ほどではないかと見積もられている。

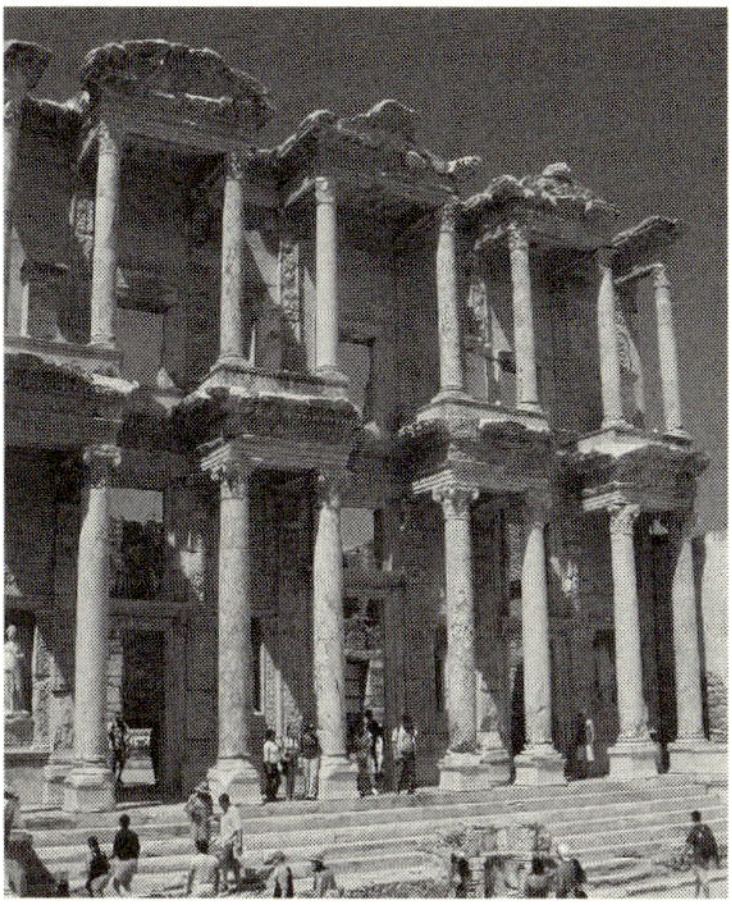

図1-3　エフェソスにあるケルススの図書館（135頃）
エフェソスはエーゲ海に面した小アジアに位置し，古代ギリシャおよびローマ時代に栄えた大都市であった．その中心部にあるケルススの図書館は，ローマの元老院議員ケルスス（45頃-120頃）を称えて135年頃に建てられた．巨大な正面部は1960〜70年代に復元された．筆者撮影．

ガレノス――古代最高の医師・解剖学者

古代ローマのガレノス（一二九～二一六）は、古代における最高の医師であり解剖学者である。動物の解剖を精力的に行い、多方面にわたる膨大な著作を書き残している。古代の著作のほとんどは、中世に至るまでに散逸してしまったが、ガレノスの著作は例外的によく伝存している。中世にガレノスは「医師の君主」として尊敬され、その著作は権威あるものとして扱われた。

ガレノスは小アジアのペルガモンに生まれ、一六歳から医学を学び、スミュルナ、コリント、アレキサンドリアに留学し、ペルガモンで外科医となった。一六一年に世界の中心ローマに上り、途中数年故郷にもどったが、ローマで医療および著作の活動を行った。ガレノスは、人体解剖を行う機会はなかったが、サルをはじめ多種の動物の解剖を積極的に行い、名声を上げた。

ガレノスは、解剖学と生理学に関する包括的な著作を三つ残している。『身体諸部分の有用性』一七巻、『解剖手技』一五巻、『自然の機能について』三巻である。さらに特定のテーマに絞った各論的な著作として、『骨について初心者のために』『筋の解剖について初心者のために』『静脈と動脈の解剖について』『神経の解剖について』などがある。ガレノスはそれまでの解剖学の著作を渉猟し、サルなどの動物の豊富な解剖所見を踏まえて、人体のあらゆる部分にわたって詳細な記述をしている。

『身体諸部分の有用性』は、身体のいろいろな器官に、無駄なものは何一つなく、それぞれに果たすべき役割があるということを論じたものである。『解剖手技』は、身体の器官がどのような構造になっているか、またそれを解剖する方法について述べたものである。『自然の機能について』は、魂と自然という概念を使って人体のさまざまな臓器の働きを説明するものである。

ガレノスの著作は中世からルネサンスにかけて、権威ある古代の医学を伝えるものとして尊敬を集めた。学者たちは真正な本文を校訂しラテン語に翻訳する努力を行い、一六世紀にはガレノスの

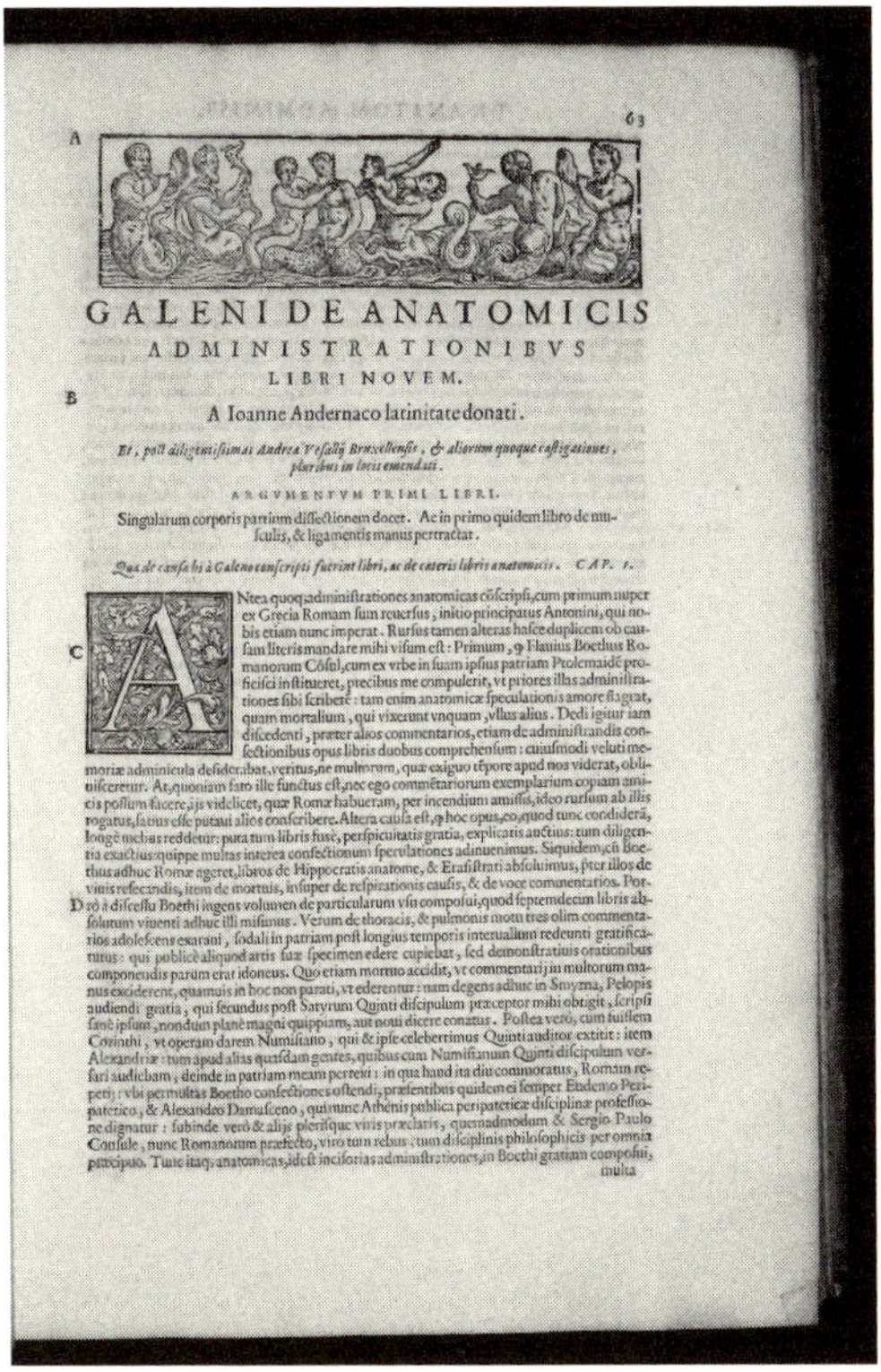
GALENI DE ANATOMICIS
ADMINISTRATIONIBVS
LIBRI NOVEM.
A Ioanne Andernaco latinitate donati.

図 1-4　ガレノス『解剖手技』（ジウンタ版ガレノス全集，1625 年刊から）
ガレノスの著作全集は，1490 年のヴェネツィアのピンキウス版から始まり，16 世紀末までに 18 種類が出版されている．1625 年のジウンタ版は全 5 巻 4851 ページからなり，ここに掲げたのはグインテル（1505–74）による『解剖手技』ラテン語訳の冒頭部分．筆者蔵．

著作集や全集が繰り返し出版された（図1-4）。解剖学と生理学は、ガレノス医学の中心となる重要なものであった。

　ガレノスは、自然界に互いに対立する四つの元素と性質があり、それらの性質を有する四種類の体液を人体がもつという説を、ヒポクラテスから受け継ぎ発展させた。また解剖学をもとに、肝臓から静脈血が静脈を通して全身に分配され、心臓から動脈血が動脈を通して分配され、脳から神経液が神経を通して分配されるという学説をつくり上げた（図1-5）。このガレノスの生理学説は、一七世紀にハーヴィーの血液循環論によって否定されるまで、権威ある説として生き続けた。

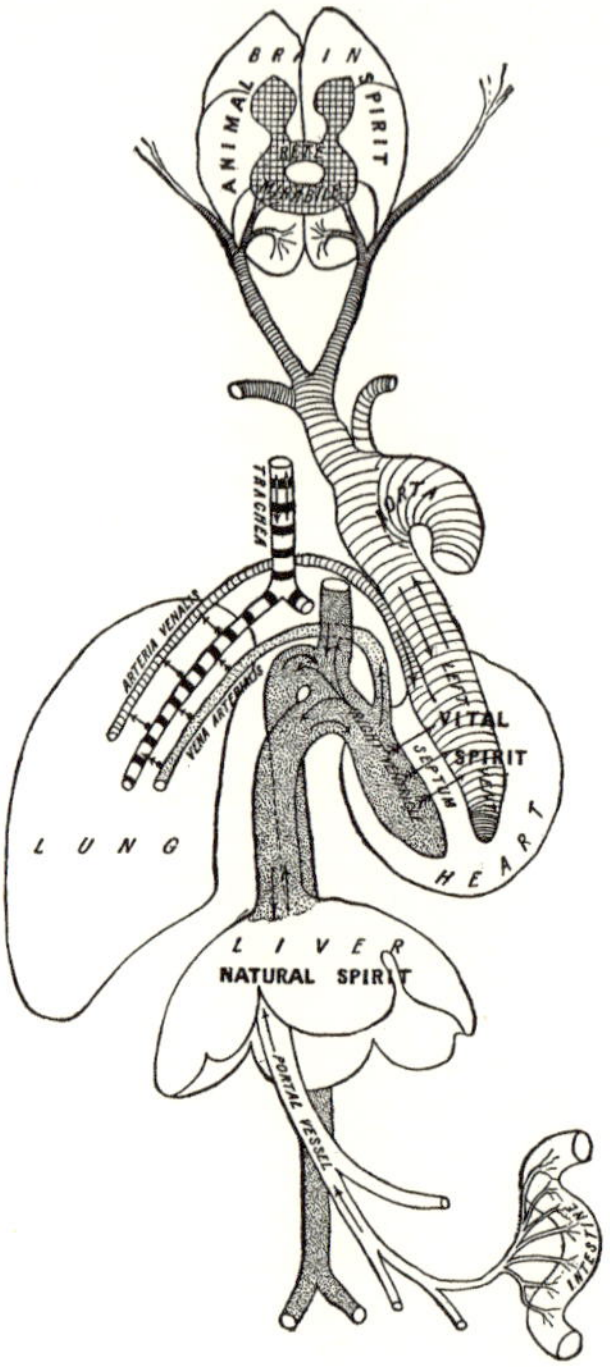

図 1-5　ガレノスの生理学説の模式図（シンガーによる）

ヨーロッパにおける古代文化の再興――モンディーノの『解剖学』

三世紀以後に、ローマ帝国は次第に不安定になっていき、四世紀末には東ローマ帝国と西ローマ帝国に分裂した。五世紀に西ローマ帝国が滅亡すると、ギリシャ文化は、西ヨーロッパから失われ、ビザンチウムを首都とする東ローマ帝国に継承される。五〜七世紀に異端のキリスト教徒が追放されてメソポタミアに移り住むと、ギリシャの文化はさらに東方に広がった。ヒポクラテス、アリストテレス、ガレノスなどによるギリシャ語の著作も、西アジアの共通の学問用語であったシリア語に訳される。さらに七世紀にイスラム教が成立し、イスラム教を信仰するアラブ人が西アジアを支配すると、ギリシャ語の著作はアラビア語に次々と翻訳されていった。さらにギリシャ語の著作の内容に自らの観察や経験を加えて、独自の著作もアラビア語で書かれるようになった。こうしてアラビア文化は古代のギリシャ文化を継承し、それを再び西ヨーロッパに伝え、ヨーロッパで古代文化が再興するきっかけを与えることになる。

ヨーロッパが復興し一一世紀になると、大きな都市には学校があり、三学四科（文法学・弁証学・修辞学と、数学・幾何学・音楽・天文学）や古典の講読を教えていた。学校の多くは修道院や大聖堂に附属していたが、イタリアの大きな都市には、教会と関係のない在俗の学校も存在した。こういった学校の教師と学生が生活を守るためにつくったギルド的な組合が、大学の起源とされるウニヴェルシタス（universitas）である。成立年について異説があるが、最も古い大学はボローニャ、パリ、オックスフォードである。大学の専門課程には神学・法学・医学の三学部が置かれ、聖職者・法律家・医師の養成が行われるようになった。一五〇〇年までにヨーロッパで八〇校近くの大学が創設された。イタリアの大学では、医学の教科書としてアヴィケンナの『医学典範』が広く用いられた。このような大学での医学教育の中で、人体解剖も始められた。

モンディーノ（一二七五～一三二六）の『解剖学』は、再興したヨーロッパで初めて書かれた解剖学

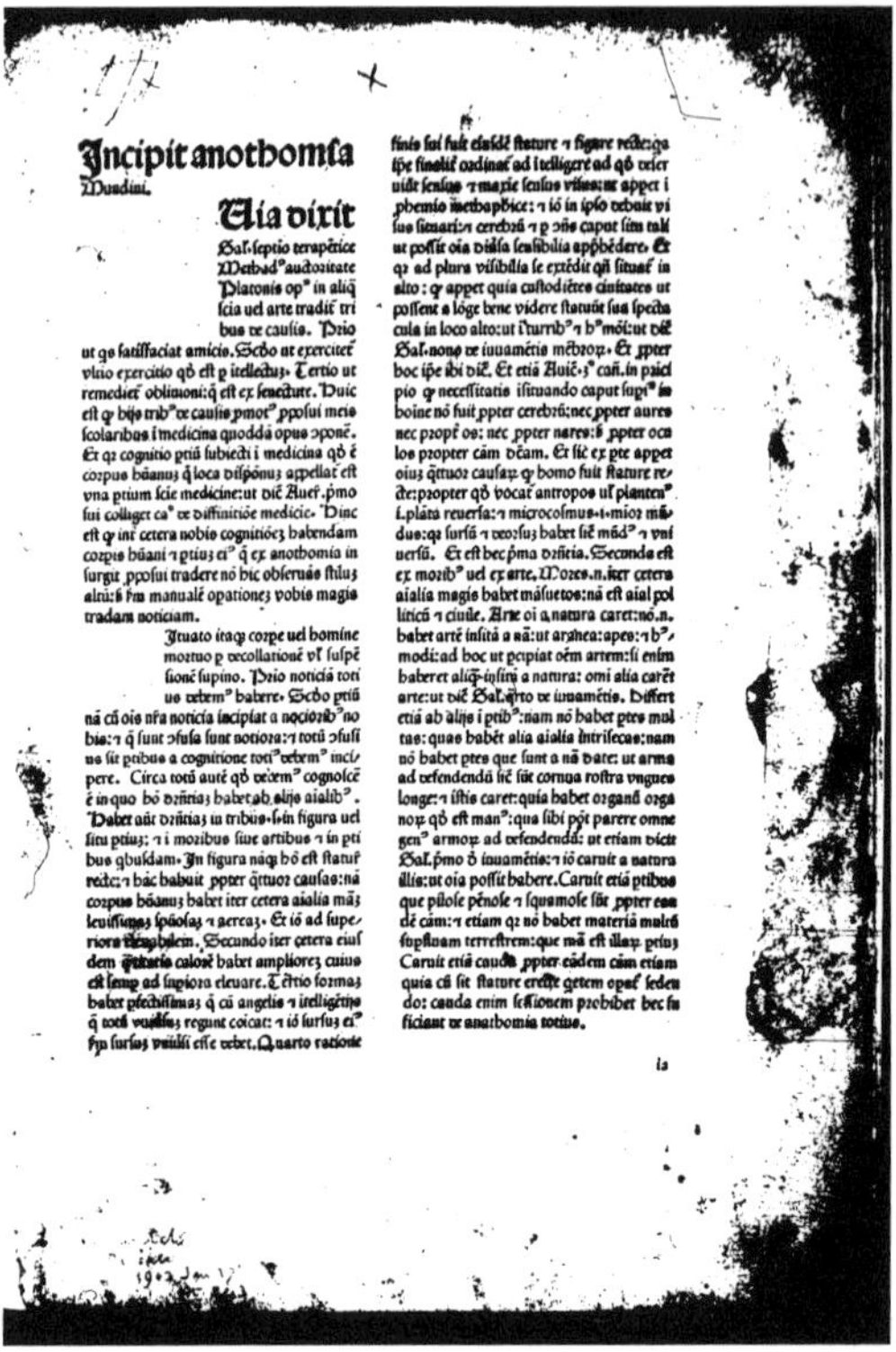
Incipit anothomia Mundini.
Uia dixit

図 1-6　モンディーノ『解剖学』の冒頭（ボローニャ 1482 年版から）
15 世紀末に出版された揺籃期本のため，活版印刷ではあるが，版面に手書きの手写本の雰囲気を残している．扉はなく，「モンディーノ解剖学の始まり」という一文に続いて，いきなり本文が始まっている．フランス国立図書館蔵．

書で、一三一六年にラテン語で執筆された。一三一五年の一月に二体の女性遺体の病理解剖を行ったことが、昨年の出来事として本文中に記されている。当時の書物は、羊皮紙に筆写して製本される高価なものであり、モンディーノの『解剖学』もそのような手写本として流布した。一五世紀末からは、印刷本として繰り返し出版されるようになった。非常に人気の高い解剖学書であり、最初の印刷本はパドヴァ(イタリア北部、ヴェネツィア西方の都市)で一四七六年に出版され、その後ヨーロッパの各地で、繰り返し出版された(**図1-6**)。

ベレンガリオ・ダ・カルピの解剖学書

グーテンベルクによる活版印刷の発明(一四五四)は、その後のヨーロッパの文化に大きな影響を与えた。一五〇〇年頃までの印刷本は揺籃期本(incunabula)と呼ばれ、豪華な装丁を施した少部数の本を、低コストでつくって収益を挙げる目的でつくられていた。一六世紀に入るあたりから印刷本の性格が大きく変わり、広範に頒布する目的で大量の書物が印刷されるようになった。大量印刷により、書物はそれまでの「情報の貯蔵庫」から、「情報を広く伝達する手段」へとその性格を変えた。一六世紀になって、新たな解剖学書が書かれるようになった。その多くは図のない文章だけのものであった。しかし、木版画による解剖図を備えた解剖学書も出版され始めた。

後に述べるヴェサリウスの『ファブリカ』(一五四三)以前の、初期の解剖図を備えた解剖学書として特筆されるのは、ベレンガリオ・ダ・カルピ(一四六〇～一五三〇)の解剖学書である。

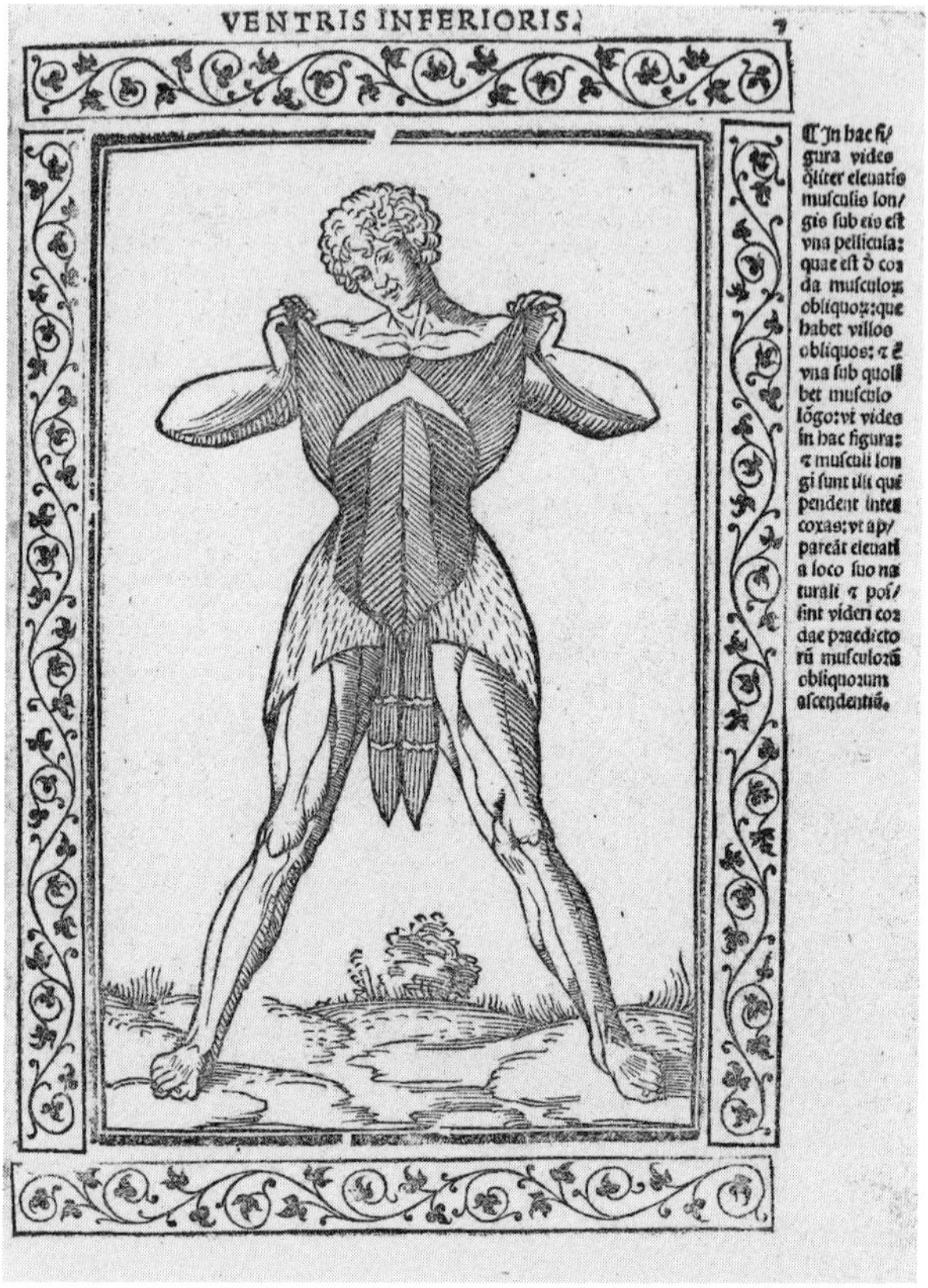

図 1–7　ベレンガリオ・ダ・カルピ『小概論』(1523)から筋肉人図
ベレンガリオは 1521 年に『モンディーノ注解』を出版し，21 葉の解剖図を用いた．『小概論』はその簡略版で，解剖図はほぼ流用されている．この図は腹壁の筋の 6 枚の解剖図の 4 枚目で腹直筋が切断し翻されている．筋の形状や筋線維の走行は実際と違っている．米国医学図書館蔵．

ベレンガリオ・ダ・カルピは、ボローニャ大学で一四八九年に学位を取り、一五〇二年から二五年間にわたり母校で外科学と解剖学を教えた。数百体の人体解剖を自ら行ったと述べている。激しやすく、けんか好きの性格のために、教師として大いに人気を博した。数々の著書があるが、一五二一年に出版した『モンディーノ注解』と、その簡略版にあたる一五二二年の『小概論』が名高い。これら二書は、本文に多数の解剖図があり、またモンディーノ自身の解剖所見も豊富に述べられている。

ベレンガリオの解剖図は、観念的なものではなく、自らの観察に基づいて描かれたことがうかがえる。しかし、後のヴェサリウスのものと比べると、明らかに粗削りではある（**図1-7**）。

第2章　ルネサンスの芸術家が人体を解剖する
――ミケランジェロとレオナルド

アントニオ・デル・ポライウォーロ――ヘラクレスとヒドラ

一五世紀のイタリアに、ルネサンスの芸術・文化が花開いた。ルネサンスという言葉は本来、ギリシャ・ローマの古典・古代文化を継承・再興することを意味しているが、それに留まらず自然の美や現実世界の価値を再発見し、人間性を回復することが目指された。そのような人間中心主義の思潮の中で、芸術においても人体への関心が強まった。彫刻や絵画の中では裸体の人物像がしばしば表現されるようになった。洗練された生き生きとした人体が造形されるようになったのである。

イタリアにおけるルネサンス美術は、初期(一五世紀)と盛期(一五世紀末～一六世紀初頭)に区分される。

イタリアの初期ルネサンスの彫刻で、人体表現において注目される第一のものは、ドナテルロ(一三八六～一四六六)によるダヴィデ像であろう(**図2-1**)。古代以降で初めての裸体の立像とされる重要な作品である。ダヴィデは旧約聖書に出てくるイスラエル王国の二代目の王である。若い頃に、王国を脅かす巨人ゴリアテを倒した後の姿を表したもので、右手の剣を地面につき、勝利を表す桂冠をあしらった帽子を被っている。体幹と四肢のバランス、右足に重心を置いた姿勢も自然である。生きている人体についての観察眼は卓越している。しかし、筋肉についての理解は十分とはいえない。腹直筋は明らかに細すぎるし、四肢の筋肉の輪郭はほとんど表現されていない。

初期ルネサンスの絵画ですぐれた人体表現をしているものとしては、アントニオ・デル・ポライウォーロ（一四二九／三三～九八）によるヘラクレスとヒドラを挙げることができる（**図2-2**）。ヘラクレスがレルネーの沼地で、巨大な胴と九つの首をもつ怪物ヒドラを退治する場面を描いている。ヘラクレスが与えられた一二の難業のうちの二番目である。体幹と四肢における筋肉の表現には力強さがあふれており、人体を詳細に観察した成果が生かされている。ただし四肢のつくる姿勢はやや硬直化しており、格闘中の人間の動きが感じとりにくい。また、腋窩《えきか》（脇の下のくぼみ）の前後にある大胸筋と広背筋の形状は不自然である。

これらの作品を見ると、芸術家たちが人体に強い関心をもっていたことがわかる。さらに彼らは、

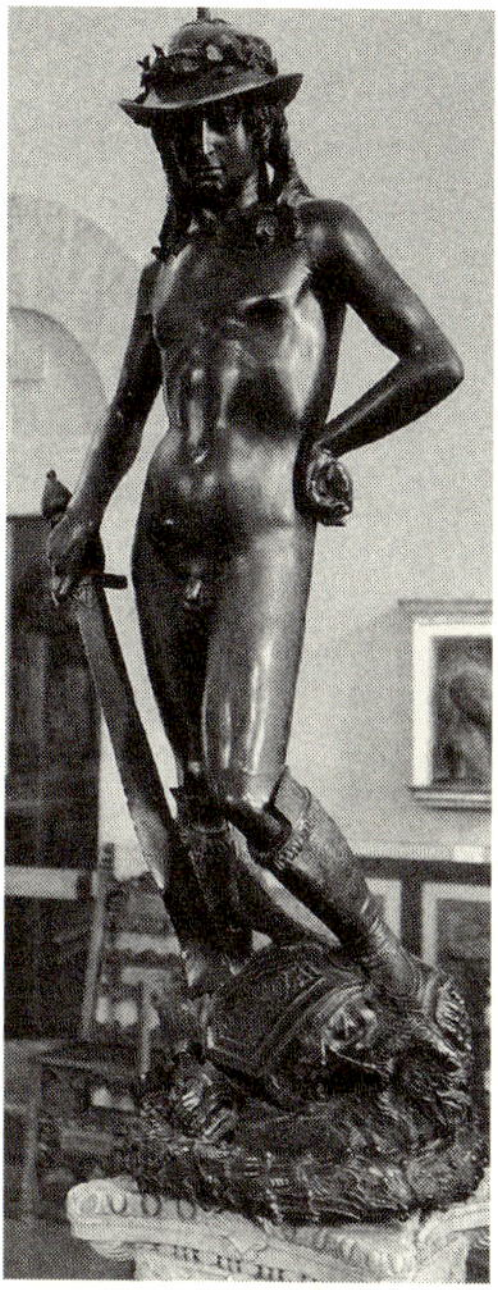

図2-1　ドナテルロ「ダヴィデ像」(1440頃)
メディチ家の依頼で製作され，完成後はリカルディ宮殿の中庭中央部に置かれた．フィレンツェ，バルジェロ美術館蔵．Patrick A. Rodgers 撮影．

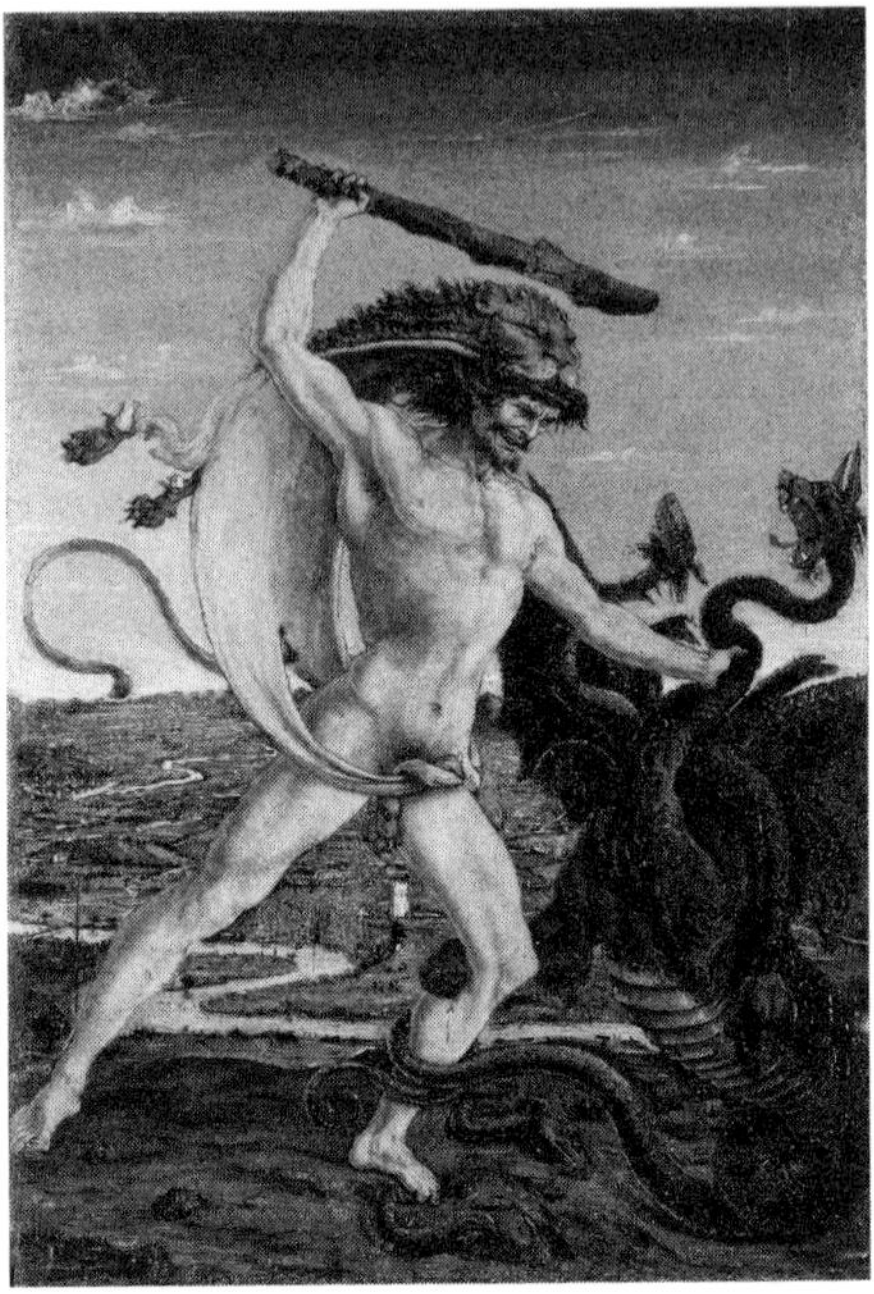

図 2-2　ポライウォーロ「ヘラクレスとヒドラ」(1475 頃)
ポライウォーロ兄弟の兄アントニオによる．アントニオは弟のピエロとともに人体解剖を行ったといわれ，しばしば協力して作品を製作した．フィレンツェ，ウフィッツィ美術館蔵．

人体の内部構造そのものの理解が、人体の造形にあたって不可欠であることも理解していた。レオナルド・ダ・ヴィンチの師のヴェロッキオ(一四三五〜八八)は弟子たちに、「衣服の下にある骨と筋肉の知識を深めなさい」といい、身体は内側から構築するものだと考えていた。

こういった人体への強い関心と、人体の内部構造を知りたいという欲求が、芸術家たちによる人体解剖に結びついたのである。一五世紀末から一六世紀にかけて、人体解剖は大学の医学部で処刑された遺体を入手して行われていたが、遺体の入手はきわめて難事であった。このような時代に、イタリア・フィレンツェのサント・スピリト修道院では、附属の病院で亡くなった遺体を芸術家たちによる解剖のために提供することが、院長の理解により行われていた。この人体解剖に著名な芸術家が携わったことが知られている。ミケランジェロである。

ミケランジェロ——ダヴィデ像・最後の審判……

ミケランジェロ（一四七五〜一五六四）はフィレンツェ共和国の寒村に生まれ、一三歳のときから画家に弟子入りし、画才を認められた。一四八九年から九二年まで、優れた芸術家を育てたいと望んでいたロレンツォ・デ・メディチの屋敷に住み込み、彫刻を学ぶとともに、一流の学者と交流して観察眼と芸術観を養った。医師で哲学者のエリア・デル・メディゴが行った公開の解剖示説（多くの人の前で人体解剖を行うこと）もおそらく見学したであろう。

ロレンツォの死によりミケランジェロは、メディチ家から離れ、父親の元にもどった。一四九二年に「木彫のキリスト磔刑像」を製作するためにサント・スピリト修道院に住み込んだが、ここでミケランジェロは人体解剖をする機会を得た。修道院長の好意により附属病院で亡くなった病人の遺体が提供されたのである。ミケランジェロは筋の型を取って、さまざまな姿勢で筋肉の形がどう変わるかを実験したという。フィレンツェで見学した解剖示説や自ら行った人体解剖は、ミケランジェロのその後多数製作した彫刻や絵画での人体造形に見事に生かされている。

ミケランジェロはその後、政情不安定なフィレンツェを離れてローマに赴き、フィレンツェに帰還する一時期もあったがローマで過ごし、法王庁から依頼された数々の仕事を行った。ミケランジェロは、ローマに移ってからも解剖学への関心を失わず、人体解剖を相当数行った。また医学者と協力して解剖学書を製作しようと考えていた。ミケランジェロの弟子のコンディヴィは次のように伝えている。

「彼が人体解剖を止めたときには、解剖学について十分に学び豊富な知識を得ていたので、彫刻や絵画をする人たちの役に立つように、人体のあらゆる種類の運動と外観や、骨の構造について、長い経験の末に到達したすばらしい理論を交えて、著作を書きたいとよく考えたものだ。もし自分の力がその主題を適切かつ詳細に扱えるかどうかに疑いをもたなかったとしたら、彼はそれをしていただろう。解剖学と解剖示説に熟達したある人が希望したときのことであるが」(コンディヴィ『ミケランジェロの生涯』から筆者訳、傍点筆者)

この「ある人」とは、ヴェサリウスの下で解剖学を学び、一五四八年にローマにやってきたレアルド・コロンボ(一五一六頃〜五九)のことである。二人の共同作業は実現されることなく終わった。コロンボは原稿を書き残し、没後に『解剖学』(一五五九)という本文には図のない解剖学書が出版された。

ミケランジェロは、彫刻と絵画において、多数の傑作を残している。人体表現の側面において、彫刻の代表作と目されるのはダヴィデ像である(**図2-3**)。ルネサンスを代表する最高傑作の一つである。王国を脅かす巨人ゴリアテとの戦いに単身で臨み、石を打ち当てようと狙いを定める場面を表現している。体幹と上肢・下肢とのバランスは適切であり、石の狙いを定めようと肩越しに敵を

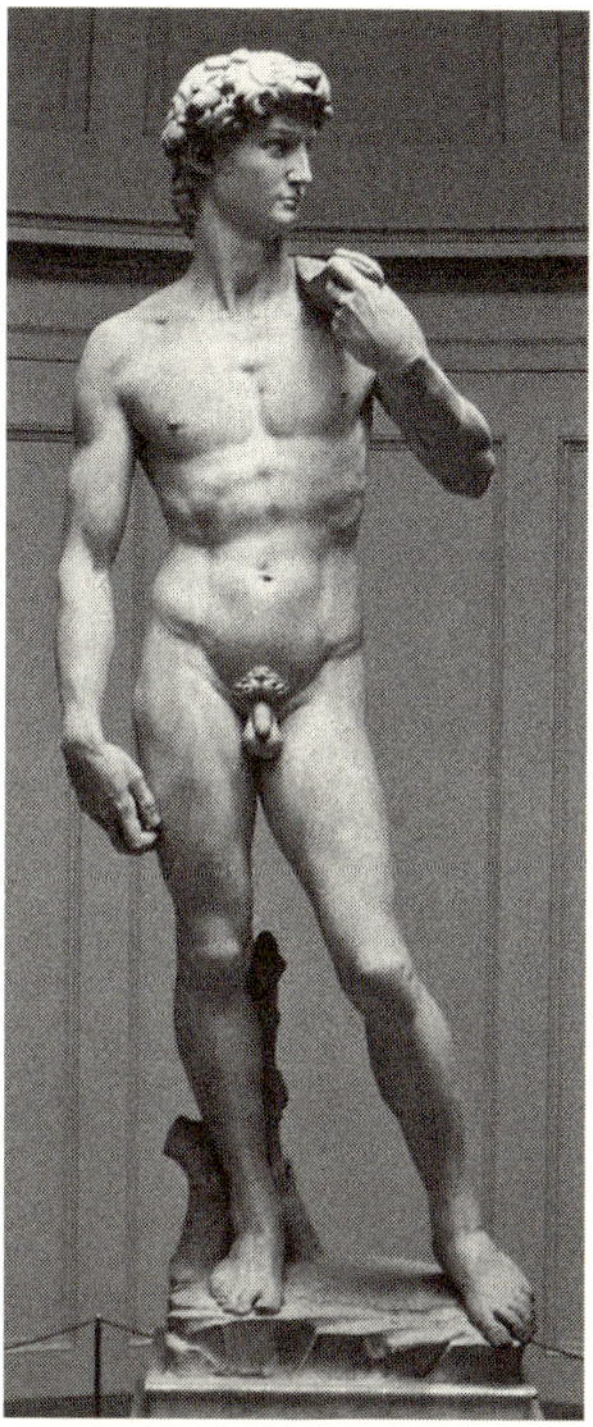

図2-3　ミケランジェロ「ダヴィデ像」(1504頃)
素材となった巨大な大理石は1464年に運び込まれ，アゴスティーノがダヴィデ像を製作する予定だったが，脚部と胴と衣服の概観をつくったところで中断した．その後ロッセリーノが未完成のまま放置したが，ミケランジェロは，このあとの仕事を26歳で引き受け，1501年から4年間をかけて完成させた．フィレンツェ，アカデミア美術館蔵．大宮伸介撮影．

見据える一瞬が、よく切り取られて造形されている。体幹の大胸筋と腹直筋、上肢の三角筋と上腕二頭筋、大腿の縫工筋と大腿四頭筋など、体表に見えるべき筋の膨隆が、適切にとらえられている。人体解剖の経験と人体構造についての深い理解をもって、はじめて到達し得た表現である。

絵画においてミケランジェロの卓越した人体造形の力がうかがえるのは、システィナ礼拝堂の天井画に散りばめられた、二〇の裸体男性像「イニューディ」および、礼拝堂正面の最後の審判の祭壇画に描かれた、キリストとその周

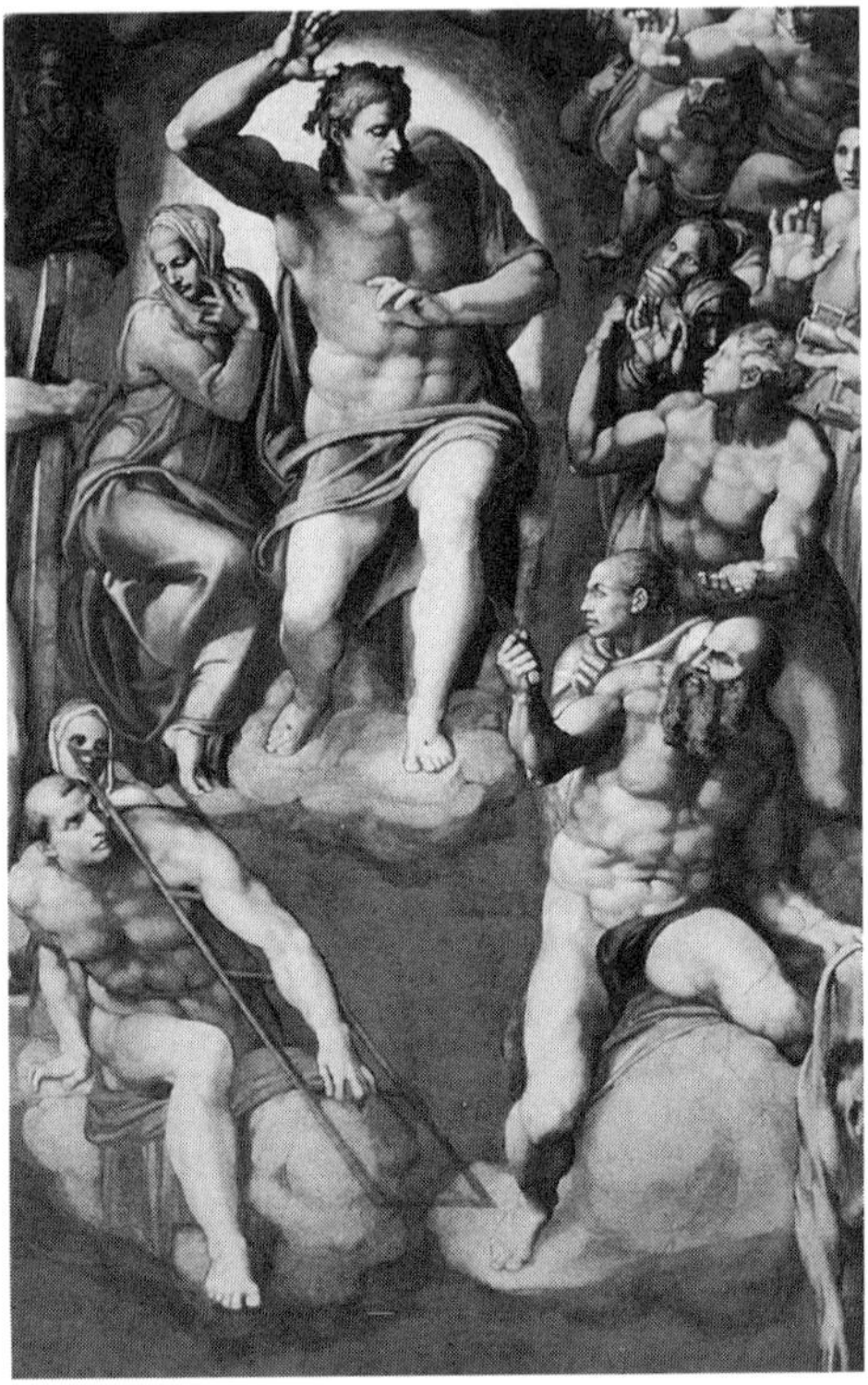

図2–4　ミケランジェロ「最後の審判」部分（1541頃．バチカン，システィナ礼拝堂）
ミケランジェロは教皇ユリウス２世の命を受けてシスティナ礼拝堂の天井画を「創世記」をテーマにして製作した．正面の祭壇画は教皇パウルス３世の命により1535年から製作を始め，「最後の審判」をテーマにして1541年に完成した．

辺の男性群像である（**図2–4**）。やや太めで筋骨隆々に描かれた男性の裸体像は、力強く動きを表現し、体表に見える筋の表現にも狂いはない。片脚に重心をかけて立っている人物像では、左右の肩や腰の高さに違いが生じ、身体の軸も彎曲してS字曲線を描いている。このような特徴をもった人体表現をコントラポストといい、古代ギリシャ・ローマの彫刻で用いられ、ルネサンス期ではミケランジェロが、広範に活用してその後の芸術表現に大きな影響を与えた。

レオナルド・ダ・ヴィンチ――解剖手稿

レオナルド・ダ・ヴィンチ(一四五二〜一五一九)はフィレンツェ郊外のヴィンチ村で生まれた。父は公証人で家は裕福であったが父親と母親は姻戚関係がなく、レオナルド誕生後、数カ月でそれぞれ別に結婚をした。レオナルドは一五歳頃にフィレンツェに移り、ヴェロッキオの工房に弟子入りして早くから才能を現した。一四七二年には画家組合に登録し、フィレンツェで絵画の仕事をした。一四八二年にはミラノに移り、ミラノ公に仕えながら、自分の工房を開いて独立した。レオナルドの解剖手稿の第一期(一四八七〜九五頃)のものは、ミラノ時代に描かれている。人体を解剖する機会はおそらくなかっただろうが、非常に正確に描かれたクマの足の解剖図が残されており、おもに動物の解剖を行っていたと考えられる。

一四九九年にミラノがフランス軍によって陥落すると、レオナルドはフィレンツェにもどり、一時期、イタリアの貴族チェーザレ・ボルジアの軍事顧問兼技術者として働く。一五〇六年にはフランス軍が撤退した後のミラノにもどる。一五〇八年からはミラノとフィレンツェの両方で活動するようになる。この時期に解剖手稿の第二期(一五〇四〜〇八)のものが描かれている。人体解剖を行い、その経験が反映されて、解剖図に内臓や血管などの迫力ある描写が見られる。

レオナルドの手記には、フィレンツェのサンタ・マリア・ヌオヴォ病院で一〇〇歳の瀕死の老人に会って話をし、その老人の遺体を解剖したことが述べられている。これは、この時期のことと考えられる。

一五〇九年頃からレオナルドは、パヴィア大学(北イタリア、ミラノの南方にある)で解剖学を教えていたマルカントニオ・デラ・トッレ(一四八一～一五一一／一二)と、解剖学の研究で協力するようになった。この協力関係は、マルカントニオが三〇歳の若さで疫病により亡くなったために、短期間で終わったが、レオナルドの解剖学研究に大きな影響を与えた。これが解剖手稿の第二期(一五一〇～一三)である。

レオナルドは一五一三年にはローマに移り、一五一六年からはフランス王のフランソワ一世に招かれて居城のアンボワーズ城に隣接する館に移り、一五一九年にそこで亡くなる。この時期には解剖学への関心は薄れていたようである。

レオナルドは約四〇年間にわたってノートを書き綴ったが、死後に残された膨大な数の手稿は弟子のメルツィに相続された。現存するのは約五〇〇〇葉であり、もともとあった手稿のうちの三分の二ほどは失われたとされている。メルツィの没後に手稿を受け継いだ息子のオラツィオのもとで手稿はいくつかに分割され、いくつもの人手を経て、現在ではいくつかの図書館や公的機関などに保管されている。おもなものにアランティコ手稿(ミラノ、アンブロジアーナ図書館蔵、一一一九葉)、パリ手稿(パリ、フランス学士院蔵、九六四葉)、アランデル手稿(ロンドン、大英図書館蔵、二八三葉)、ウィンザー手稿(イギリス、ウィンザー城王立図書館蔵、二三四葉)などがある。解剖手稿はウィンザー手稿に含まれている。

解剖手稿に基づくと、レオナルドの解剖学研究は三期に分かれる。第一期に含まれるノートの例として、一四八九〜九〇年頃に描かれた脳室（脳の内部にある空所）と頭皮層を描いた紙葉がある（**図2-5**）。老人の顔をモデルにした迫真の頭部の輪郭の中に、当時の通説にしたがった、想像上の三つの脳室が描かれている。前部の脳室では聴覚、視覚、嗅覚の感覚を集めて共通感覚を形成し、中部の脳室では共通感覚を受け取って思考と判断を行い、後部の脳室では記憶を貯蔵するというもの

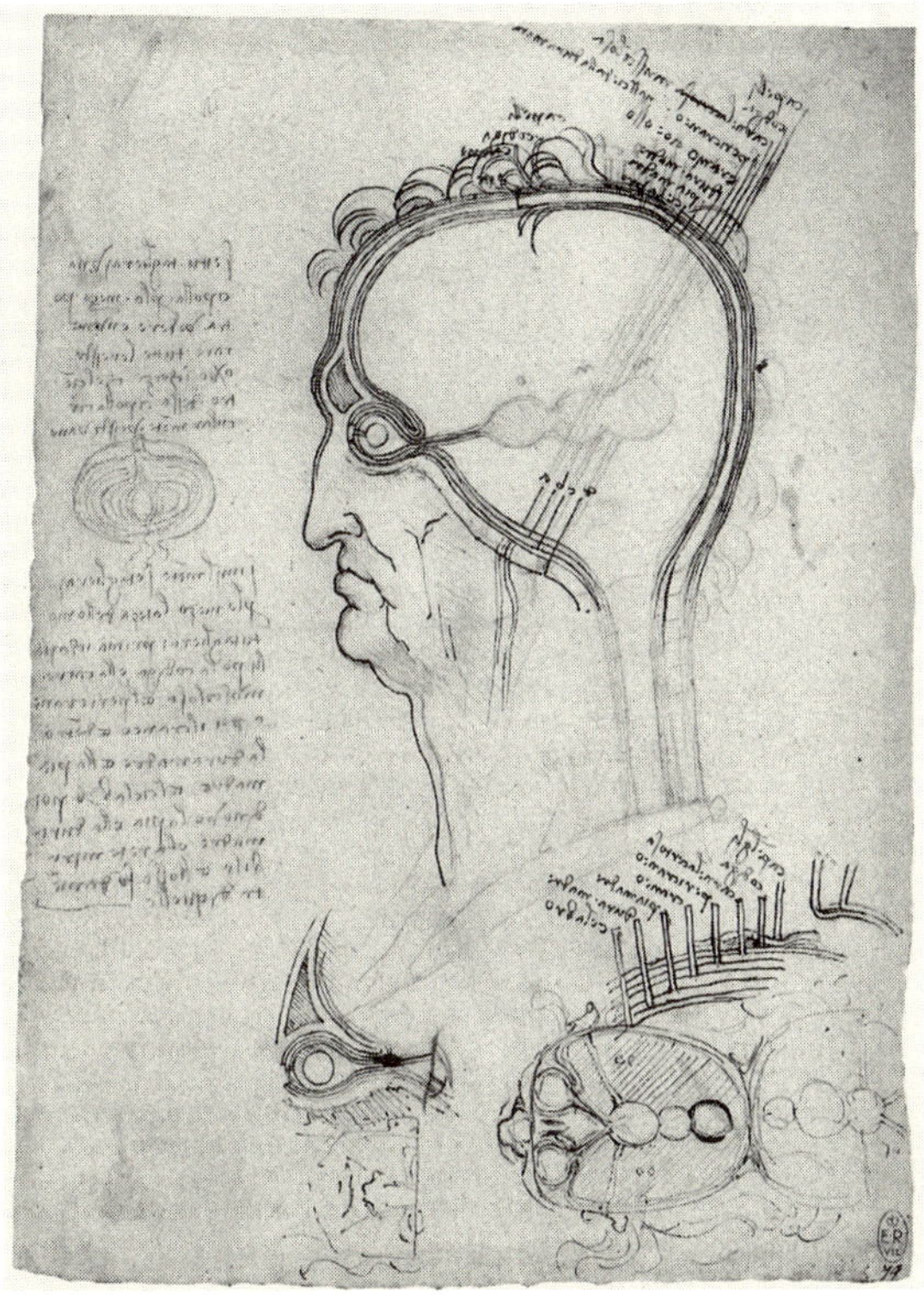

図 2-5　レオナルド・ダ・ヴィンチ「脳室と頭皮層」(1489–90 頃)
中央の頭部の縦断面では，眼から出た視神経が三つの脳室につながっている．右下の横断面では眼からの視神経と耳からの聴神経が前の脳室に入っている．左にタマネギの縦断面があり，「タマネギを中央で切断すると，ネギの中心を包んでいるすべての皮が見え数えられる．同様に人の頭を中央で切断すると，毛，頭皮，筋，頭蓋腱膜，頭蓋骨，硬膜，軟膜，そして脳を切るだろう……」と書かれている．ウィンザー城王立図書館蔵．

である。この時期のノートで迫真の描写があるのは、人間の頭蓋骨の図、クマの足の筋と腱を描いた図などである。内臓や血管など人体内部の描写は、通説に基づいた観念的なものに留まっている。この時期のレオナルドは動物の解剖は行っていたが、人体の解剖を行った様子はうかがえない。

第二期に含まれるノートの例としては、一五〇九年頃に描かれた女性内臓の紙葉がある（**図2-6**）。胸部と腹部に含まれる、大動脈と大静脈およびその枝、心臓、肝臓、脾臓、腎臓、子宮、気管など

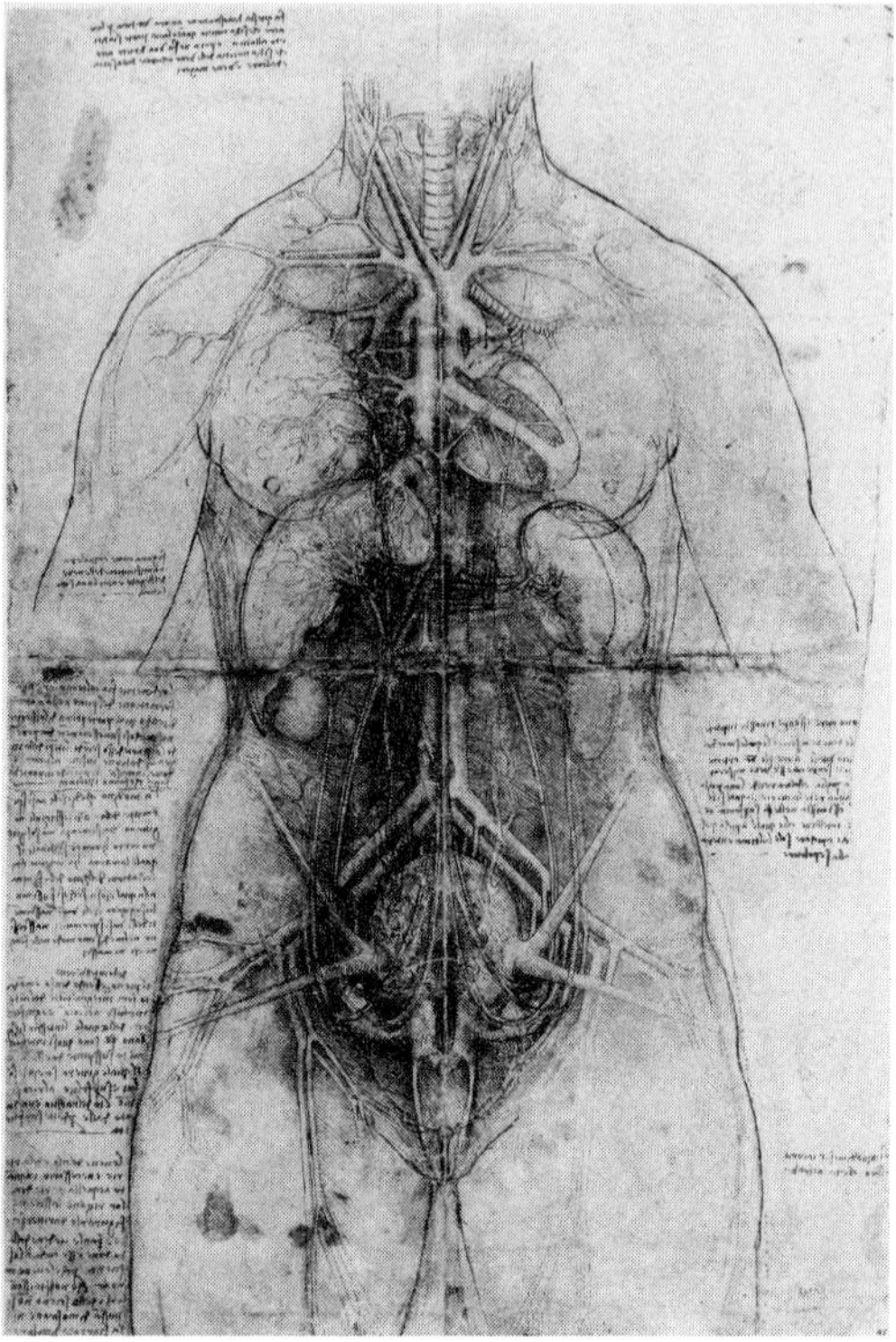

図2-6　レオナルド・ダ・ヴィンチ「女性の内臓」（1509頃）
レオナルドの解剖図の中で，最もよく知られているもの．レオナルドの内臓の研究が集大成されていて，別の図に描かれた気管と気管支，肝臓，脾臓，腎臓などがそのまま再現されている．これと対になる輪郭線だけの図がある．両方の紙面には，輪郭線を写すために線に沿って針の穴がつけられている．ウィンザー城王立図書館蔵．

が描かれている。図の表現は迫力に満ちあふれているが、血管や内臓の形状は奇妙にデフォルメされている。たとえば子宮から両側に向かって二対の角のようなものが生え出ている。血管は枝分かれのところで角度を変えるが、枝分かれの間の区間では直線的に走っている。

これを見ると、レオナルドはたしかに人体を解剖しているが、観察したものをそのまま写し取っているのではないことがわかる。直線的なパイプでの流れが効率的であるという、水力学の理論に

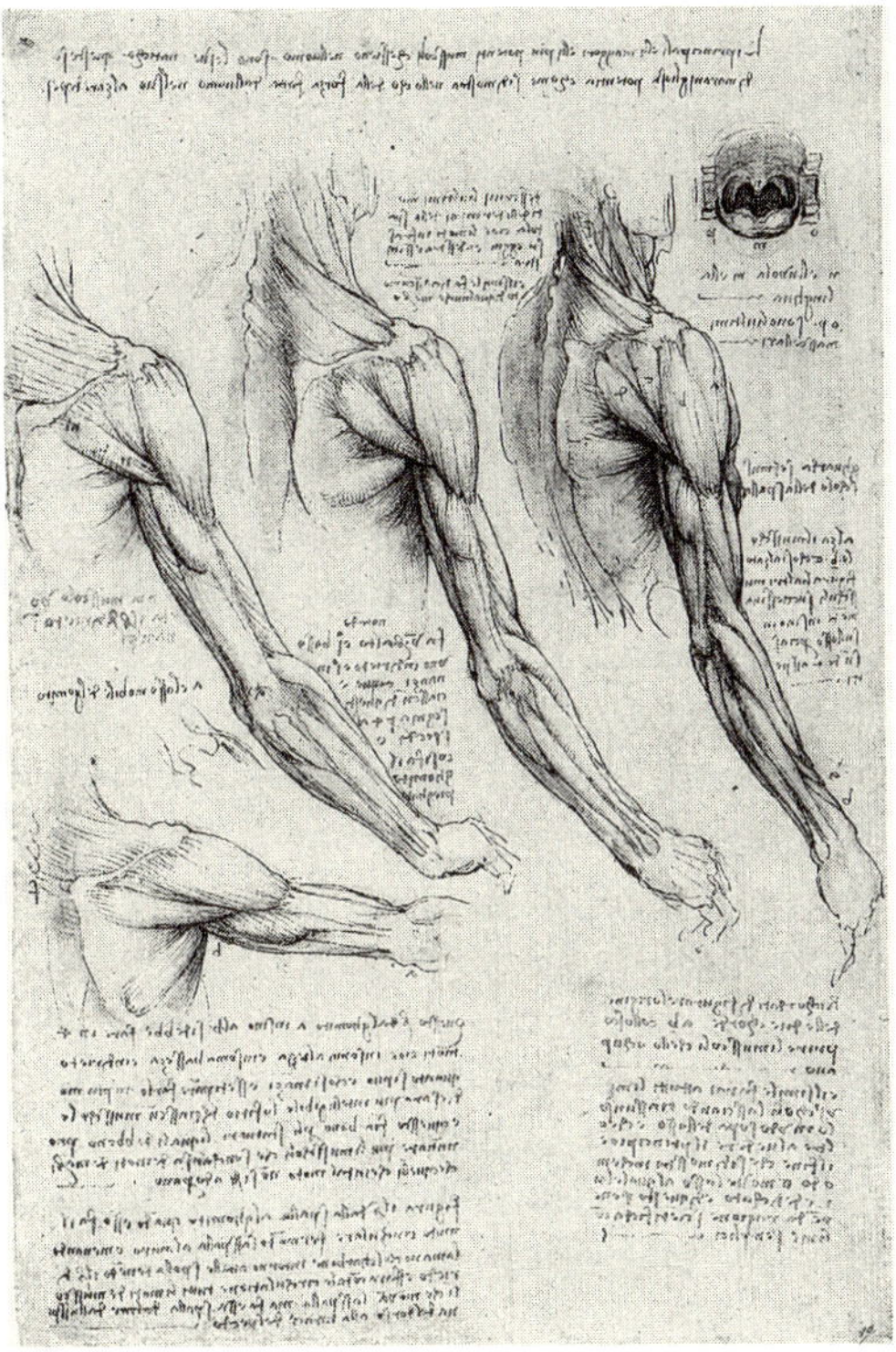

図 2-7　レオナルド・ダ・ヴィンチ「腕・肩・首の筋」(1510-11 頃)
肩から腕にかけての筋が後面の４方向から描かれているが，これと対になる別の図では前面から側面の４方向から描かれ，合わせると身体を 180 度回転させてすべての面から見えるようにしている．解剖学的に高く評価できる図である．ウィンザー城王立図書館蔵.

したがって脈管を描いたものと考えられる。機能を意識しながら解剖しているが、実際の観察が追いついていない。

第三期のノートには、腕・肩・首の筋を描いた紙葉が含まれる(**図2-7**)。ここでは肩から腕にかけての筋肉が、視点の位置を少しずつ変えながら四方向から描かれている。筋の形状は、観察されたままが忠実に描かれている。この時期の別の紙葉では、上肢の骨格の間を結ぶ紐が筋の代わりに描かれているものがある。筋が起始と停止(筋肉の両端のうち、身体の中心に近い方と遠い方)の間をつなぎ、短縮することにより骨格を動かす、という骨格筋の機能の本質が把握されている。

この時期のレオナルドは、器官の機能を意識しながらも、解剖して見えたものを忠実に写し取ることができるようになっている。

第3章　印刷と芸術を用いて人体が表現される
――ヴェサリウスの『ファブリカ』

ヴェサリウス――ガレノスの解剖学に精通した人文学者

前述のように、一六世紀になると、ルネサンスの文化を背景に人体への関心が高まり、大学の医学部や教会附属の病院などで行われる人体解剖もめずらしいものではなくなってきた。一部の施設では人体解剖の公開示説も行われ、関心のある人たちは見学することができた。芸術家たちは人体解剖の体験をもとに人体の表現を発展させ、内部構造をうかがわせる迫真の造形をなしとげることができた。

活版印刷により大量部数の出版が可能になり、書物は情報を広く伝達するメディアに変貌した。さらに木版画を用いて書物に挿絵を入れ、視覚的な情報を伝達できるようになっていたことは、前にも述べた（13ページ）。情報伝達技術の量的・質的な進化により、一種の情報革命の時代が訪れていたのである。

この人体への関心の高まりと、印刷技術の革命的な発展を利用して、衝撃的な解剖学書を実現し、その後の解剖学と医学の発展に道筋をつけた人物と書物が現れた。イタリアのパドヴァ大学教授のヴェサリウスと、その主著『ファブリカ』(一五四三)である。

　アンドレアス・ヴェサリウス(一五一四〜六四)はベルギーのブリュッセルで生まれた。家系は代々、神聖ローマ皇帝の宮廷侍医であったが、父親は宮廷薬剤師を務めていた。医師となって宮廷侍医の座に就くことが家族の期待であり、ヴェサリウスもそのための教育を、幼少時から受けた。ベルギーのルーヴァン大学で学んだ後、一八歳からパリ大学で医学を学び、そこでガレノス医学(10ページ)の手ほどきを受けるとともに、人体解剖の際の助手を務めて解剖学教授のグインテルから評価された。二二歳のときに戦争のためパリ大学を離れ、しばらく故郷で過ごしたが、翌年北イタリアに向かいパドヴァ大学で医学の学位を取るための試験を受けた。そこでガレノス医学についての学識と解剖の技量とを認められて、外科学と解剖学の教授になった。翌年には『六枚の解剖学図譜』を出版し、また解剖示説と講義とで評価を高めた。パドヴァでの五年間の人体解剖とガレノスの研究をもとに、『ファブリカ』とその入門編にあたる『エピトメー』という二冊の解剖学書を一五四三年に出版した。

　『六枚の解剖学図譜』(一五三八)はほぼA3判の大きさの本(フォリオ判)で、門脈(胃腸から肝臓に血液を運ぶ静脈)、全身の静脈と動脈の三枚の図と、前面・側面・後面の三枚の骨格人の図の六葉からなる(**図3-1**)。前半の血管の三図はこれまでにない図柄で、ガレノスの解剖学にしたがって、血管の枝分かれと広がりがわかりやすくまとめられている。後半の骨格の三図は、それ以前の解剖図よりはるかに精細に表現されている。この図譜は、すぐれた内容と表現力によって広く知られるようになった。海賊版がヨーロッパの各地で出版されたことも、この図譜の高い人気を物語っている。

ただし後の『ファブリカ』と比べると、図のでき映えは、明らかに見劣りがする。

ヴェサリウスは、ガレノスの解剖学に精通した人文学者であった。一五四一～四二年のジウンタ版『ガレノス全集』では、『静脈と動脈の解剖』と『神経の解剖』の校訂を担当している。また自ら執刀する腕利きの解剖学者でもあった。パドヴァ大学では自ら執刀して解剖示説を繰り返し行った。一五四〇年にはボローニャ大学に呼ばれて解剖示説を行い、ガレノスの解剖学の誤りをいくつ

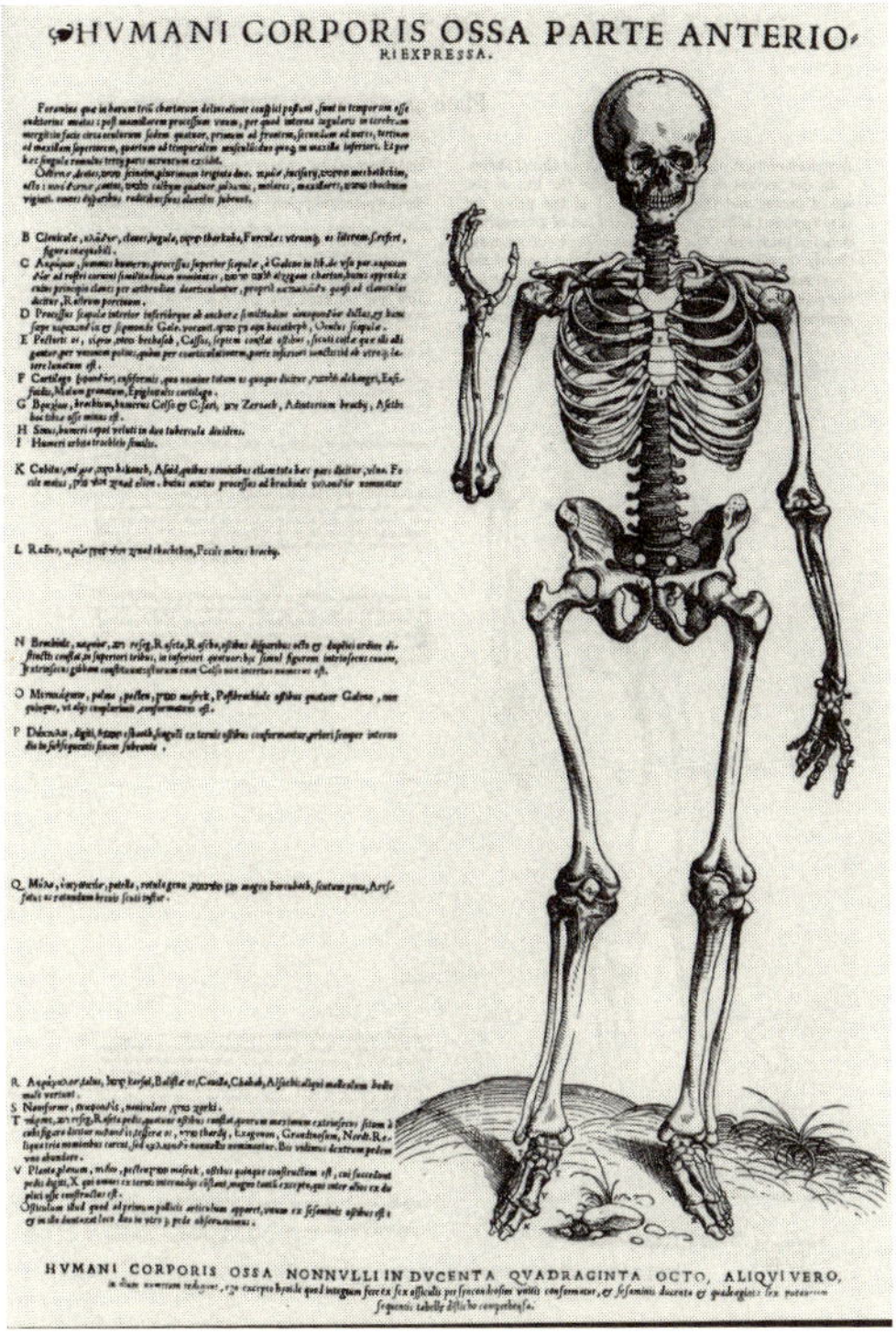

図 3-1　ヴェサリウス『六枚の解剖学図譜』(1538)から骨格人前面図，木版画
この図譜の奥付には，ヴェサリウスと同郷でティティアーノの工房のヨアネス・シュテファヌスが出版に出資したと記され，シュテファヌスがこれらの図を描いたと考えられている．複製，筆者蔵．

も指摘した。ガレノスの解剖学に精通し、かつ人体解剖にも熟達しているという二つの能力は、『ファブリカ』を生み出すのに不可欠のものであった。

『ファブリカ』——自宅で描かれた芸術的な解剖図

『ファブリカ』はフォリオ判で本文が六六〇ページ、索引をあわせて七〇〇ページを超える。内容は七巻に分かれ、①骨格、②筋（筋肉）、③血管、④神経、⑤腹部内臓、⑥胸部内臓、⑦頭部の器官、である。全編に散りばめられた芸術的な迫力ある解剖図によって大きな影響をおよぼした。とくに第一巻の骨格と、第二巻の筋の図が秀逸である。

扉には人体の解剖示説が多くの観客の前で行われている場面が描かれている（**図3-2**）。この図には、象徴的な意味がこめられている。まず中央の解剖台の左側で遺体に手を置いている人物がヴェサリウスである。この当時は、権威のある解剖学書を読み上げる解剖学者、遺体をメスで切り開く執刀者、棒を使って観察すべき臓器を指し示す示説者の三人が、役割を分担するのが一般的であった。ところがヴェサリウスは、一人で三つの役割を担った。革新的である。台の下に座っているのは職を失った執刀者で、今はメスを研ぐ仕事をしている。ヴェサリウスの上方で本を読んでいるのは愚鈍な人物で、解剖体には目を向けず書物に没頭している。右上の方で閉じた本をもつのは賢明な人物で、解剖体を指さし、人体の中の真実に目を向けようとしている。解剖台の上に人体骨格が飾られているのは、解剖学は骨から学ぶべきであるという、ヴェサリウスの主張に対応する。左上の裸の人物は、これから解剖される人間で、怖がって逃げだそうとしている。左下にサル、右下にイヌが描かれている。ヴェサリウスは人間の遺体だけでなく、これらの動物も解剖している。

第一巻は骨を扱い、末尾に全身の骨格図が三枚掲げられている。いずれの図も、人間の骨格が風景の中で立ち上がってポーズをつくっており、生身の人間から骨格だけが抜き出されて描かれたような実在感を覚える。それは何よりも、骨格人のポーズのつくり方によるものである。『六枚の解

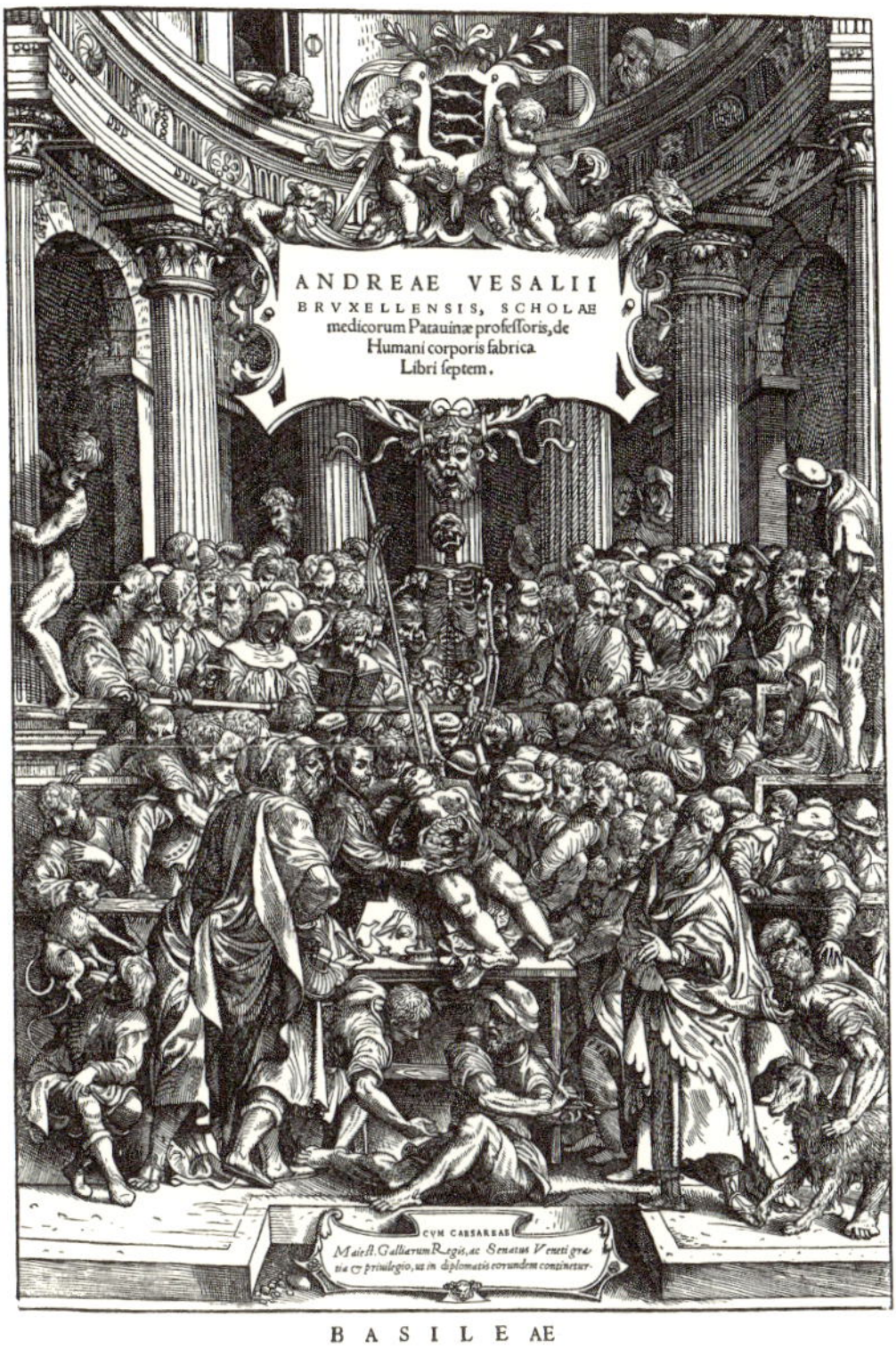

図3-2　ヴェサリウス『ファブリカ』(1543)から扉，木版画
本の表題は，上の方の小さな囲みの中に小さな文字で「ブリュッセルのアンドレアス・ヴェサリウス，パドヴァの医学校の教授，人体構造論七巻」と書かれている．このように表題を小さく書くのは当時の普通のスタイルである．複製，筆者蔵．

剖学図譜』では、骨格人はぎこちないポーズをつくっていたが、『ファブリカ』では生きている人体から骨格だけを抜き出してきたかのような、自然で表情豊かなポーズをつくっている。このポーズは、ヴェサリウス自身ではなく、解剖図の原画を描いた芸術家の着想によるものではないだろうか。

二枚目の側面の図では、骨格人は物思いにふけるかのように、左腕は肘を机の上につき、手の甲で左頬あたりを支えている（図3-3）。右手は机上の頭蓋骨に載せ、両足を軽く交差させている。机

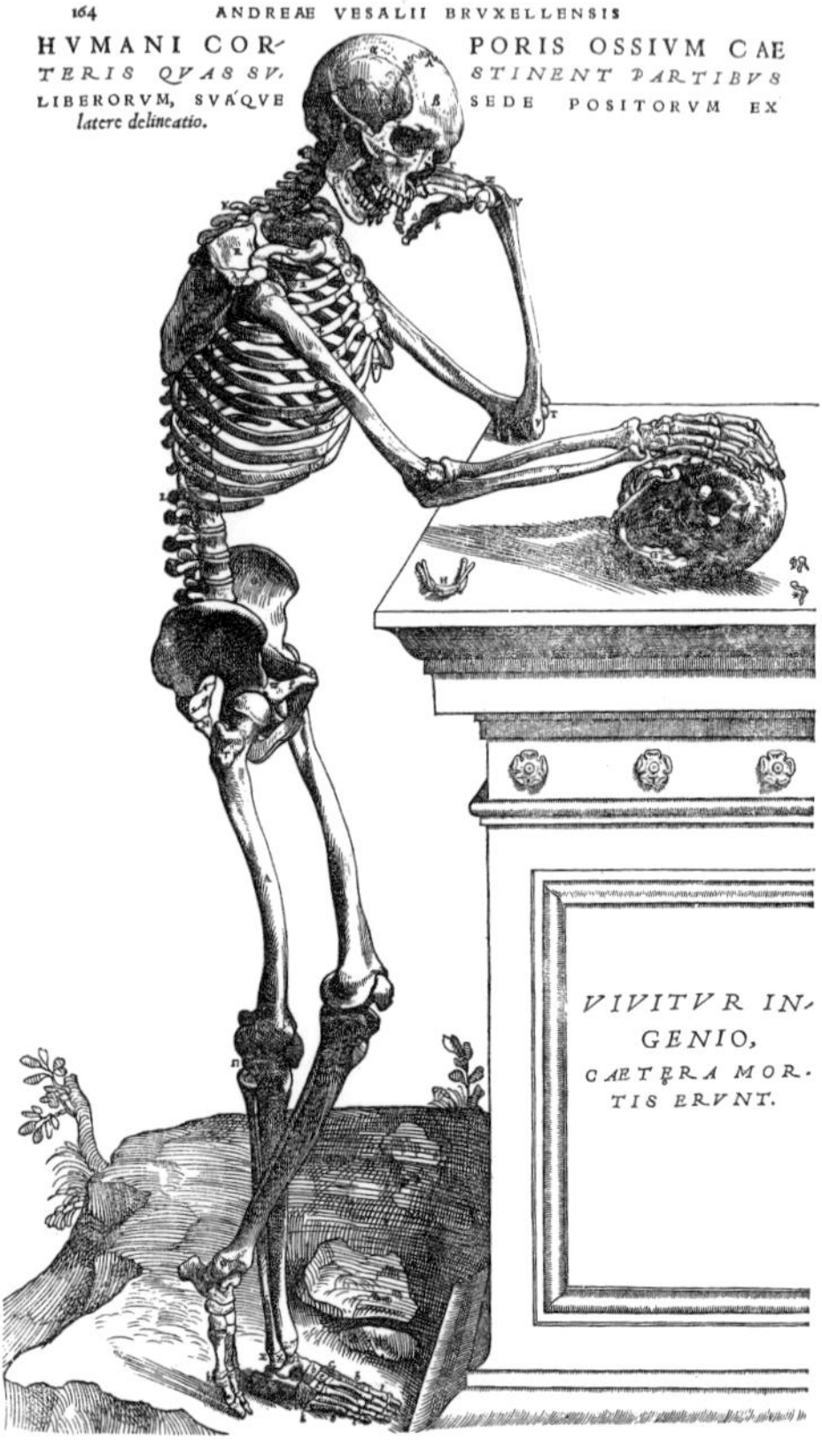

図3-3　ヴェサリウス『ファブリカ』(1543)から骨格人側面図，木版画
「瞑想する骨格」と呼ばれ，『ファブリカ』の中で最も有名な解剖図．机の側面には「思いのままに生きること，そのほかは死に神のもの」と書かれている．複製，筆者蔵．

上には頭蓋骨の他に、舌骨と耳小骨の二つが描かれている。

骨格の側面図には、解剖学的に大きな問題が隠されている。腰椎（脊椎のうち胸郭と骨盤の間の部分）がほぼ直線的に描かれていることと、骨盤が本来よりも後ろに傾いて描かれていることである。正常な人間の骨格では、骨盤は前に傾き、腰椎は前に凸の弯曲をつくって後方に反り返り、胸椎につながる。ヴェサリウスの描く骨格人の骨盤と腰椎が異常な形状をしているのは、骨格を組み立てるヴェサリウスの方法に由来する。『ファブリカ』第一巻の第三九章では、仙骨（脊椎のうち骨盤に入り込んでいる部分）後面下端の孔を広げ、そこから鉄芯を上向きに差し込んで脊柱の支えにすると述べられている。このような組み立て方をすれば、腰椎の弯曲は失われ、骨盤が後方に傾斜するのは当然である。

第二巻は筋を扱い、冒頭に全身の筋肉図が一四枚掲げられている。第一図と第二図は、浅層の筋を見せる前面と側面の筋肉人である。これに続いて第三図から第八図では、筋を解剖して取り除きながら、浅層の筋から深層の筋へと順に見せるように、前面の筋肉人が描かれている。第九図から第一四図では同様に、浅層から深層の筋へと、後面の筋肉人が描かれている。これらのうち、浅層の筋を示す図は、まるで自然なポーズの生きた人体から皮膚をはぎ取って、そのまま筋を見せているかのようである。解剖が進んで深部の筋を見せている図では、筋肉人はもはや自立することはできず、紐を使って上からぶら下げたり、力なく壁にもたれかかったりと、解剖の状態に合わせたポーズと表現が選ばれている。ここでは第一図（**図3-4**）と第七図（**図3-5**）を示す。

第一図の筋肉人では、前面から見た体表の筋が描かれている（**図3-4**）。筋肉人は左足を軽く前に

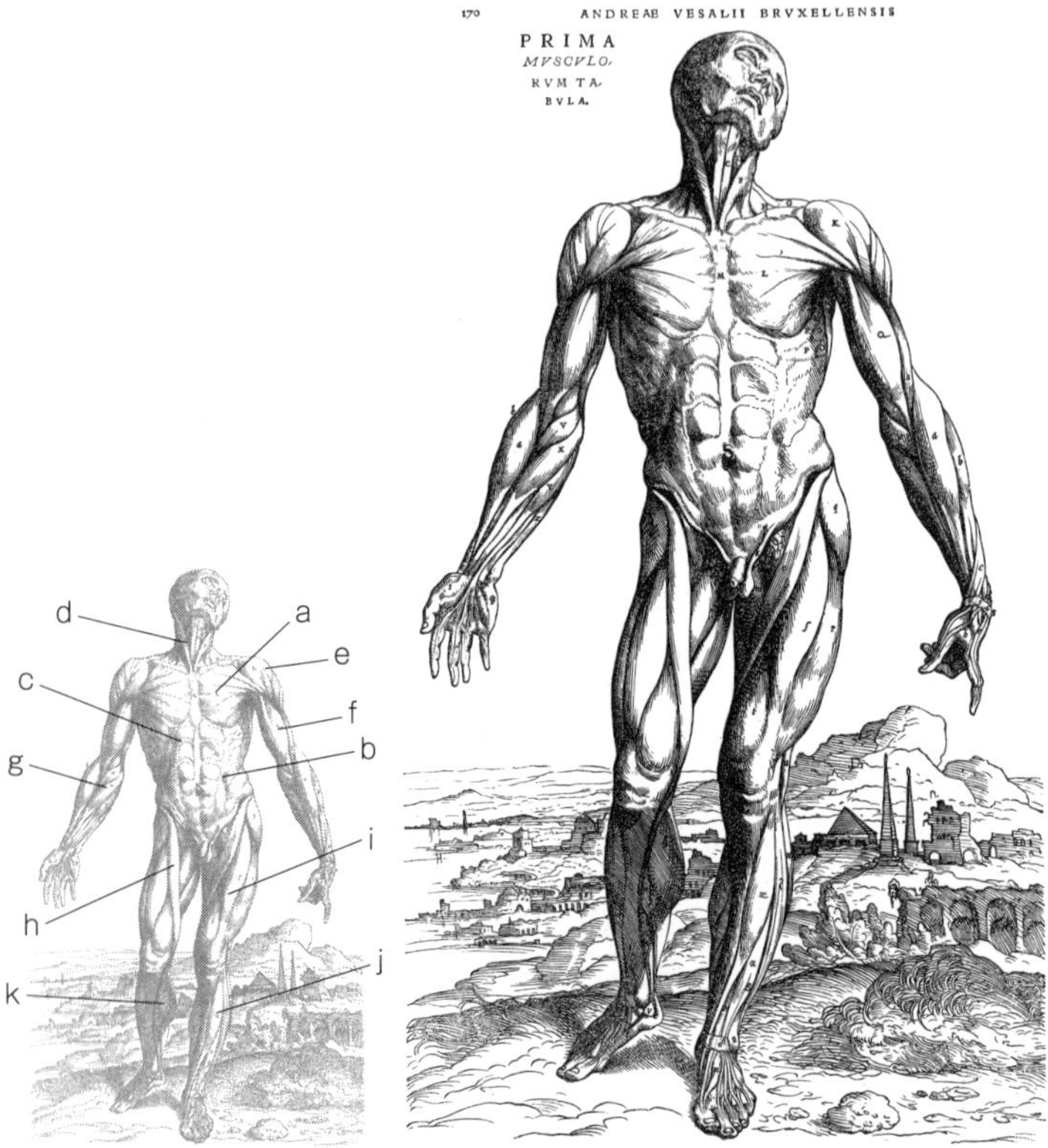

図 3-4　ヴェサリウス『ファブリカ』(1543)から筋肉人第 1 図，表層前面，木版画
背景として描かれている風景は，パドヴァの南西 10 km ほどにあるエウガネイ丘陵とされている．他の筋肉人のものとつながり，パノラマをつくっている．複製，筆者蔵．

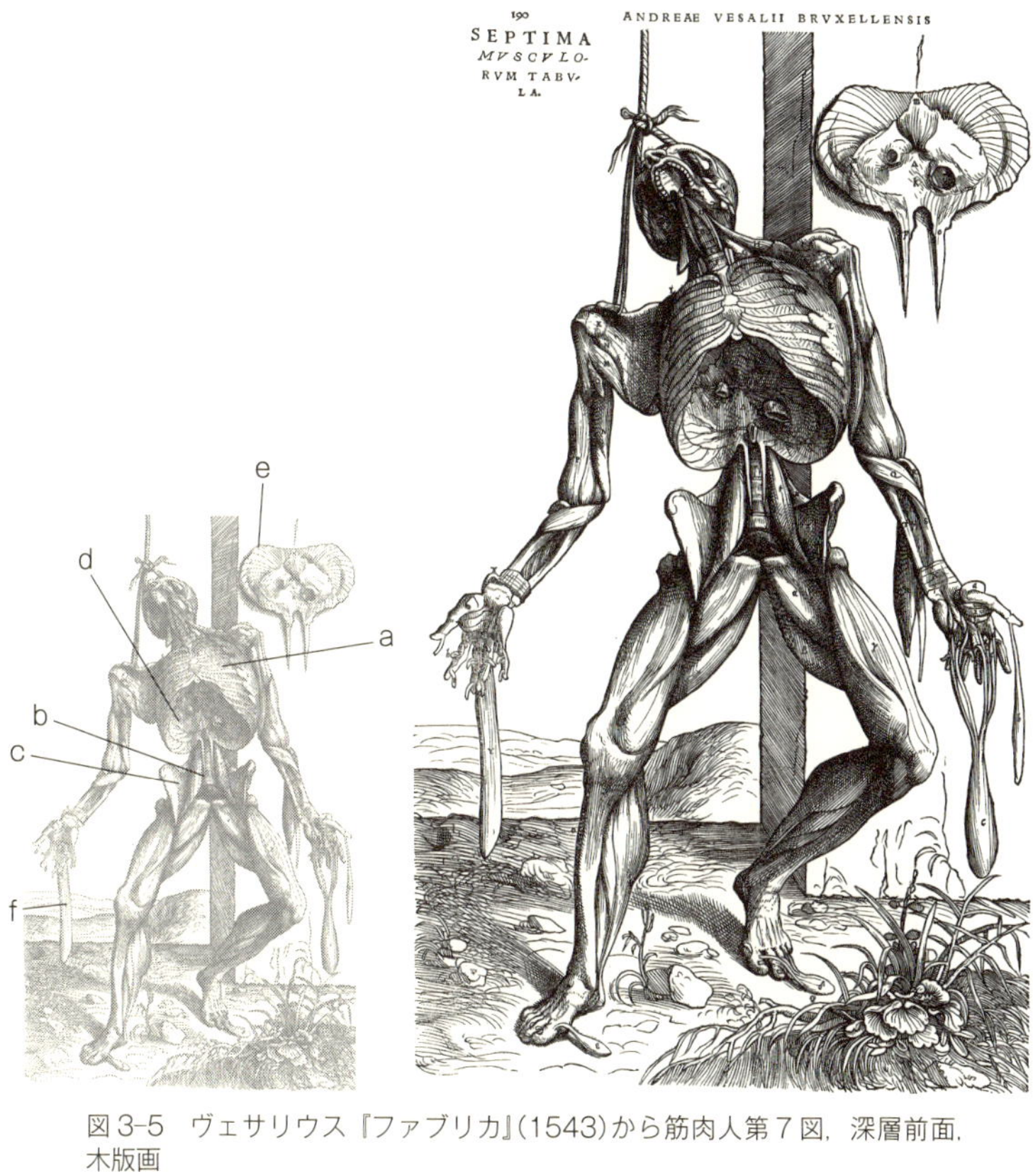

図 3-5　ヴェサリウス『ファブリカ』(1543)から筋肉人第７図，深層前面，木版画

ヴェサリウスは解剖した遺体を自宅に運び，梁に固定した滑車から垂らした紐で遺体をぶら下げ，解剖図の製作をした．複製，筆者蔵．

踏み出し、両腕をやや外側に開き、左上方を見るかのように頭を傾けている。体幹では胸の前面の大胸筋（a）、腹部を縦に伸びる腹直筋（b）、外腹斜筋と前鋸筋《ぜんきょ》の間の鋸歯状《きょし》の境界（c）、頸を斜めに走る胸鎖乳突筋（d）が見える。上肢では肩の三角筋（e）、上腕の上腕二頭筋（f）、前腕の屈筋群（g）が明瞭である。下肢では大腿の縫工筋（h）と大腿四頭筋（i）、下腿では伸筋群（j）とその後ろに腓腹筋（k）が見える。ミケランジェロの描く裸体男性像のようなコントラポストが表現され、ダイナミックな動きを感じさせる。

この躍動的な筋肉人の図を仔細に見ると、表現の歪みが見いだされる。まず浅層の筋肉人の図に共通することであるが、全体に太く描かれており、とくに胸部の中央部が張り出していること、前腕の幅が顕著に広いことが挙げられる。顔面ではこの角度では見えるはずのない左側面が描かれていて、大きな歪みを生じている。これらの歪みは、生きている人体の観察をもとに輪郭が描かれ、そこに個々の筋の描写が加えられたために生じたものであると考えられる。

第七図の筋肉人では、筋が大幅にはぎ取られて深部の筋が見えている（**図3-5**）。胸壁では肋間筋（a）が見えている。腹壁の筋はすっかりなくなっており、骨盤の前面に大腰筋（b）と腸骨筋（c）が見える。横隔膜の下面（d）が胸部との境目に見え、取り出した横隔膜（e）が壁に張りつけられている。右の肩周辺では肩甲骨の前面に肩甲下筋と大円筋が見え、上腕では上腕二頭筋はなく上腕筋が見えている。左の前腕では深指屈筋と長母指屈筋が起始で切り離され、指先につながる腱によってぶら下がっている（f）。

この骨格人は紐によって上方に引き上げられて、辛うじて立っている。この構図は仮想のものではない。実際にヴェサリウスは、このような方法で解剖を行っていたのである。『ファブリカ』第二巻の第二四章で、自分の家で梁に滑車を固定し、そこから垂らした紐で解剖中の遺体をぶら下げながら、筋の図を描かせたと述べている。解剖図を描かせる仕事を、ヴェサリウスは自宅で行っていたのである。ヴェサリウスは『シナ根の書簡』(一五四六)の中で『ファブリカ』を準備していた頃を、「私は自分の寝室の中に、墓から持ち出したり公開解剖の後で貰ったりした遺体を、数週間にわたって保管しておくことも、解剖中の遺体よりも私を惨めにする、彫刻家や画家の不機嫌を我慢することも、もうないでしょう」(筆者訳)と回想している。

第三巻は血管を扱い、大きな図としては第五章の冒頭に門脈の図、第六章の直前に全身の静脈の図、第一二章の直前に全身の動脈の図が置かれている。また巻末には、全身の静脈と動脈をまとめた二ページ大の図が折り込みで入っている。門脈、静脈、動脈の順で扱うのは、ガレノスの生理学説にしたがったものである。ここでは静脈の図を取り上げる(**図3-6**)。

静脈人の図は、大静脈とそこから分かれた静脈の枝が広がって、人間の形をつくるように描かれている(**図3-6**)。静脈の走行や枝分かれについての知識は、ガレノスの解剖学とヴェサリウスの解剖所見から得られたものであるが、それをヴェサリウスの想像力によってこのような形に表現したのである。観察されたものをそのまま写生したというわけではない。静脈の形状において、実際と異なっているところがいくつか見られるが、それらについてはガレノスの解剖学の記述にしたがったものであると判断できる。たとえば橈側皮《とうそくひ》静脈(上腕から肩に向かう皮静脈)が腋窩静脈(腕から戻る太い静脈、脇の下にある)ではなく内頸静脈(頭から戻る太い静脈、頸部にある)に注ぐところ、下大静脈

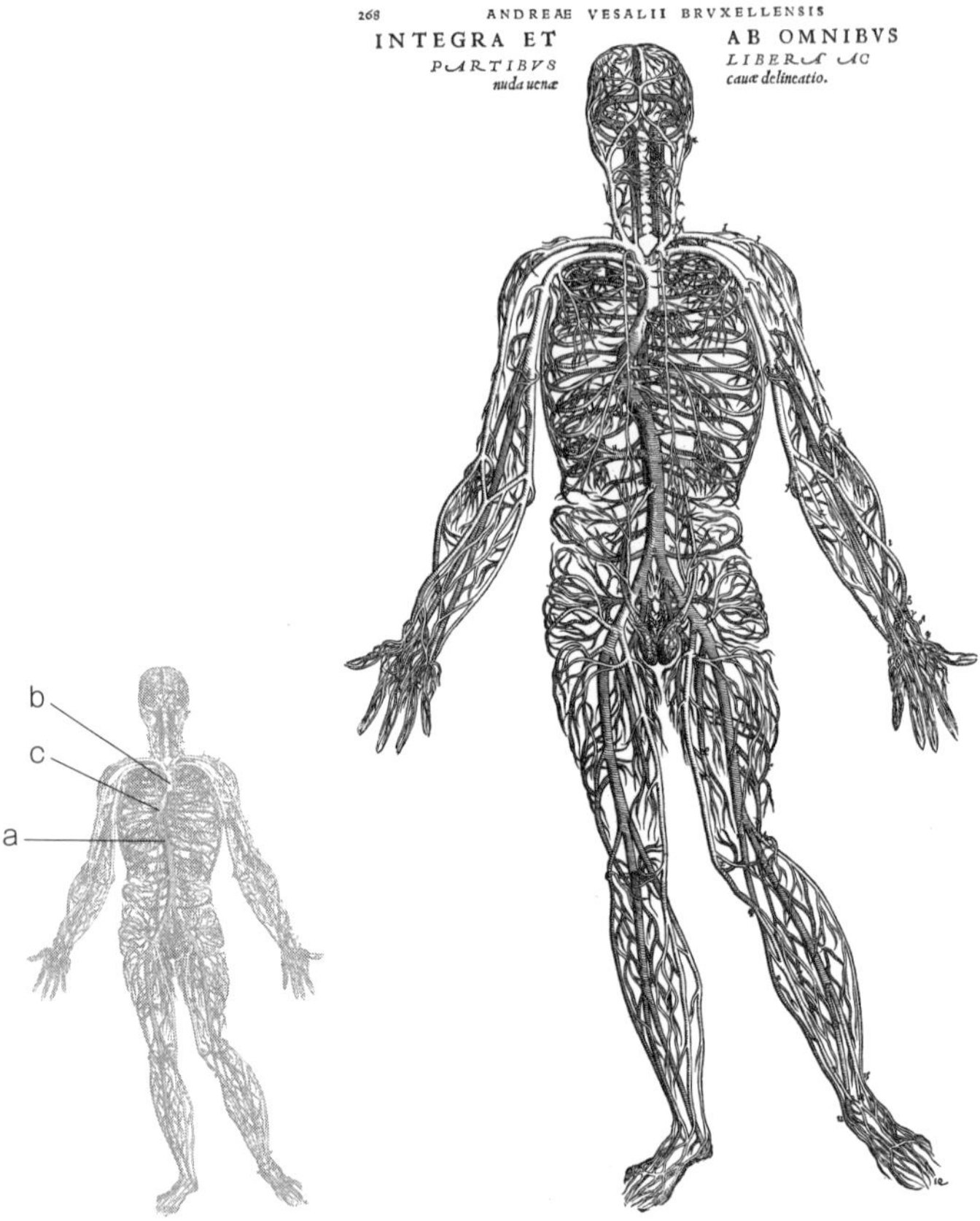

図3-6　ヴェサリウス『ファブリカ』(1543)から全身静脈図，木版画
下大静脈(a)と上大静脈(b)は一つながりのものとして描かれ，右心房(c)は静脈の一部として扱われている．この描き方はガレノス説にしたがっている．ガレノス説では静脈の中心は肝臓であり，そこから全身に静脈血が送られるからである．複製，筆者蔵．

（a）と上大静脈（b）が連続する一本の管として描かれているところである。

第四巻は神経を扱い、大きな図としては第二章の直前に、脳の底面の図と脳神経の図、第一一章の直前に脊髄の図、脊髄神経の前面の図と後面の図がある。また巻末には脳神経と脊髄神経をまとめた二ページ大の図が折り込みで入っている。ここでは脳神経の図を取り上げる（**図3–7**）。

脳神経の図に描かれているのは、脳とそこから出ている七対の脳神経である（**図3–7**）。脳の形状はヴェサリウスの観察により描かれたものだが、七対の脳神経の走行についてはガレノスの解剖学

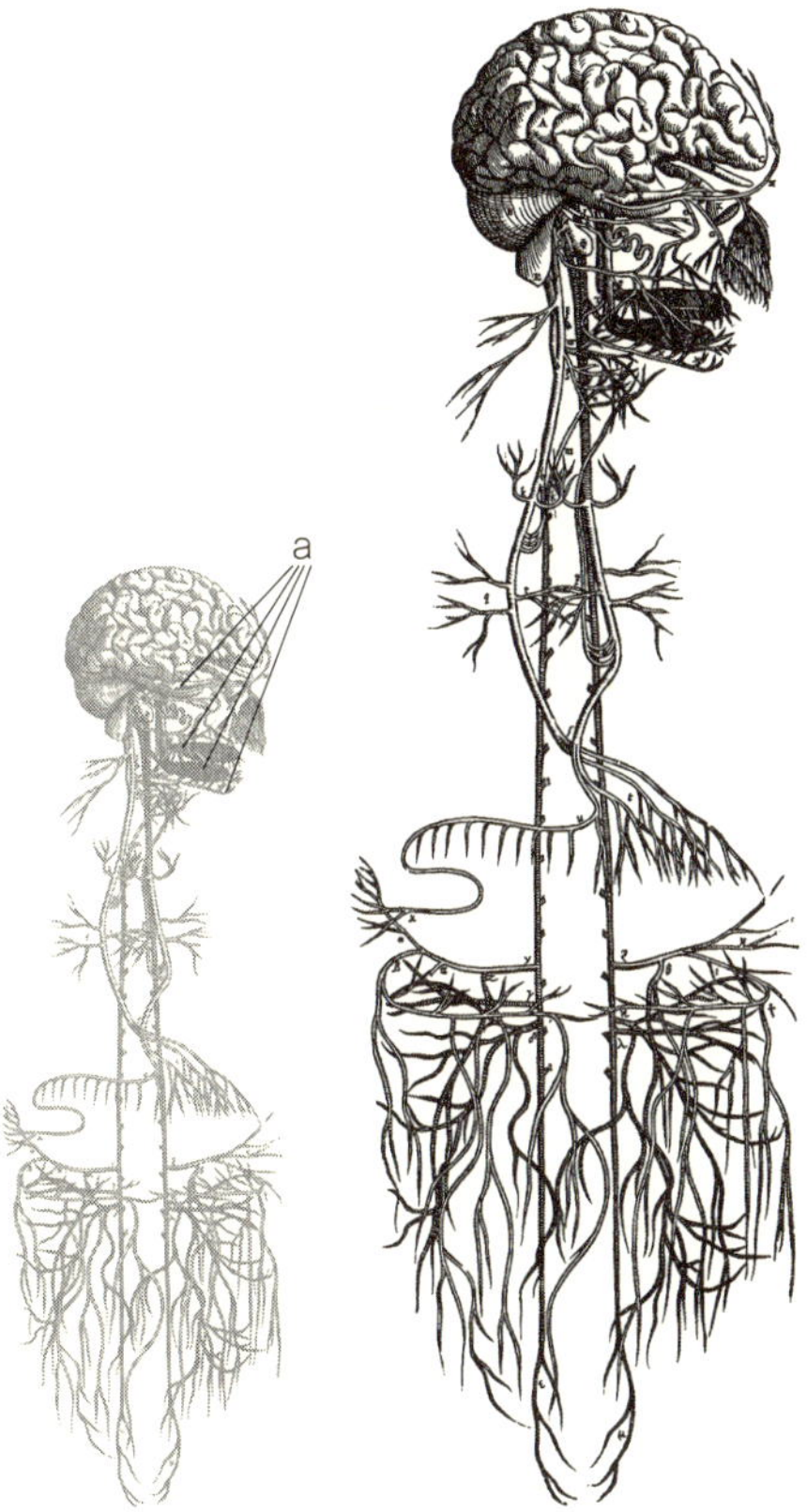

図3-7　ヴェサリウス『ファブリカ』(1543)から脳神経の図，木版画
ガレノスの解剖学では脳神経は７対あった．第１対は視神経，第２対は動眼神経，第３対と第４対は三叉神経に相当するが混乱し，第５対は顔面神経と内耳神経，第６対は舌咽神経と迷走神経と副神経，第７対は舌下神経である．この図では第３対と第４対が，ガレノスの記述にしたがって描かれている．複製，筆者蔵．

にしたがっている。そのことは、脳神経の第三対と第四対（現在の解剖学の三叉神経。脳神経のうちで最も太い神経）の走行（a）が、実際とはかけ離れていることからわかる。

歴史的大著を実現させた要因

『ファブリカ』の解剖図は、精細な描写と芸術的な人体造形とによって、強烈な印象を与える。この歴史的大著が実現できたのは、活版印刷による書籍の大量製作、木版画の技術の発展もさることながら、同定はできていないが解剖図を描いた芸術家のすぐれた描写力も、大きな要因となっている。

ヴェサリウス個人の資質としては、ガレノスの解剖学に対する深い理解と、人体解剖の優れた技術と洞察が挙げられる。『ファブリカ』の本文に記述されたり、図に描かれたりしたことのほとんどは、ガレノスの解剖学を踏襲したものである。しかし、人体を実際に解剖し観察することの価値は、この本から強いメッセージとして伝えられたのである。

第4章　人体を探究し表現する試行錯誤
――ヴェサリウスを超えるための試み

エティエンヌの『人体各部解剖』

ヴェサリウスの『ファブリカ』は、精細で芸術的な解剖図によって大きな衝撃を与えた。その解剖図は、印刷技術による大量出版、版画技術の進歩、芸術家による洗練された人体表現によって可能になったものである。ヴェサリウスほどの大成功にはならなかったが、こういった状況を利用して図入りの解剖学書の出版を試みた者は、他にもいた。また『ファブリカ』以後には、その図を流用する解剖学書が多数現れるようになった。

シャルル・エティエンヌ（一五〇五〜六四）はパリの出版者の一族で、正規にではないがパリで医学を学び、パリ大学で解剖学を教えた。彫版師のメルキュール・ジョラと外科医のド・ラ・リヴィエールの協力を得て、解剖図を作成し解剖学書を出版しようとした。この本は一五三九年までに、図と原稿が完成し印刷も三分の二ほど進んでいたが、トラブルを生じて出版が遅れ、『ファブリカ』出版後にようやく『人体各部解剖』（一五四五）として出版された。

出版を遅らせたトラブルというのは、協力者のド・ラ・リヴィエールが共著者としての権利を求めて訴訟を起こしたこと、医学部に認可を求めたところ、審査に手間取ったことである。エティエンヌの『人体各部解剖』は、『ファブリカ』後に出版されたとはいえ、内容的にはそれ以前の解剖学書なのである。

『人体各部解剖』の内容は三巻に分かれている。第一巻は、骨格、神経、筋、静脈と動脈といった全身に広がる構造を扱い、第二巻は、腹部、胸部、頭部を扱い、第三巻は、胎児、眼の他に、解剖の方法などについて扱う。六四枚の精細な木版画による解剖図が添えられている。解剖された人体が、風景の中でさまざまなポーズをとっている。しかし、ヴェサリウスの解剖図のような優美さ

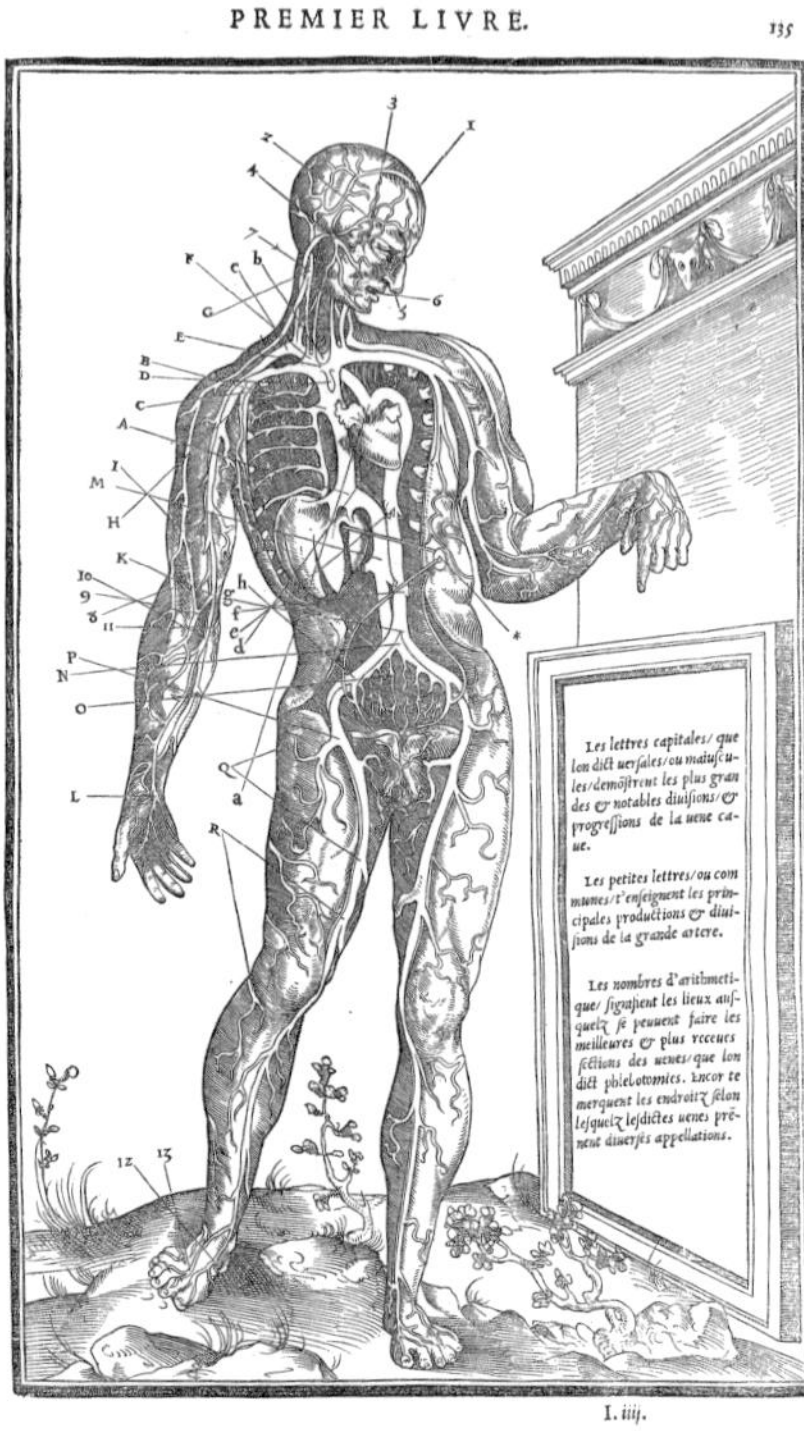

図 4-1　エティエンヌ『人体各部解剖』(1546) から全身血管図，木版画
『人体各部解剖』は 1545 年にラテン語版，1546 年にフランス語版が出版された．出版はヴェサリウスの『ファブリカ』より遅れるが，1539 年頃にはほぼできあがっていた．図が古めかしいのはそのためである．複製，筆者蔵．

に欠ける。超現実的なグロテスクさがあり、見る者に不気味な緊張感を与える。

例として、第一巻の全身の血管の図を掲げる（図４－１）。解剖体のあちこちから引き出し線が出ていて、わかりやすくなってはいるが、見苦しく煩雑である。右手の壁に立てかけられた額縁の中に、説明文が書かれていて、古風な印象を与える。また一部の解剖図では、解剖されている部分だけ、別の版木がはめ込まれて使われている。

このように、エティエンヌの『人体各部解剖』は解剖図において、明らかに『ファブリカ』より見劣りするのだが、内容もまた同様である。その後の解剖学者たちに、影響を与えることはなかった。

ヴァルヴェルデの『人体構造誌』

ヴァルヴェルデ（一五二〇〜八八）はスペインの生まれで、パドヴァ大学で医学を修め、ヴェサリウスとコロンボ（20ページ）の下で解剖学を学んだ。コロンボが一五四四年にパドヴァからピサに移ると、ヴァルヴェルデはそこでコロンボの助手となった。ヴァルヴェルデは『人体構造誌』をスペイン語で書き、一五五六年にローマで出版した。非常に人気の高い解剖学書で、一六八二年に至るまで、イタリア語、ラテン語、オランダ語で、一五の版が出版されている。

『人体構造誌』の本文は七巻からなる。その内容は『ファブリカ』の七巻に対応するが、順序はそれとは変えてある。①骨、②筋、③腹部内臓、④胸部内臓、⑤頭部の臓器、⑥静脈と動脈、⑦神経、である。解剖図は銅版画で四六枚あり、各巻の末尾に図版ページとして、対応する図の説明とともに集められている。解剖図の一部は独自のものだが、大半は『ファブリカ』からの流用である。**図4-2**に、第二巻の、自分の皮を剝いで、手に持つ筋肉人の図を掲げる。この図のでき映えはなかなかによく、『ファブリカ』から流用された他の図と並べても、とくに見劣りすることも、違和感もない。しかし、内容においても解剖図においても、『ファブリカ』をもとに、一部に修正や追加を加えてできあがったものである。独自の内容と価値をもつ解剖学書とは、いいがたい。

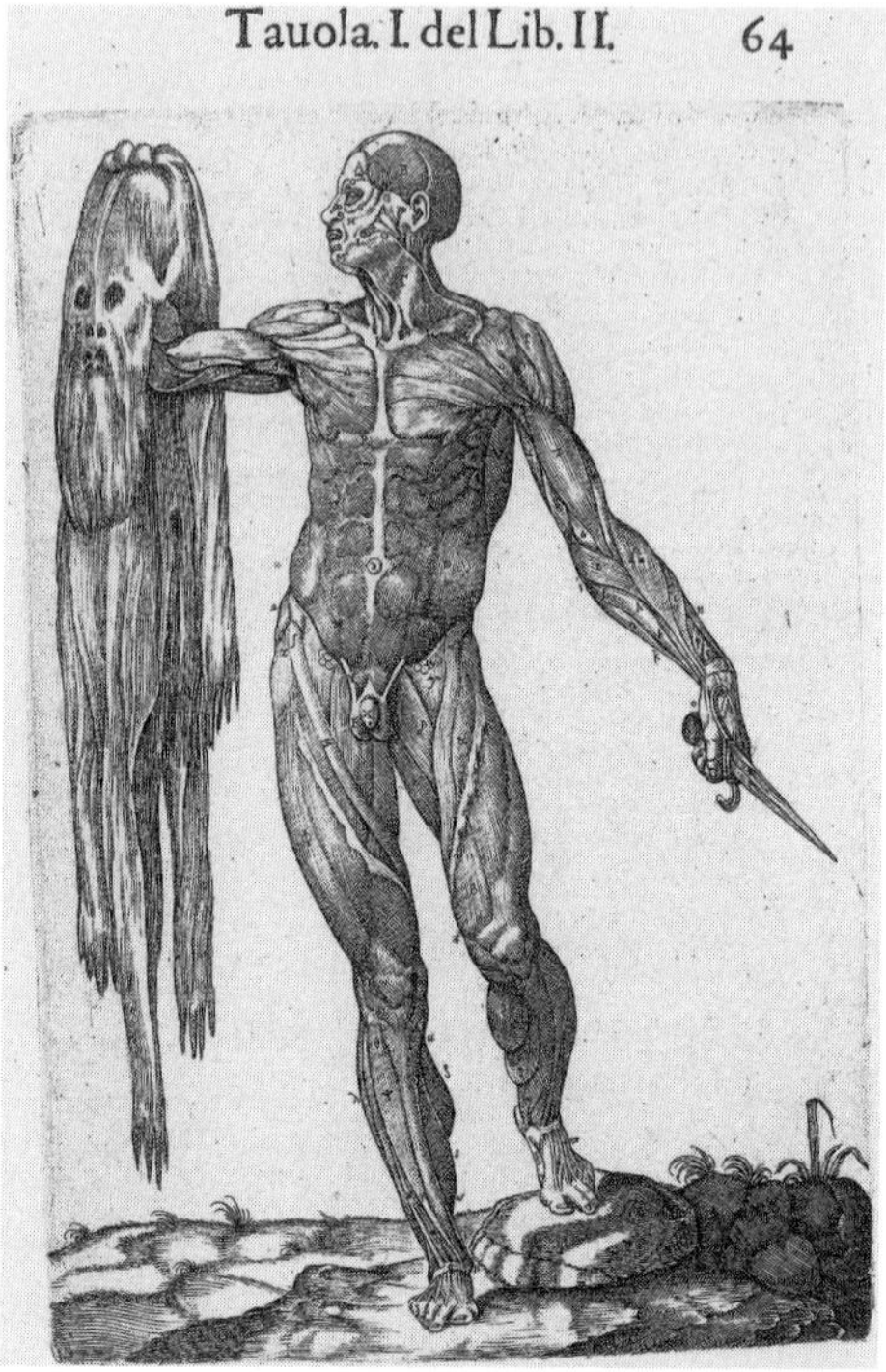

図4-2　ヴァルヴェルデ『人体構造誌』(1560)から皮を剝いで手に持つ筋肉人，銅版画
『人体構造誌』は1556年にスペイン語で出版され，その後版を重ね，各国語版も出された．内容と解剖図はヴェサリウスの『ファブリカ』をほぼ踏襲している．ここに掲げたのは，数少ないオリジナルの図である．米国医学図書館蔵．

エウスタキウスの『解剖学小論』

エウスタキウス(一五〇〇～七四)は、一五四九年からローマで解剖学の教職に就いた。一五六二年から翌年にかけて、いくつかの小論を腎臓、耳、静脈、歯について書き、それらを含めて『解剖学小論』(一五六四)として出版している。中耳と咽頭をつなぐ耳管(eustachian tube)、右心房にある下大静脈弁(eustachian valve)などに、その名が残ることで知られる。

エウスタキウスは一五五二年に、画家で親戚のピニの協力を得て、四七枚の銅版画による詳細な解剖図を製作した。最初の八枚は『解剖学小論』で用いたが、残りの三九枚は出版されず、エウスタキウスの没後に行方不明となってしまっていた。ところが一八世紀になって、ピニの子孫が銅版を保管していることがわかった。そこで、時の教皇クレメンス一一世がそれを購入し、侍医でローマの解剖学教授のランチシの手により『エウスタキウスの解剖学図譜』(一七一四)として出版された。

第7章で紹介するオランダ・ライデンのアルビヌスは『エウスタキウス解剖図解説』(一七四四)を出版している。また、フランス王立植物園の解剖学教授ウィンスローの『人体構造の解剖学示説』(一七三二)にも解剖図版として採用されるなど、エウスタキウスの解剖学図は時代を経ても信頼を得ている。

エウスタキウスが採用した銅版画は、それまでの木版画よりも精細な表現が可能であり、エウスタキウスの解剖図は細部の正確さにおいて『ファブリカ』の解剖図よりも勝っている。また、解剖

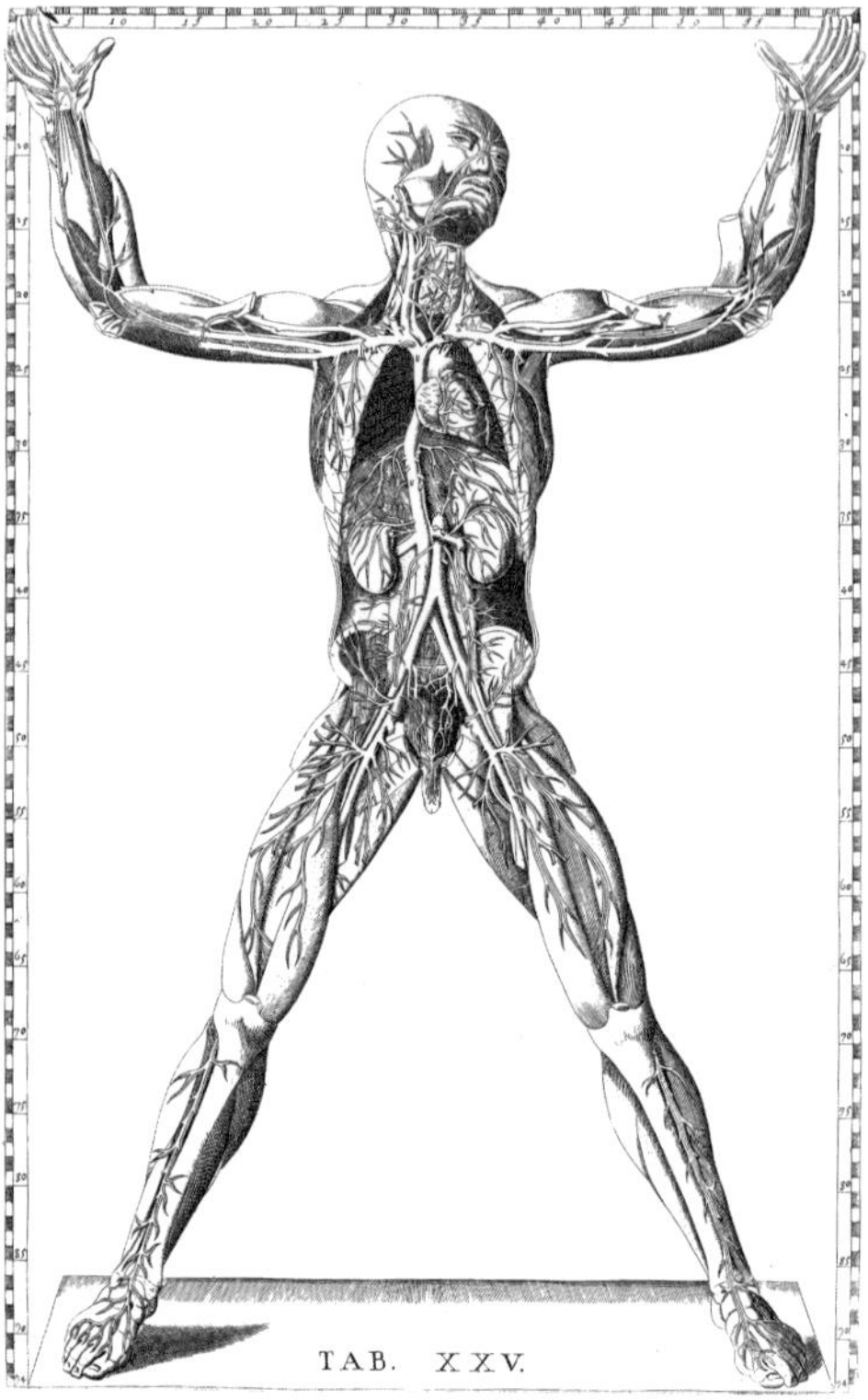

図4-3　ランチシ『エウスタキウスの解剖学図譜』(1714)から全身血管図，銅版画
複製，筆者蔵.

図の上に指示文字はつけられておらず、解剖図の周囲に置かれたスケールによって特定の構造を指し示すことができる。図版二五は全身の血管の図である（**図4-3**）。両手と両足を大の字に広げて立つ解剖体で、心臓から出る動脈と、心臓にもどる静脈が、全身に分かれて広がっている様子が描かれている。尺側皮静脈（前腕から腋窩に向かう皮静脈）が腋窩静脈に注ぐように描かれている点で『ファブリカ』の図の誤りが訂正されている。しかし、大動脈と大静脈の走行を見せるために、腹部内

臓とそこに分布する血管は取り除かれている。また、動脈と静脈が重なって、隠されている血管が多いなど、全身の血管を示す図としては不十分である。図版三〇は浅層の筋の図である（**図４-４**）。画面の右方に向かって右足を一歩出しながら、上半身を右にひねって体幹の前面を見せており、右腕をもち上げて頭の上にかざしている。なるべく多くの筋を見せようと考えられたポーズだが、いかにもぎこちなく不自然である。個々の筋の形状は整っており、輪郭は明瞭に描かれている。エウ

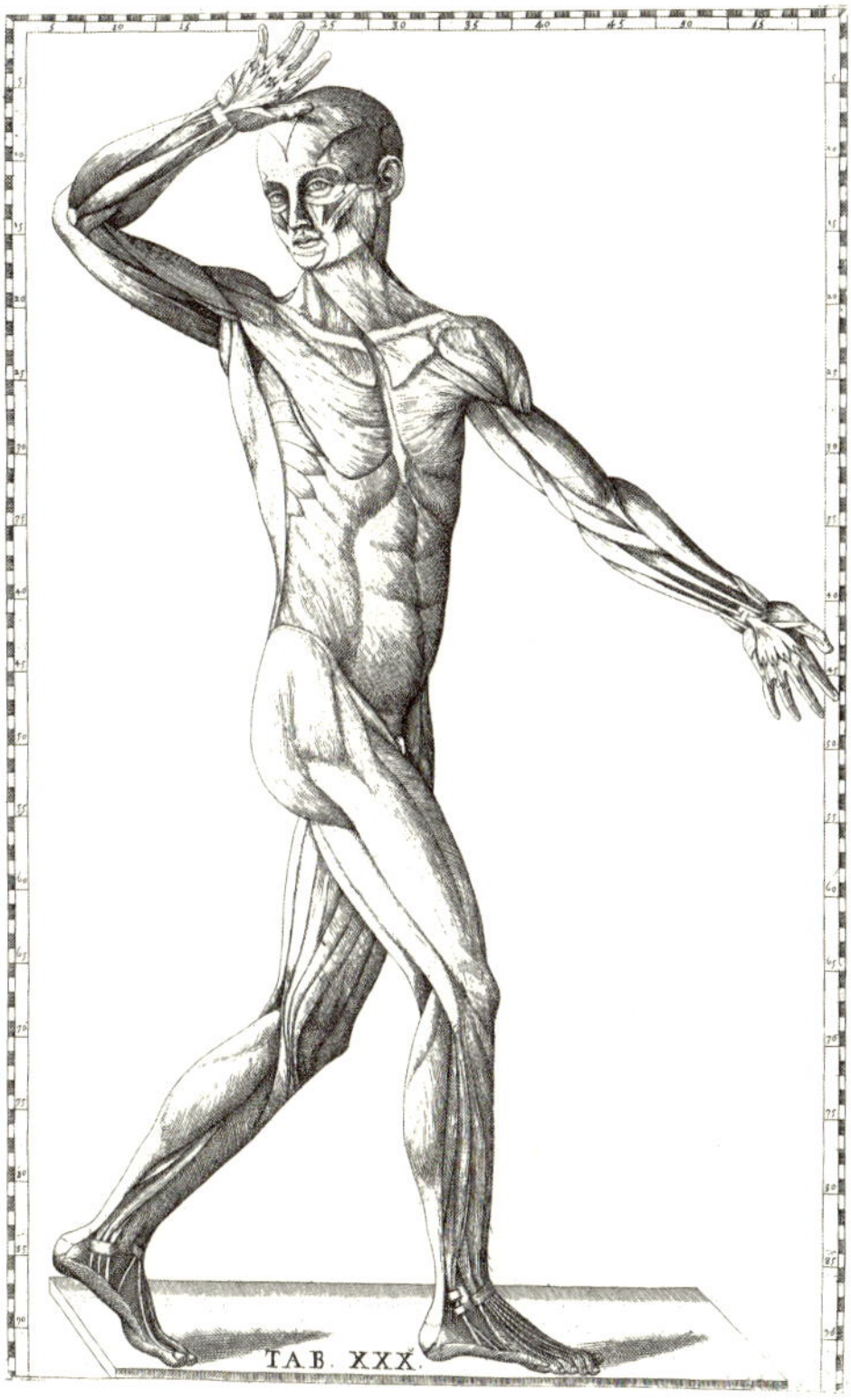

図 4-4　ランチシ『エウスタキウスの解剖学図譜』(1714)から筋肉人図，銅版画
複製，筆者蔵．

スタキウスの解剖図は、銅版画の特性を生かして、人体の構造の詳細で正確な表現を目指して描かれている。その一方で、描かれた人体の躍動感や実在感は、犠牲にされている。

ファブリキウス――胚発生についての二冊の著書

ヴェサリウスは一五四三年に『ファブリカ』を出版すると同時にパドヴァ大学を去った。その後は一時的に、コロンボが解剖学を教えたが、一五四五年にピサ大学に移った。その後、解剖学教授となったのはファロピオ(一五二三～六二)だった。一五五一年から一五六二年に亡くなるまで解剖学を教えた。ファロピオは『解剖学的観察』(一五六一)を著し、新しい発見をいくつも記している。一次骨化点と二次骨化点を区別したこと、乳歯列と永久歯列とを区別したこと、第三の耳小骨であるアブミ骨を見いだしたこと、頭部を動かす筋の作用などである。また、ファロピオの名前を冠した用語がいくつかあることにもふれておこう。側頭骨内の顔面神経管(fallopian aqueduct)、女性生殖器の卵管(fallopian tube)、鼡《そ》径《けい》靭帯(fallopian ligament)などである。そして、ファロピオの後任となったのが、ヴェサリウス以後の北イタリアで最大の解剖学者と目される、ファブリキウス(一五三三～一六一九)である。

アクアペンデンテのファブリキウスは、パドヴァ大学で医学を学び一五五九年に学位をとった。ファロピオの下で解剖学を学び、その没後の一五六三年から私的に解剖学を教え、一五六五年に正式に解剖学と外科学の教授に就任した。一六一三年に引退するまで解剖学の教育を担当し、解剖学の研究を精力的に行い、ヨーロッパの各地から多数の弟子を集め、著名な解剖学者として育てた。また、パドヴァ大学の本館にある円形で階段式の解剖劇場は、現存する最古の常設の解剖劇場であり、ファブリキウスの努力により一五九四年に建設された(**図4-5**)。

ファブリキウスは、解剖学者としての経歴の終わりに近い一六〇〇年から、次々と著作を発表していった。死後に出版された一編を含めて、一二編のものがある。

この中で最も有名な著作は、『静脈の小さな戸』(一六〇三)で、静脈弁を報告したものである。この時期に、ファブリキウスのところにイギリスから留学していたのがウィリアム・ハーヴィーであった。ハーヴィーは、静脈弁が血液の逆流を防ぐことを生体で示し、血液循環の原理に発展させた。

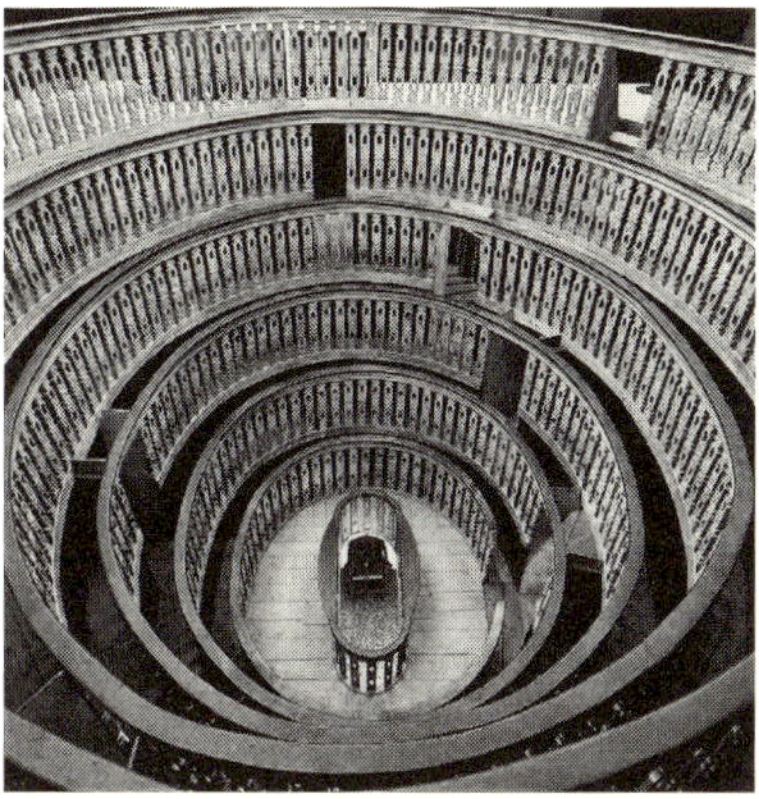

図4-5　パドヴァ大学の解剖劇場
パドヴァ大学本部の建物「イル・ボー」の中にある解剖劇場で，現存する最古のもの．中央の解剖台を取り囲むように階段状の観客席が円形に取り囲んでいる．

ファブリキウスはガレノス説を前提にし、静脈血は肝臓から末梢に向かって流れると考えていた。そのため、静脈弁は末梢に向かう静脈血の流れを調節し、重力に対して静脈の構造を保持するという、ハーヴィーとは別の説明を与えた。

ファブリキウスの著作で注目したいものに、動物の発生過程を扱った二つの著作がある。『形成された胎児』は、人間を含めさまざまな動物の胎児と付属する胚膜を扱ったもので、発生過程の比較解剖学になっている(**図4-6**)。も

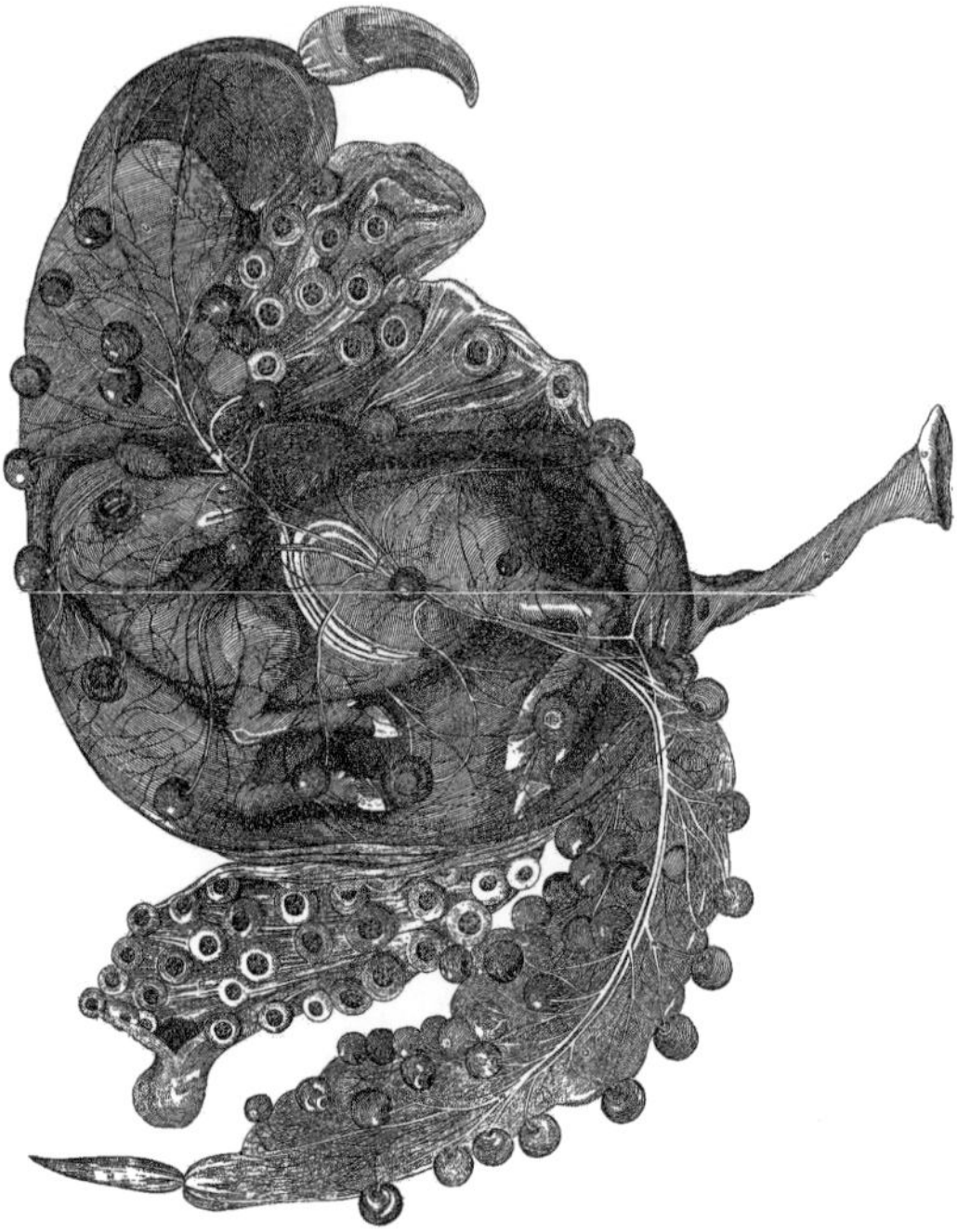

図 4-6　ファブリキウス『形成された胎児』(1600)から有蹄類の胎児，銅版画
『形成された胎児』では，さまざまな動物の胎児の形態を報告している．複製，筆者蔵．

う一つの『卵とヒヨコの形成』は、ニワトリの胚が発生する過程を扱ったもので、動物の発生学になっている。生殖と胎児の発生の仕組みは、古代ギリシャのアリストテレス以来、繰り返し探究の対象になってきた。ファブリキウスの胚発生についての著書は、それ以前の研究を大きく凌駕するものであった。第一に、自らの観察に基づいて詳細な記述と精緻な解剖図を提示し、迫真的な実在感と強烈な説得力をもたらした。さらに、幅広い動物種を扱い、発生の全期間にわたる観察を行って、徹底した網羅性と明晰な体系性を勝ち得たのである。ファブリキウスの研究は、体系的な発生学研究の原点となった。

バウヒンとラウレンティウスの解剖学書――知識の整理

ヴェサリウスの『ファブリカ』以後、解剖学の新しい発見が積み重なって、一五世紀末頃までに解剖学の知識は飛躍的に増えてきた。『ファブリカ』や、それを模倣した解剖学書では、解剖学の知識を整理するのが困難になってきた。そういった状況を改善するために、解剖学の知識を整理する解剖学書が著された。バウヒンとラウレンティウスの解剖学書である。

カスパル・バウヒン（一五六〇～一六二四）は、スイスのバーゼル大学で医学を学び、一五八二年にギリシャ語の教授となり、一五八九年から一六一四年まで解剖学の教授を務めた。解剖学の教科書をいくつか残しているが、最も有名なのは『解剖劇場』（一六〇五）である（**図4-7**）。それまでの解剖学の著作を集大成し、銅版画による多数の解剖図を添えている。体系的に書かれ、かつ古代の権威についても考慮しているが、細かな議論にはまり込むことがなくバランスがとれている。優れた教科書として人気を博し、大いに読まれた。

『解剖劇場』は、人体の構造、とくに筋を指し示す名称を大幅に改善したことで、評価されている。たとえば筋の材質をもとに（半膜様筋など）、外形をもとに（三角筋、斜角筋など）、起始や停止をもとに（茎突舌《けいとつぜつ》筋、輪状甲状筋など）、筋頭（筋肉の起始に近い部分）の数をもとに（二頭筋、三頭筋など）、大きさをもとに（広筋、薄筋など）、といった具合に現在の解剖学用語の基礎になっている。

ラウレンティウス（一五五八～一六〇九）は、大学で医学を教えた時期もあるが、社会的にはむしろ

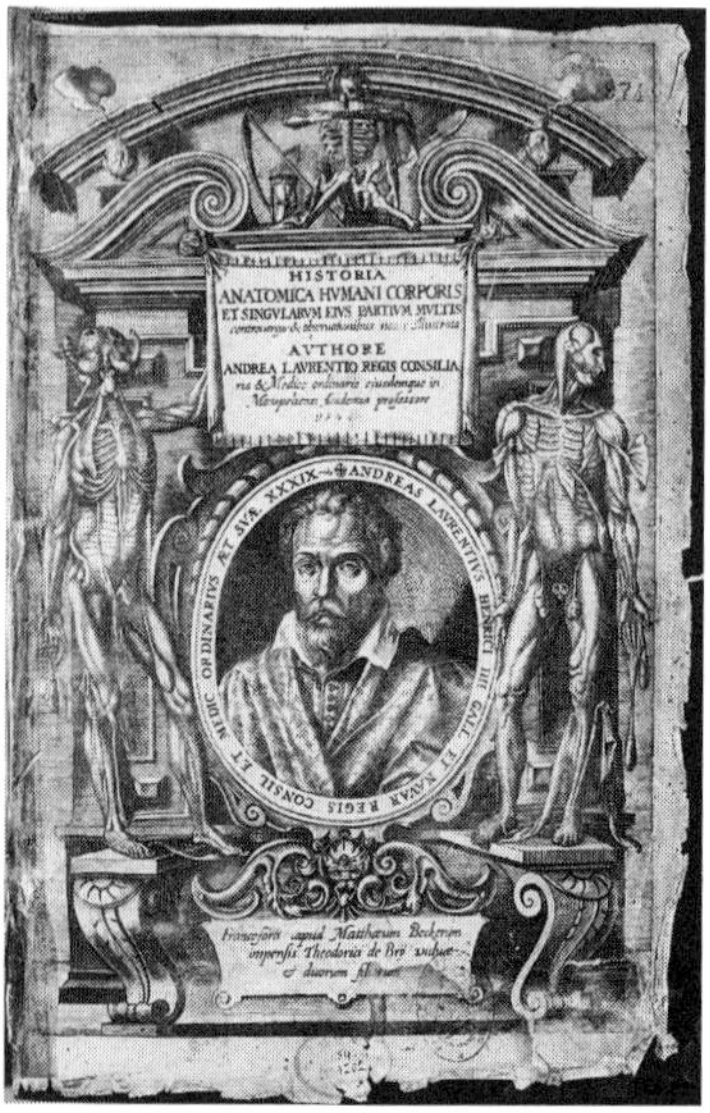

図 4-8　ラウレンティウス『解剖学誌』(1600)
パリ大学間医学図書館蔵.

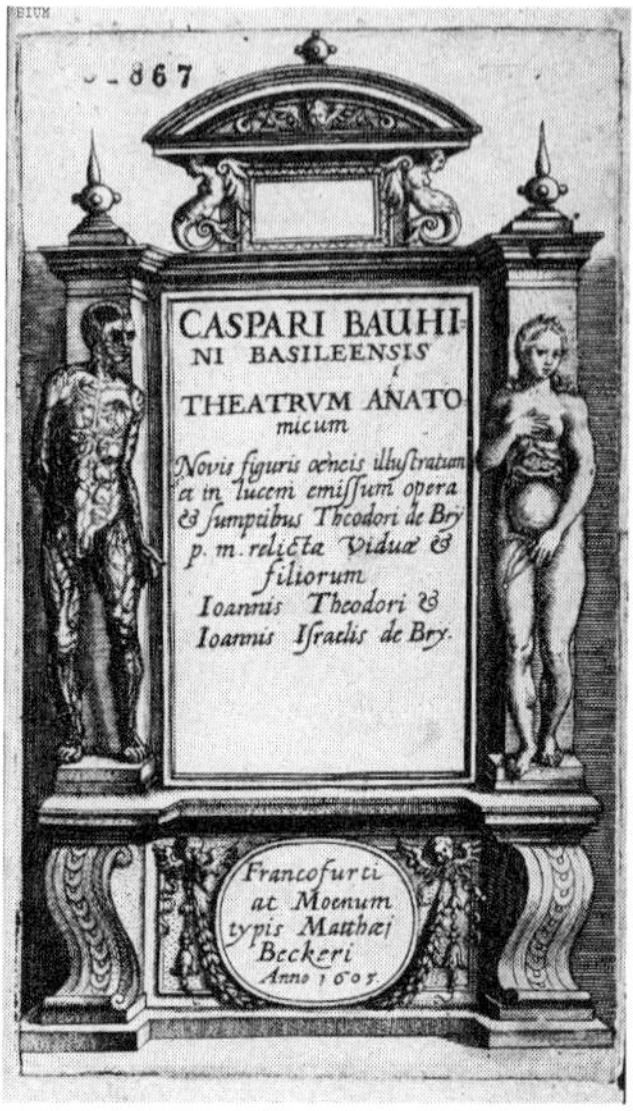

図 4-7　バウヒン『解剖劇場』(1605)
パリ大学間医学図書館蔵.

フランス王室の侍医として活躍した、広範な学識のある医師である。フランス南部のモンペリエ大学で教授になり、国王アンリ四世や王妃マリー・ド・メディシスの侍医を務めた。ラウレンティウスは二冊の解剖学書を著したが、『解剖学誌』(一六〇〇)が有名である(**図4-8**)。

『解剖学誌』は一二巻に分かれており、第一～五巻が解剖学の総論を扱い、第六巻以後は腹・胸・頭・四肢の順に、人体の構造を記述している。ラウレンティウスが扱ったのは、人体構造についての過去の著者たちの見解である。ガレノスやヴェサリウスをはじめ、多数の著者たちのさまざまな意見を列挙していく。一部の問題については、自分の見解を結論として明快に述べることもあるが、多くの場合は確定的な結論は述べずにいずれかの見解に賛意を表するに止める。すなわち、過去の著者たちの見解を中立的な立場から整理・紹介しようとしている。

バウヒンの『解剖劇場』とラウレンティウスの『解剖学誌』は、性格こそ異なるが、過去の解剖学情報を知るための有用な解剖学書であった。この二冊の解剖学書は、一七世紀の多くの人たちに読まれ、利用された。

II

成熟する人体イメージ

17 世紀から 18 世紀まで

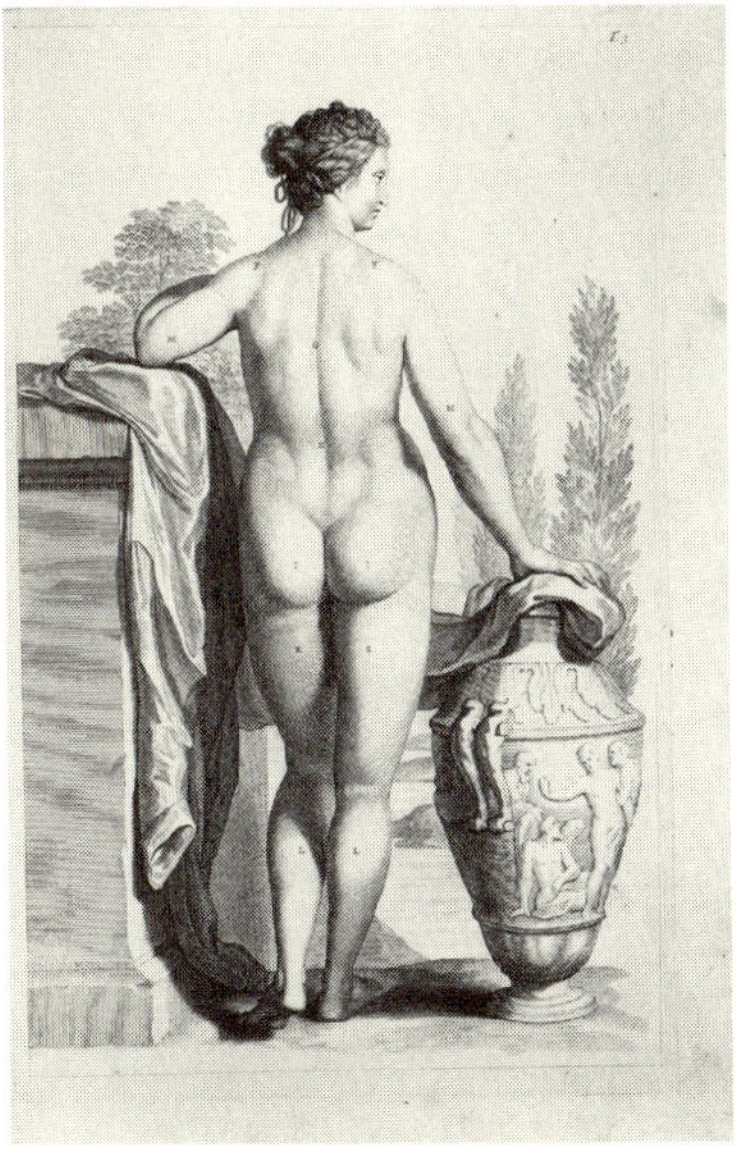

ビドロー『人体解剖学 105 図』(1685)から女性裸体像，木版画
裸の女性の美しい後ろ姿が描かれている．女性は，品のよい落ち着いた景色の中でポーズをつくっているが，身体の表面には部位を説明するためのラベル文字が小さく記されている．筆者蔵．

一七世紀にはバロック芸術が盛んになり、強い情念を感じさせる解剖図が現れた。古代のガレノスの生理学説が根本から否定され、肝臓や脳といった重要臓器が研究された。ビドローは人体解剖の場面を臨場感豊かに再現する解剖図譜を著した。一八世紀には理性の力を全面的に信頼する啓蒙思想の時代となり、アルビヌスは理想の人体を表現する骨格と筋肉の解剖図譜を著した。

第５章　情念を表出し理念を解放する
——古典の崩壊とバロック

解剖学講義場面を描く

ミケランジェロ以後、その人体表現の手法(マニエラ maniera)を引き継いで、誇張の多い技巧的様式を用いたマニエリスムの画家たちは、曲がりくねり引き伸ばされた人体をよく描いていた。それが、一七世紀に入る頃からイタリアを中心に、劇的な描写技法や豊かで深い色彩を用いて、一瞬の感情や情熱を表現する美術様式が顕著になる。バロック美術である。

バロック美術の初期の代表的な芸術家であるカラヴァッジョ(一五七一～一六一〇)は宗教画を得意とし、光と闇によって対象が浮かび上がる明暗表現により強烈な印象を与えた(**図5-1右**)。カラヴァッジョから少し遅れて登場したベルニーニ(一五九八～一六八〇)は彫刻家で、変容し、うつろう中の最高潮の瞬間を、細部にわたるリアリズムによって劇的に表現した(**図5-1左**)。ピエトロ・ダ・コルトナ(一五九六～一六六九)は、盛期バロックを代表する画家兼建築家で、躍動感あふれる歴史画を描き、また後に述べるように解剖図を残している。

この頃、北方のオランダとフランドル(ベルギー西部からフランス北端にかけての低地地方)では、現

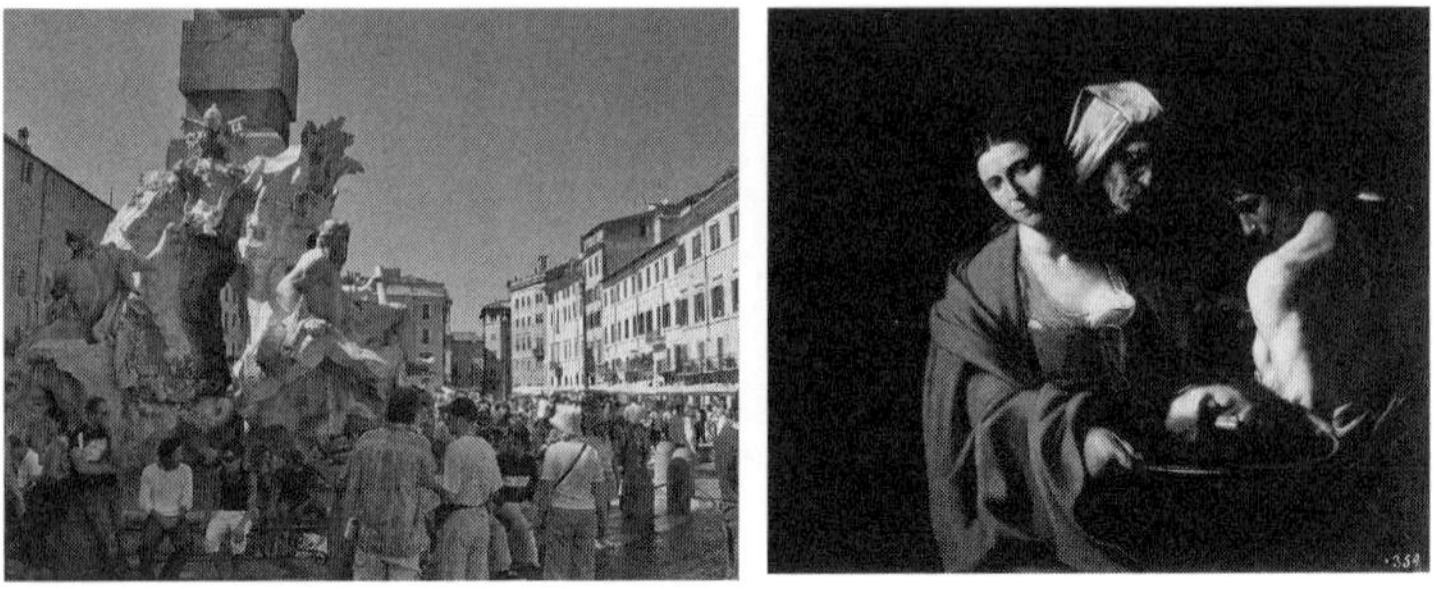

図 5-1　カラヴァッジョ「洗礼者ヨハネの首を持つサロメ」1609 年頃(右)とベルニーニ「四大河の噴水」1648-51 年(左, ローマ, ナヴォナ広場)
右図でサロメのもつ大皿の上に載せた生首はカラヴァッジョの頭部. マドリード王宮蔵. 左の噴水はベルニーニが残したローマの町を飾る多数の華麗な彫刻の一つ. オベリスクの周りをインドのガンジス川, アフリカのナイル川, アメリカのラプラタ川, ヨーロッパのドナウ川の擬人像が囲んでいる. Markus Bernet 撮影.

実の身近な世界に目を向けた静物画、風景画、風俗画が流行していた。カトリック圏のフランドルでは、ルーベンス(一五七七〜一六四〇)が華やかで力強い画風で、過剰な感情を表出する群像や、豊満な女性像を描き、一世を風靡した。新教圏のオランダでは、光と影を効果的に使い、緊張に満ちた一瞬を表現したレンブラント(一六〇六〜六九)や、日常の静謐な世界を荘厳に描いたフェルメール(一六三二〜七五)が現れた。

一七世紀のフランドルでは、職業組合の集団肖像画がよく描かれている。外科医師組合の肖像画では、解剖学講義の場面が描かれ、遺体を解剖しているところを描いたものもある(**図5-2**)。この時期に、人体解剖がかなりよく行われていたことが背景にあるが、カトリックの宗教的な制約の強いイタリアから遠く離れていたことが、このような画題を可能にしたのであろう。

カッセリウスの解剖図

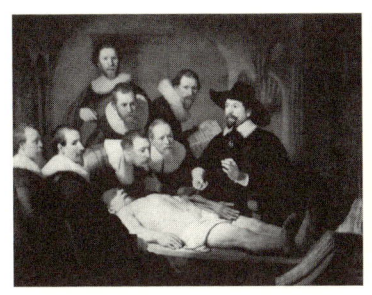

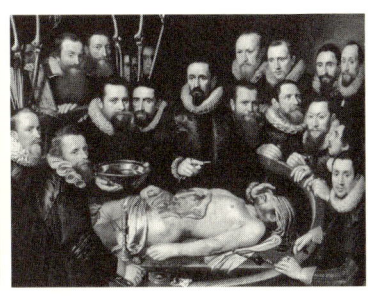

図 5-2　16 世紀に描かれた集団肖像画
右はファン・ミーレフェルト「ファン・デル・メール博士の解剖学講義」(1617). デルフトの外科医師組合の注文で描かれた. 当時の標準的な解剖手順にしたがって腹部から解剖が始まり, 周りの外科医達は悪臭を消すための香炉や月桂樹を手に持っている. 集団肖像画では組合構成員を平等に描く必要があるため芸術性が犠牲にされている. デルフト, 市立博物館蔵. 左はレンブラント「テュルプ博士の解剖学講義」(1632). 遺体を対角線上に配し, 外科医師たちが半円形に取り囲む大胆な構図により, 解剖の場面を劇的に表現している. デン・ハーグ, マウリッツハイス美術館蔵.

一方、人体解剖図は、一七世紀初頭まで相変わらず、ヴェサリウスの『ファブリカ』(一五四三)の影響を強く受けていたことは第4章で述べた。『ファブリカ』の図を流用し、本文を編集・要約したような解剖学書が次々と現れた。独自の解剖学書として評価されるバウヒンの『解剖劇場』(一六〇五)も、『ファブリカ』の筋肉人の図などから部分を切り取り、部分図として再編集して用いていたことを思い出そう。オリジナルな解剖図を多数集めた解剖図譜は、『ファブリカ』以後、一七世紀初頭のカッセリウスやシュピーゲルまで待つことになる。

カッセリウス(一五五二〜一六一六)は、パドヴァ大学のファブリキウス(50ページ)の下で解剖学を教え、解剖学者として名声を博した。包括的な解剖学図譜のために、多数の銅版画の解剖図を作成したが、出版されないまま没した。カッセリウスの『解剖学図譜』は、没後の一六二七年に出版され、また後任のシュピーゲルの『人体の構成』(一六二五)の中にもこの解剖図が用いられている。カッセリウスの『解剖学図譜』とシュピーゲルの『人体の構成』は、ともに両者の没後に出版された。カッセリウスの遺族が受け継いだ七八葉の解剖図と、シュピーゲルの書き残したテキストを使って、弟子のブクレティウスが編集したものである。不足している解剖図を補うために、カッセリウスの解剖図を描いたのと同じ画家を使って、新たに二〇葉が付け加えられている。『解剖学図譜』の図の上部には、巻と図の番号が記されている。これは『人体の構成』に対応するもので、そのため図の配列もこれにしたがっている。

カッセリウスの解剖図の大半はオリジナルの図柄である。骨格人や血管人のような『ファブリカ』からの借用もあるが、ごく一部である。この解剖図でとくに印象的なのは、全身を視野に入れた解剖図である。『人体の構成』には、『ファブリカ』から借用したものを除くと三二葉ある。裸体の人物が、解剖された部分を見せつけるかのように、風景の中にそれぞれにポーズをとってたたずんでいる(**図5-3**)。男性あり女性あり、若者あり老人あり、風景もさまざまで、一見したところ寓話の挿絵といってもおかしくない味わいがあるが、解剖されている人体が異様な印象を与える。

ベレッティーニの『解剖学図譜』

ベレッティーニ(一五九六〜一六六九)はピエトロ・ダ・コルトナの名で知られ、芸術家としての修練を受け、歴史をテーマとしたバロック風の絵画を描いた。ローマのバルベリーニ宮殿の天井画

「神の知」がとくに有名である。ベレッティーニは解剖図も製作したが、出版することなく没した。その解剖図の銅版を入手した外科医のペトリオリが、説明文を加えてベレッティーニの『解剖学図譜』（一七四一）として出版した。この図譜は、二七葉の解剖図を含んでおり、そのうち二〇葉はベレッティーニのオリジナルの解剖図である（七葉は『ファブリカ』などからの借用）。その原画をイギリスの解剖学者のウィリアム・ハンターが入手して、現在ではイギリスのグラスゴー大学に収蔵されて

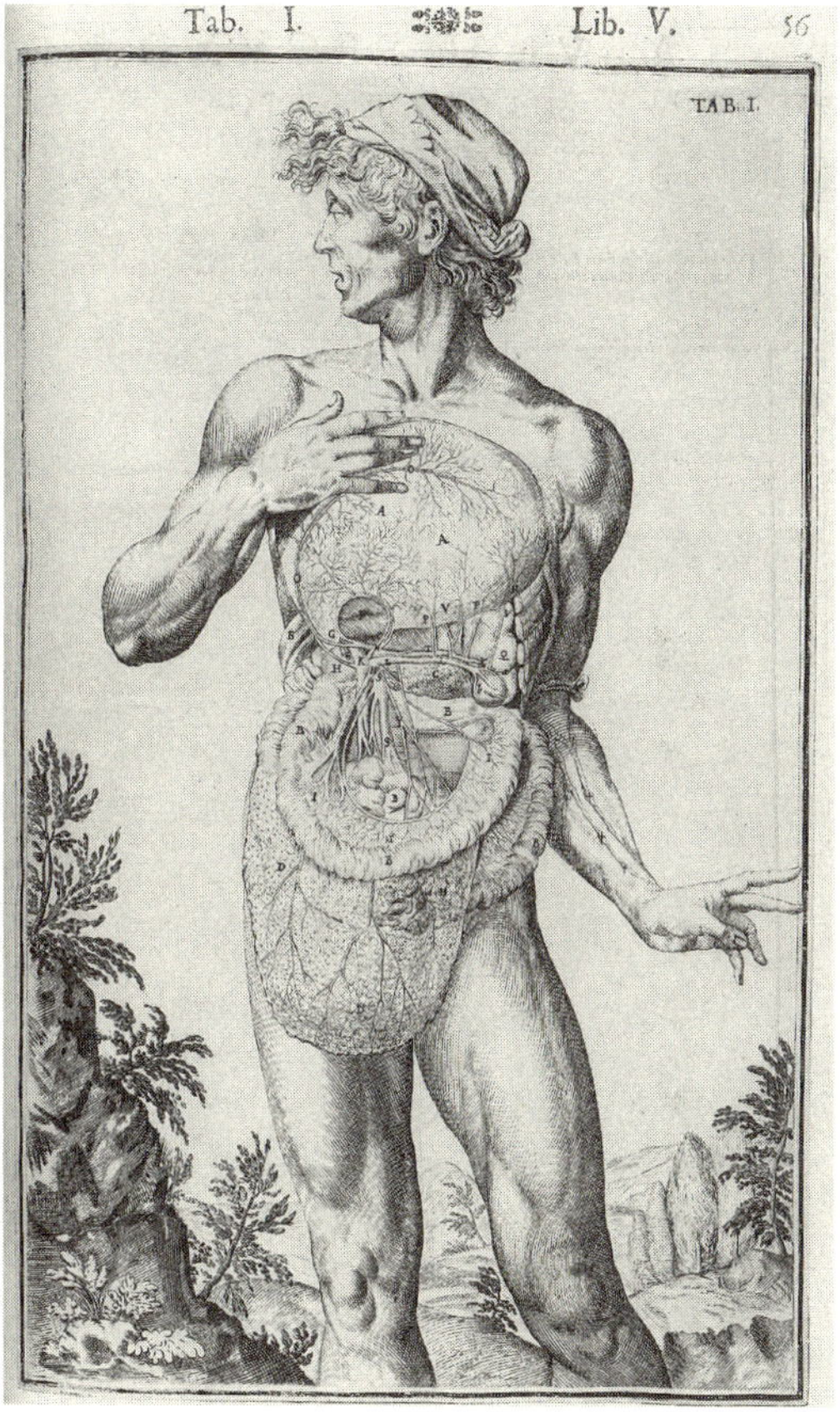

図 5-3　カッセリウス『解剖学図譜』(1627) から腹部内臓の解剖，銅版画
ヴェサリウスの『ファブリカ』では骨格人や筋肉人がポーズをつくっていたが，『解剖学図譜』では，内臓を解剖された人体が風景の中に立ち，何気ない表情とポーズをつくっている．風景や人物ののどかな雰囲気と，解剖して暴き出された内臓とのギャップがあまりにも衝撃的である．米国国立衛生研究所蔵．

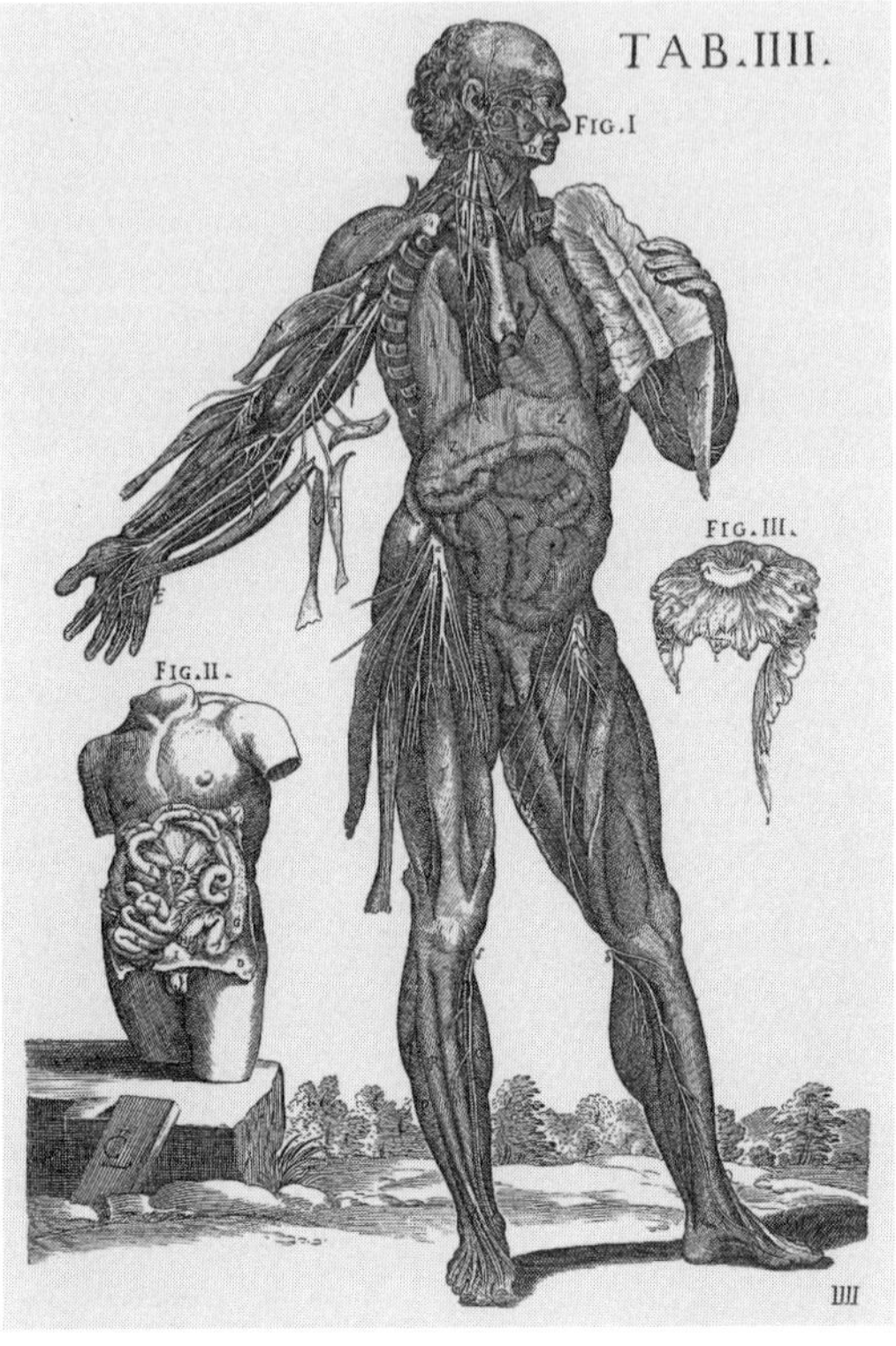

図 5-4　ペトリオリ編『ピエトロ・ダ・コルトナ解剖学図譜』(1741)から胸腹部内臓と神経の解剖，銅版画複製，筆者蔵.

いる。この解剖図は、ローマのサント・スピリト病院で行われた解剖をもとに一六一八年頃に描かれたとされている。

ベレッティーニによる二〇葉の解剖図は、いずれもポーズをとった立位の人物像で、おもに末梢神経の走行と分布を描いている(**図5-4**)。一～一九番は男性の解剖図で、全身の神経分布を描き、二八番は女性像で女性生殖器への神経分布を描いている。出版された解剖図では、さまざまな解剖書からとってきた部分解剖図がいくつも埋め込まれているが、これはベレッティーニの原画にはない。ペトリオリが付け加えたものと考えられる。

ベレッティーニの一～一九番の解剖図では、男性は立ったり腰掛けたりと、さまざまなポーズをとっている。皮膚は完全に剝がされ、さらに必要に応じて筋や内臓を取り除き、神経の走行を見せている。ベレッティーニの描く解剖図は、不気味な非現実の世界である。ヴェサリウスの骨格人と筋肉人の解剖図は、社会から切り離されて孤独であり、悲しげな表情をたたえていた。カッセリウスの解剖図には、解剖された局所を隠せば、寓話のようなのどかさがあった。ベレッティーニの描く人物は、町中のどこかの建物の中で、切り刻まれて身体の中をさらしながら、なおかつ人間であることを断念していない。日常の中に闖入してきた異形の生物のようである。

ガレノスの生理学説の全面否定

人体の構造の探究が、ヴェサリウスの『ファブリカ』以後に始まり数々の発見があったが、人体の機能については古代ローマのガレノスの生理学説が広く受け入れられていたことを前述した（第1章）。しかし一七世紀に入り、ハーヴィーにより血液循環論が提唱され、ガレノスの生理学説は全面的に否定された。

イギリスのハーヴィー（一五七八～一六五七）は、一五九三年からケンブリッジ大学で医学を学んだ。一五九九年からイタリアのパドヴァ大学に留学し、ファブリキウスの下で解剖学を学び、一六〇二年にイギリスにもどって医師として活躍した。ハーヴィーが一六二八年に出版した『動物の心臓と血液の運動についての解剖学的研究』（略称『心臓と血液の運動』）は、心臓がポンプとして働き、血液が血管を通って循環するということを論証した著作である。これにより、古代のガレノスの学説の核心部分が否定され、古代の医学から権威としての信用を失うことになった。献辞・緒言などに続き、本文は一七章に分かれ、説明のための図が二葉四図添えられている。

短い導入の第一章に続いて、血液循環論の論証は前段（第二〜七章）と後段（第九〜一四章）に分けて行われる。前段では、心臓の働きに的を絞って、心臓が血液を静脈から受け取り動脈を通して送りだすことを、生体観察に基づいて論証する。つなぎとなる第八章に続き、後段では、血液が全身を循環するという血液循環論の本体を、三つの命題をとおして論証する。第一三章では、静脈を通って血液が不断に心臓にもどっていることが論証され、上肢の皮静脈での実験図が添えられている（**図5-5**）。第一五〜一七章では、血液循環論がもたらす意義について論じている。

ハーヴィーの血液循環に関する主張は、さまざまな受け入れられ方をした。観察や実験による証拠を重んじる医学者たちは歓迎して受け入れたが、ヒポクラテスとガレノスにさかのぼる伝統を大切にする医学者たちは、無視ないし批判をした。とくにイギリスとネーデルラントに積極的な支持者が現れ、フランスには反対者が多かった。しかしフランスからオランダに移ったデカルトは、当時の大学教育の基礎となっていたアリストテレス哲学に代わって、新しい機械論的哲学を提唱しようとし、それを支持する好適な例として血液循環論を取り上げた。

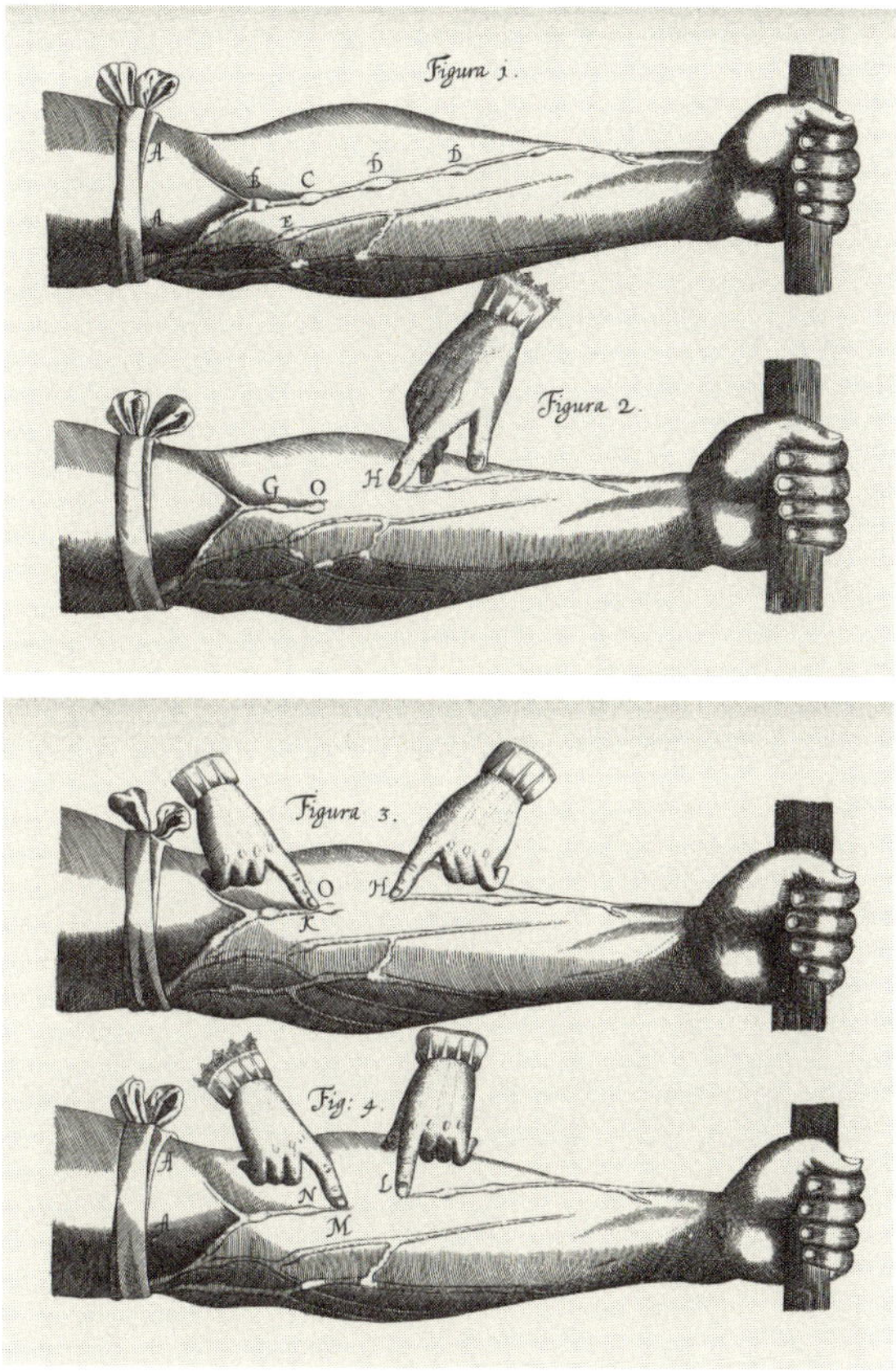

図 5-5　ハーヴィー『動物の心臓と血液の運動についての解剖学的研究』(1628)から血液循環論に含まれる唯一の図．銅版画 静脈の弁はパドヴァ大学のファブリキウスがすでに発見していたが，ハーヴィーは静脈弁が逆流を妨げ血液が心臓に向かってのみ流れることをここに描かれた実験で示している．さらに綿密な論証によって血液が全身を循環することを示した．複製，筆者蔵．

デカルトの生理学

デカルト（一五九六～一六五〇）はフランスのポワティエ大学で法学を学び、卒業後にオランダ総督の軍に入り一六一九年まで務め、この間に新しい自然学をつくり上げることを決意する。フランスにしばらくもどったが、一六二八年からオランダに滞在して、多くの友人と交遊しながら新しい自然学のための著作を出版した。主著として著名な『方法序説』は、『方法序説および三試論』（一六三七）の序論の部分である。哲学の著作として『省察』（一六四一）、自然学の著作として『哲学の原理』（一六四四）がある。人間学の著作としては、人体の機能を機械的に説明した生理学である『人間論』（一六四八年頃完成、死後の一六六四年に出版）と、精神の受動的な機能としての情念を扱った『情念論』（一六四九）がある。

『人間論』に述べられたデカルトの生理学は、ガレノスに由来する生理学を元にし、人体の機能を粒子によって説明しようとするものであった。栄養が付与される過程については、食物が胃で消化されそこから乳糜《にゅうび》（腸から運ばれるリンパ液で、吸収した脂肪のために乳白色にみえる）が分離して肝臓に運ばれ、さらに鍛錬されて血液になると、古代以来の枠組みにしたがって論じるが、そこに粒子が小孔を通って微細化するといった、粒子論的な説明を加えている。動脈血の生成については、発酵によって心臓で血液化がさらに進むというように、化学的な説明をしようとしている。

しかしデカルトは、脳の機能についてはは霊魂の存在を認めていた。神経は三つの要素からなり、膜でできた小管と、そこに含まれる細い糸状の髄と、管の中を満たす動物精気が含まれていると考えた。脳の機能は脳室内に含まれる動物精気によって行われ、神経を伝わってきた感覚は、脳室内の動物精気に多様な運動を引き起こし、それが脳室の中心に位置する松果体《しょうかたい》(左右大脳半球の間で間脳の背面にある小さな内分泌腺、**図5-6**のH)を動かして、精神に感覚や情念を引き起こす。また逆に、精神は松果体を動かし、それによって脳室内の動物精気を動かし、動物精気が神経を通って筋肉に流れるようにする。このように、精神と身体が松果体を介して相互作用すると、デカルトは考える。『情念論』では精神の機能を、受動と能動の二つに分けている。精神の受動すなわち広義の知覚は、物体的なものであり、①外的な知覚、②自然的(内的)な欲求、③情念が含まれる。これに

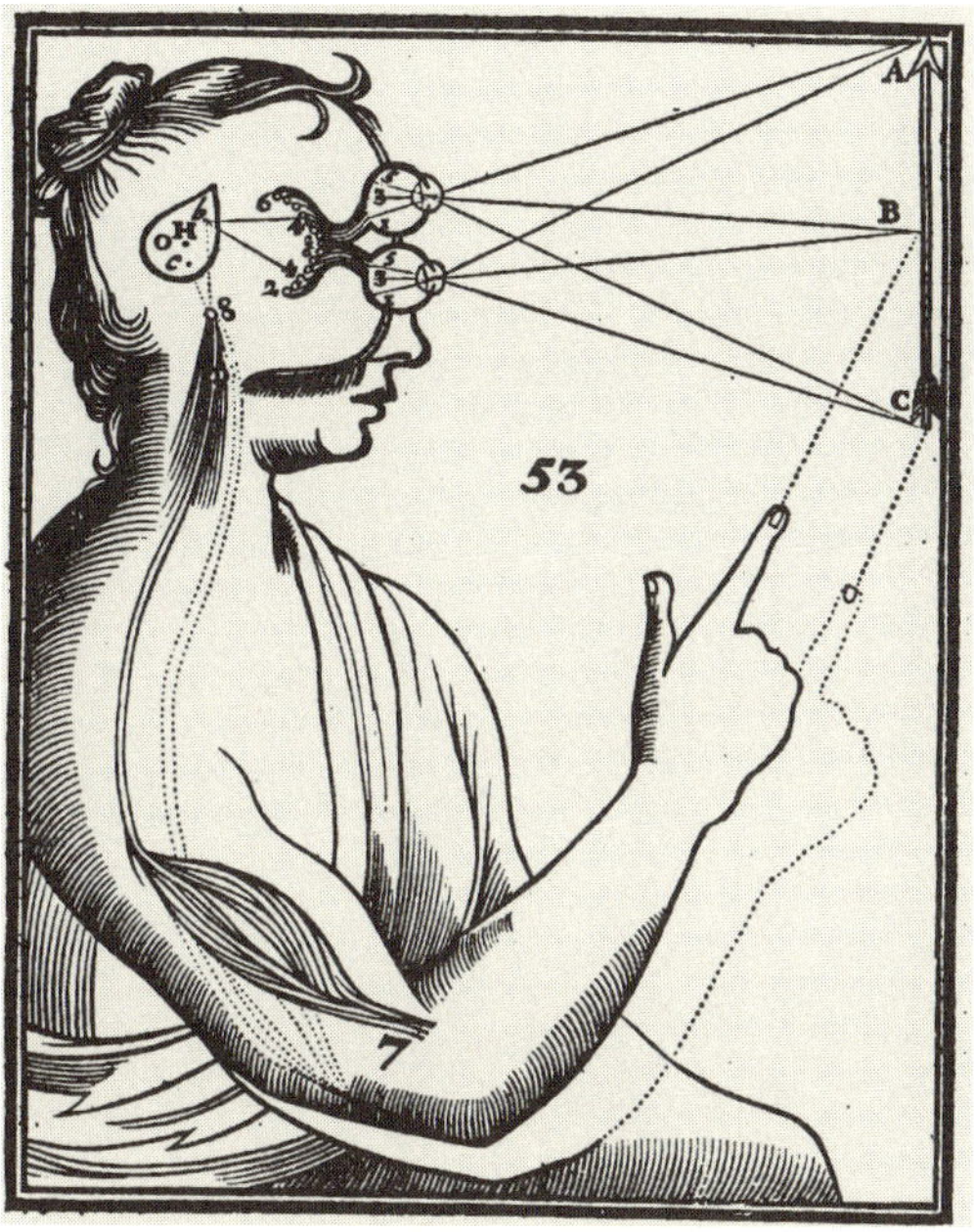

図5-6　デカルト『人間論』から感覚作用と筋肉運動の連結，木版画
『人間論』はデカルト没後の1664年に出版されたが，この図は1677年版に含まれている．両眼で捉えた対象を手指で指し示す過程について機械論的に説明している．複製，筆者蔵．

対して精神の能動、すなわち意志の働きは、非物体的で霊魂的なものと考えている。デカルトの生理学は、物質的ないし化学的な説明を推し進め、霊魂による説明を最小限に留めるもので、その後の生理学の研究を方向づけるものであった。また新たに構築しようとした機械論に基づく自然学は、古代の権威への執着に、最後のとどめを刺すという大きな意味があった。

ヴェスリングの『解剖学類聚』――古代の権威を乗り越えて

一七世紀前半の代表的な解剖学書に、ヴェスリングの『解剖学類聚《るいじゅ》』(一六四一)がある。ヴェスリング(一五九八〜一六四九)はドイツに生まれ、イタリアのヴェネツィアとオランダのライデンで医学を学んだ。一六二八〜三三年にエジプトに滞在して植物の調査を行い、一六三三年にパドヴァ大学の解剖学と外科学の教授になった。一六三八年に植物学の教授に転じ、パドヴァ大学の植物園を整備した。『解剖学類聚』では、血液循環やリンパ管の発見をいち早く取り入れていることが、特筆に値する。『解剖学類聚』は、解剖学的に重要な事実を図と文章で簡潔に記述した(**図5-7**)。

それ以前のラウレンティウスやバウヒンなどの解剖学書では、ガレノスやヴェサリウスの記述と新しい発見を参照し、それに対する著者の見解を加えて、長々とした記述が書かれていた(54ページ)。しかしヴェスリングは、そういった議論を省き、筆者の結論を簡潔な言葉と解剖図で表現している。

古代の権威を乗り越えて、解剖学的な事実そのものに焦点を当てる、新しい時代の解剖学書である。また、学習者の便を配慮した解剖学書の最初期のものとして特筆される。

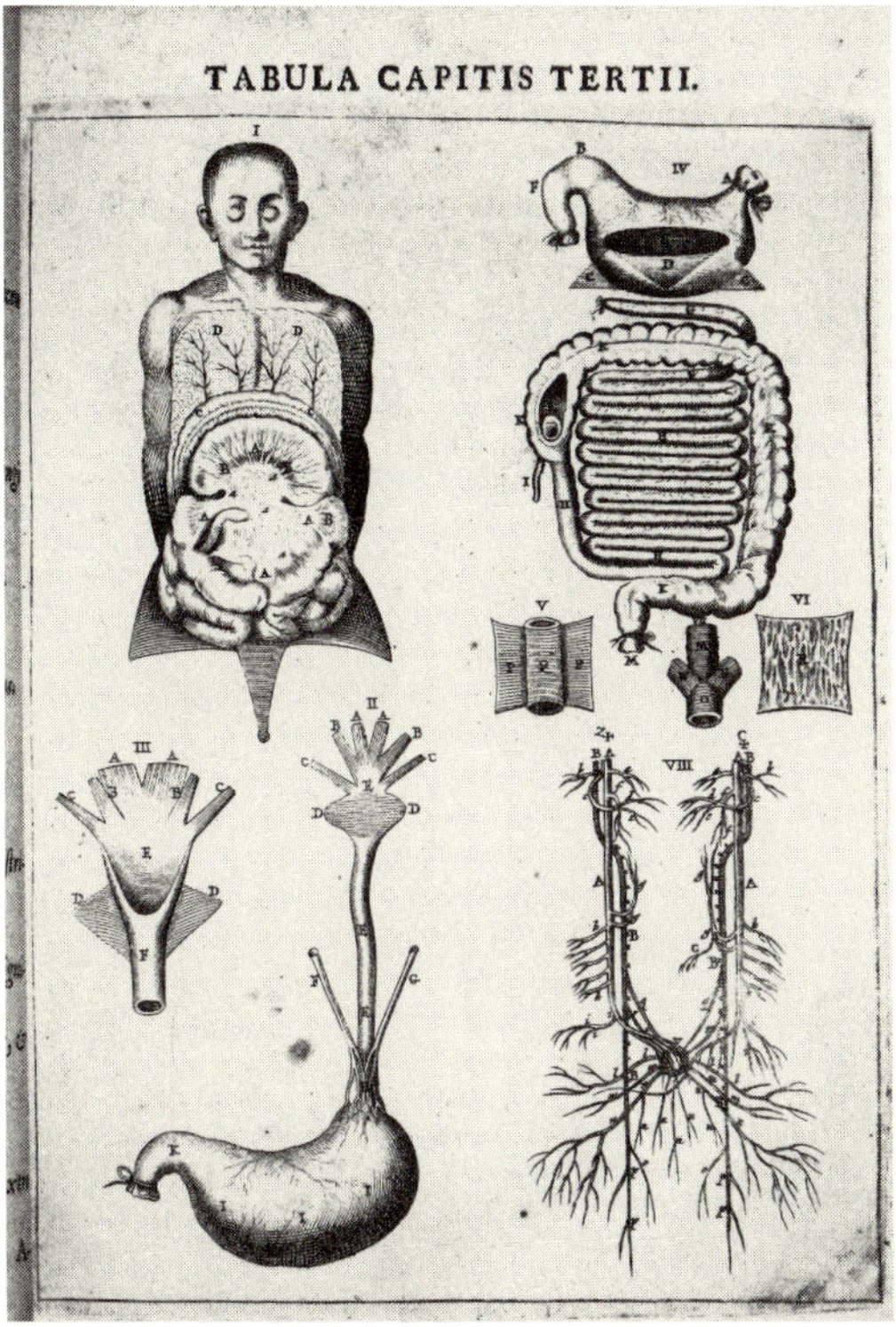

図 5-7　ヴェスリング『解剖学類聚』(1647) から腹部内臓と神経，銅版画
『解剖学類聚』は 20 章からなり，各章の末尾に 1 葉の図版を載せている．これは第 3 章の図で，大網，胃，腸を描いている．図は写実的ではなく，器官の概要を示すために単純化されている．たとえば右上のⅣ図では小腸が規則的に折り畳まれ左右に往復しながら下に向かう．器官の解剖学的知識が集積して定式化し，その知識が模式的に示されている．筆者蔵．

第6章　人体への探究を深化させる
――人体表現のリアリズム

グリソンの『肝臓の解剖学』

一六二八年に発表されたハーヴィーの血液循環の原理は、一七世紀後半には広く受け入れられるようになり、人体構造の解剖学的な探究にも大きな変化が生じた。ガレノスの生理学説の根幹部分が否定されたため、ガレノス説の中で重要な位置を示していた肝臓と脳の働きも、新たに考え直す必要が生じた。肝臓や脳をはじめとする人体の臓器の構造が、改めて詳しく調べられるようになったのである。さらに一六世紀末に発明された顕微鏡を用いて、ミクロの構造も観察されるようになった。

肝臓は、重さ一キログラム強の、人体最大の内臓であり、肋骨に隠れて右上腹部に位置している。ガレノス説においては静脈系の中心に位置づけられ、腸で吸収された食物を、門脈を通して受け入れ、栄養に富む静脈血をつくると位置づけられていた。ハーヴィーの血液循環論によりガレノス説が破綻した後、肝臓の構造を詳細に研究したのはイギリスのグリソンである。

グリソン（一五九七～一六七七）は、ケンブリッジ大学で医学を学んで一六三四年に医学の学位をと

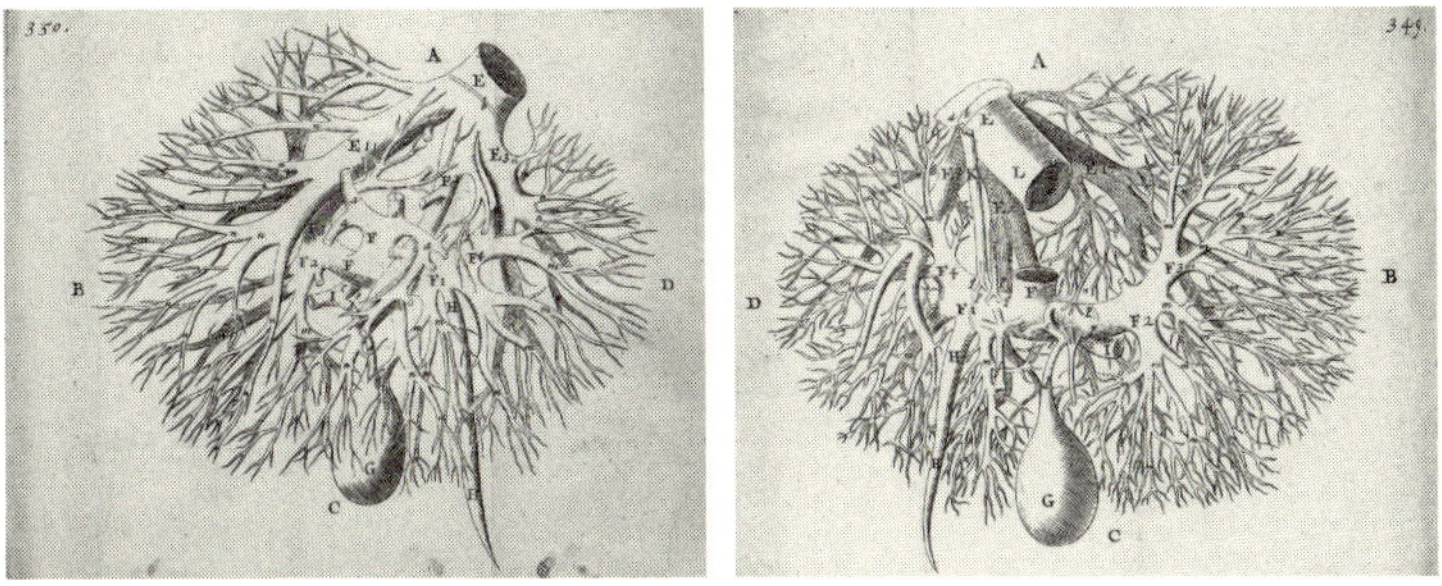

図6-1 グリソン『肝臓の解剖学』(1654)から肝臓の解剖，下面(右)と上面(左)，銅版画
ハーヴィーの血液循環論(1628)によってガレノスの生理学説の根幹が覆され，栄養に富む静脈血をつくるという肝臓の役割も否定された．グリソンは肝臓の役割を明らかにするために，詳しい解剖を行った．この二つの図では，肝臓の実質を取り除いて，肝門から入る門脈の枝と下大静脈に注ぐ肝静脈の枝が，肝臓の中に広がる様子が描かれている．複製，筆者蔵．

った。一六三六年にケンブリッジ大学の医学の教授になり、終生務めた。またロンドン医師協会の会員になり、おもにロンドンで診療と研究を行った。

『肝臓の解剖学』(一六五四)は、グリソンが一六四一年にロンドンの医師組合で行った解剖の講義のテーマに、肝臓を取り上げたことが元になっている。グリソンは肝臓を詳細に解剖し、英語で原稿を書き上げ、友人のエント(一六〇四～八九)がラテン語に訳して一六五四年に出版された。

グリソンの『肝臓の解剖学』の内容は一〇章からなる解剖学総論に続き、肝臓の肉眼的な解剖とその機能についての考察が、四五章にわたって述べられている。その特徴は、肉眼的な解剖に基づいて、肝臓の中で分かれた門脈の枝と肝静脈の間につながりがないこと、また門脈の枝と胆管(胆汁を、肝臓・胆嚢から十二指腸に送る管の総称)の枝が、共通の線維鞘に包まれていることを示したことにある(図6-1)。しかし、顕微鏡で見える肝小葉(肝臓を構成する顕微鏡的な単位で、直径一ミリメートルほどの大きさ）の観察は、その後のマルピーギ（76ページ）まで待つことになる。肝小葉の周縁にあって、門脈の枝と胆管の枝を含む線維鞘（Glisson's sheath）に、グリソンの名前が残っていることにふれておこう。

ウィリスの『脳の解剖学』——脳の機能は脳の実質にあり

脳が感覚と運動の座であることは、古代から了解されていたが、ガレノス説では脳室の中の神経液に、大きな役割が与えられていた。ヴェサリウスの『ファブリカ』でも、脳室の形状が注目されていた。デカルトは脳の機能を精神と定義し、背面にある小さな松果体にその座を求めた（69ページ）。脳の構造を詳細に研究したのはイギリスのウィリスである。

ウィリス（一六二一〜七五）は一六三七年からオックスフォード大学で学び、一六四六年に医学の学位をとって教職に就き、仲間たちを集めて化学の実験や人体解剖を行った。『脳の解剖学』（一六六四）の発表後、一六六七年にオックスフォードを去ってロンドンに移り、そこで開業して大いに成功を収めた。

『脳の解剖学』の内容は二部に分かれており、前半の二〇章では脳の解剖の記述とその機能についての考察を述べ、後半の九章で脳神経の解剖を扱っている。折り畳みの解剖図が一三葉挟み込まれているが、これはウィリスの年下の同僚レンが描いたものである。内頸動脈と椎骨動脈をつなぐ大脳動脈輪（circle of Willis）に名が残されており、これは脳底を描いた第一図に明瞭に描かれている

（**図6–2**）。

ウィリスが脳と脳神経を詳細に解剖した目的は、随意的および不随意的機能が脳のどこに局在するかを知ろうというものであった。ウィリスをはじめルネサンス期の解剖学者たちは、感覚、想像、記憶という三つの機能を認め、それを営む動物精気が、脳室を満たす脳脊髄液に含まれていると考えていた。ウィリスは解剖所見をもとに、動物精気が脳脊髄液に含まれるのではなく、脳の実質部分の中で作用していると主張した。脳の機能が営まれる場所として、脳室ではなく脳の実質に目を

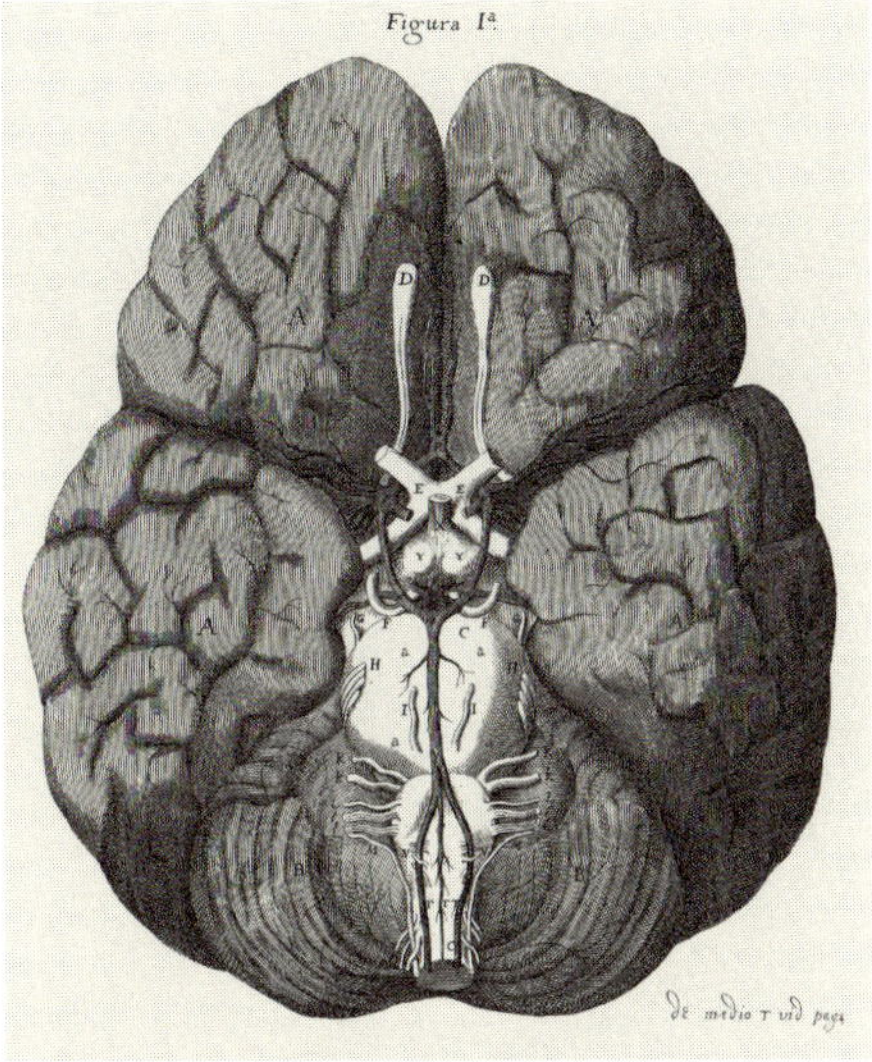

図6–2　ウィリス『脳の解剖学』（1664）から脳の底面，銅版画
ガレノスの生理学説では脳室に含まれる神経液が脳の機能を営むとされていたが，ハーヴィーの血液循環論によりそれが根本から覆された．ウィリスは脳を詳細に解剖して，脳の実質が機能を営むと推論した．これは『脳の解剖学』の第１図で，人間の脳の底面を描いている．脳底に分布する動脈が交通して動脈輪をつくることも描かれている．複製，筆者蔵．

向けさせたのは、ウィリスによる大きな貢献である。

マルピーギによる顕微鏡の活用

顕微鏡が発明されたのは一六世紀の末の頃、オランダのヤンセン親子によるといわれている。その顕微鏡をいろいろ工夫して、一七世紀にはヨーロッパの生物学者たちが熱心に人体や生物の構造を観察した。

イギリスではロバート・フック(一六三五～一七〇三)が『ミクログラフィア』(一六六五)を著した。この本はフォリオ判の大型本で、二四六ページの本文に三八葉の顕微鏡観察図が挿入されている。針の先端や布の織り目といった人工物の観察から始まり、鉱石の結晶や雪の結晶のような非生物、木のような植物やカビ、鳥の羽根やアリやハエなどの昆虫に至るまで、自然界のあらゆる事物を観察している(**図6-3**)。またコルクの薄片に小さな孔が多数あるのを報告し、小室という意味でこれをセル(cell)と呼んだ。生命の単位である細胞を観察したものである。

顕微鏡を用いた多数の業績で名高いのはマルチェロ・マルピーギ(一六二八～九四)である。マルピーギはボローニャ大学で医学を学び、学位を得た。ボローニャ大学で論理学や内科学の講師、ピサ大学で理論医学の教授などを務め、シチリアのメッシーナ大学で内科学の教授を経て、三八歳から二五年間を、ボローニャ大学の内科学教授として活躍した。

マルピーギの最初の業績は、『肺について』(一六六一)という二通の短い書簡で、ピサのボレリに宛てて書かれたものである。その第二の書簡で、毛細血管の存在を報告している。『内臓の構造についての解剖学的研究』(一六六六)には、肝臓、脳皮質、腎臓、脾臓についてなど六編の論文が収録されている。マルピーギは人体について多岐にわたる観察を行い、糸球体を含む腎小体(malpighian body)をはじめ、表皮の基底層(malpighian layer)、脾門で血管を包む被膜(malpighian capsule)、脾リンパ小節(malpighian nodule)など、マルピーギの名がついた構造が数多くある。トリ胚の発生過程を観察した『卵の中の胚の形成について』(一六七三)などの研究もある(**図6-4**)。

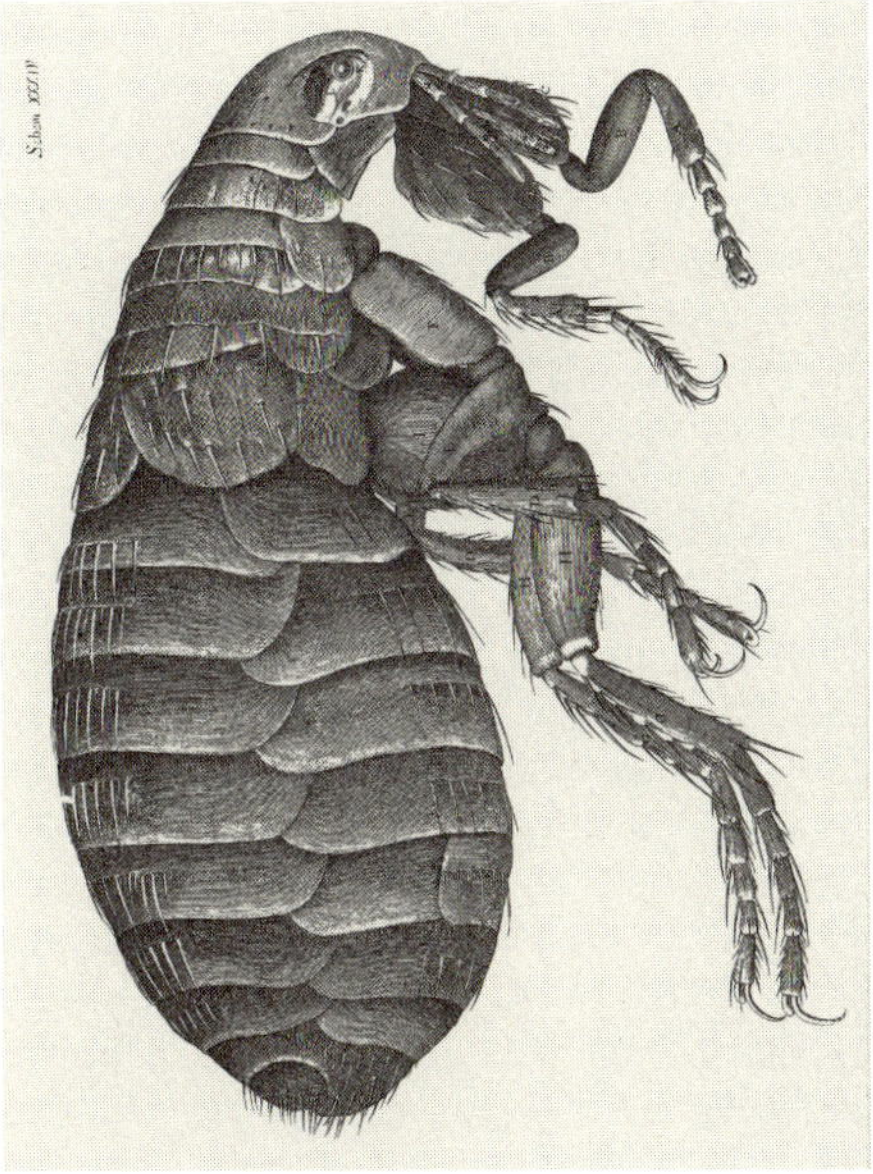

図6-3　フック『ミクログラフィア』(1665)から
ノミの顕微鏡像，銅版画
フックは顕微鏡を使って自然界のありとあらゆるものを観察した．全身を鎧のように覆う外骨格と，その隙間から生えている微小な毛が描かれ，ノミの姿を見事に表している．複製，筆者蔵．

このように、肉眼解剖や顕微鏡を用いた研究の発展を受けて、一七世紀の後半には血液循環論や新しい研究成果を取り入れた解剖学書が出版されるようになった。オランダのディーメルブリュック(一六〇九〜七四)による『人体解剖学』(正式な表題は『人体解剖学、最新の数多くの発見と医師と生理学者により成されたさま

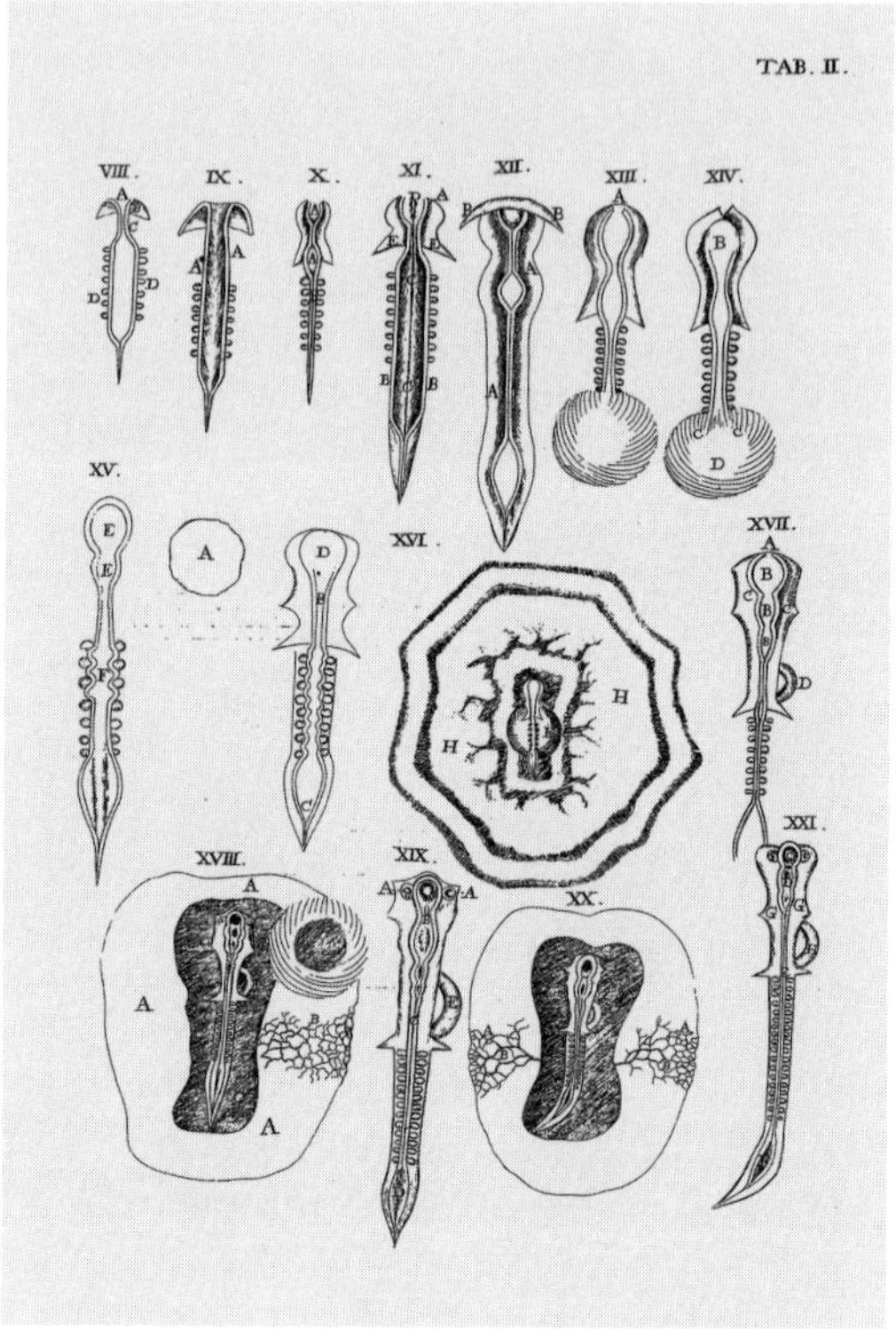

図6-4　マルピーギ『卵の中の胚の形成について』(1673)からニワトリの発生，顕微鏡像，銅版画
マルピーギは人体の構造やさまざまな生物を観察して，重要な発見をいくつも報告した．また脊椎動物の発生過程を，顕微鏡を使ってはじめて観察した．これはニワトリの卵の初期の発生を観察したもので，神経管が形成されその両側に中胚葉の体節が前後に並ぶ様子が描かれている．複製，筆者蔵．

ざまな新説を含む』。一六七二)、ベルギーのフェアハイエン(一六四八~一七一〇)による『人体解剖学』(古代と現代の解剖学者が新しい方法で発見したすべてのことをわかりやすく記述し、銅版画で示した。一六九三)、オランダのブランカールト(一六五〇~一七〇二)による『改新解剖学』(正式な表題は『改新解剖学、人体の簡潔な解体、新しい理解のために編んだ』。一六八七)、フランスのディオニス(一六五〇~一七一八)による『人体解剖学』(正式な表題は『人体解剖学、血液循環と最新の発見に従う』。一六九〇)である。

ビドローの『人体解剖学一〇五図』――国境を越えて

一七世紀には、人体についての解剖学的研究が微小な領域へと深化する一方で、人体構造を表現する解剖図にも、解剖された人体を写実的に表現する新しい傾向が現れた。ビドロー（一六四九～一七一三）の解剖図譜は写実性において傑出している。

ビドローの『人体解剖学一〇五図』（一六八五）は、フォリオ判の巨大な本で、一〇五葉の解剖図を含んでいる。ビドローの銅版画の表現力は、息をのむほどにすばらしい。単に器官の形状を陰影によって表現するにとどまらず、皮膚、脂肪、筋肉、各種内臓の質感の違いが、多様な太さの描線により見事に表現されている。遺体を覆っている布のしわ、台となる板の木目、金属製の解剖用具の硬質さも表現されている。一六世紀半ばのエウスタキウスの生硬な表現に比べて、線描の表現がはるかに表情豊かであり、少し前のカッセリウスやベレッティーニよりも描線がはるかに精細になっている。

ビドローの解剖図では、描かれている解剖体とそれを見ている観察者が、同じ空間と時間を共有している。ここに描かれているのは、どこにでもある普遍的な身体ではない。特定の日時に、特定の場所でビドローが解剖をした、特定の人の身体である。解剖をしているビドローが体験したその出来事を、出版された解剖図を見るわれわれは追体験している。美しい意匠に包み込まれてはいても、そこにあるのは生々しい現実の再現である。

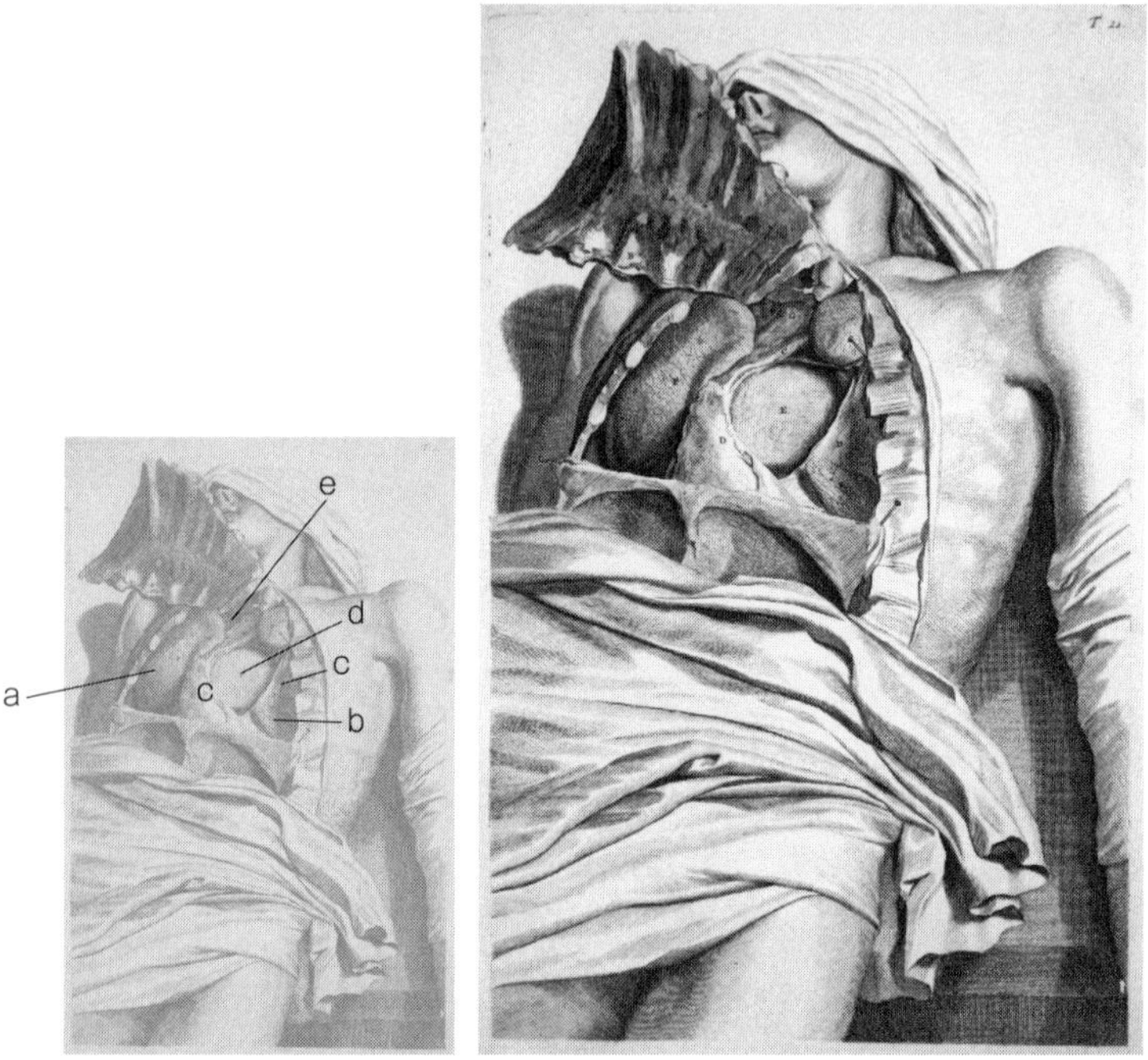

図 6-5　ビドロー『人体解剖学 105 図』(1685)から胸部内臓の解剖，銅版画
ビドローの解剖図では解剖されている人体を，まさにその場で見ているかのように表現する．ここでは胸の皮膚と胸壁を取り除き，胸部の内臓があらわになっている．右の肺(a)と左の肺の一部(b)が見え，心膜(c)を切り開いて心臓の一部(d)が見えている．その上方に胸腺(e)が見える．心臓に出入りする大動脈や大静脈，肺に出入りする気管支や肺動静脈は，この図では見えていない．取り出された心臓や肺の解剖は，別の図で示されているが，ここでも解剖された臓器が見えたままに描かれている．しかし循環器や呼吸器としての機能的な構成を，この図の中に読み取ることはできない．筆者蔵．

たとえば胸部の解剖図（第二一図）では、若い男性の遺体が解剖されている（図6‒5）。肥満体でもなく痩せすぎでもなく、ほどよい筋肉質の若者である。下半身と腕に布をかけ、頭にかけた布の下から端整な顔立ちの一部が見えている。胸の前面の皮膚を切り取り、左右で肋骨を縦に切断して、胸郭を上に翻して胸部の内臓を見せている。左右の肺はやや縮み、その間に心臓が顔を覗かせ、横隔膜の下には肝臓も一部見えている。しかし心臓や肺の器官の形状や出入りする血管などは見えていない。解剖体を美しく見せるために、顔と腹部と腕には布がかけられている。

前腕（肘と手首の間の部分）の背面の解剖図（第七〇図）では、左の上腕の上部までが布におおわれ、上腕の下部から手先までが木の板の上に置かれて、前腕の背面の筋（a）とそこから出て指先に向かう腱が解剖されている（図6‒6）。ここでは前腕の伸筋とそこから出る腱が描かれている。指を伸ばす伸筋の腱は、棒を使って持ち上げられ、また指の関節のところでも腱の下に細い棒を差し込んで腱の走行をあきらかにしている。このように見たままを描写した図は、解剖の雰囲気までも追体験させてくれるが、筋の形状や、機能に深く関わる起始・停止の位置を示すことが難しい。

ビドローが『人体解剖学一〇五図』を実現するためには、解決すべき多くの困難があったはずである。第一に、状態のよい解剖体を入手し、描くべき部位と構造を速やかに解剖する必要がある。この当時、解剖のための死体は容易に入手できるものではなく、ビドローは多額の費用と時間を使って遺体の入手のために奔走した、と序文の中で述べている。生物組織を固定する保存処置は、この時代には一般的ではなかった。ホルマリンは一九世紀末になってようやく開発される。当時、オランダで解剖の名手として活躍したルイシュ（101ページ）は解剖標本の保存のためにアルコール液を

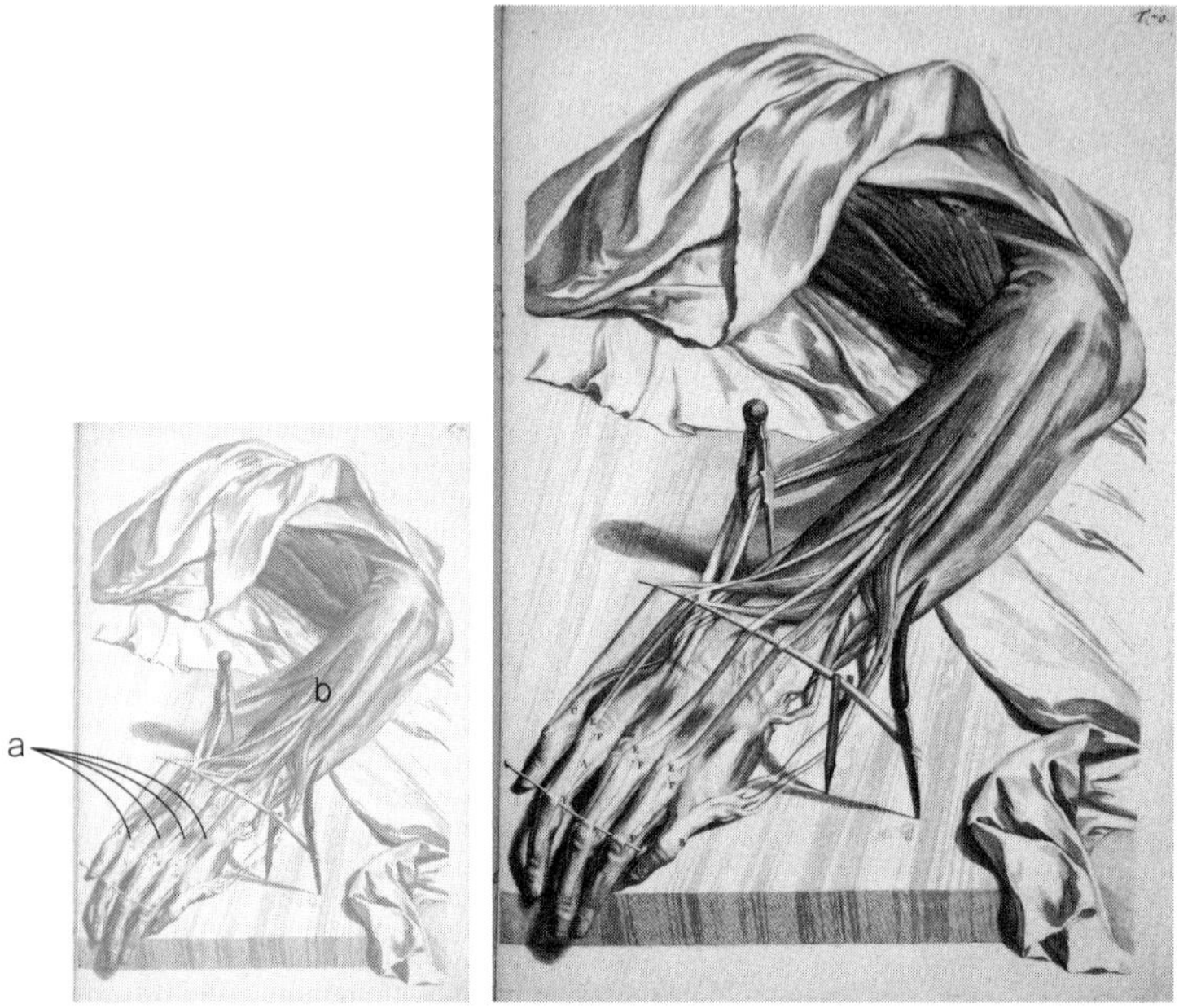

図 6-6　ビドロー『人体解剖学 105 図』(1685)から前腕の筋の解剖，銅版画　総指伸筋(b)から出た 4 本の腱が第 2～5 指の背面に達している．長母指伸筋と総指伸筋，示指伸筋の腱は，板に刺さった棒状の器具とそれに支えられた弓状の棒によって持ち上げられている．前腕の筋肉の収縮が腱を通して指先の骨に伝えられ，指の屈曲や伸展を行うメカニズムを，図に描かれた構造の中に読み取ることができる．筆者蔵．

用いたが、その処方は秘密にしていた。ビドローは、固定による保存処置をしない生の状態で死体を解剖したと思われる。解剖図に描かれている脳の状態や四肢の筋肉も、固定をされていない柔らかさを感じさせる。保存処置をしない生の死体は、腐敗の進行と競争しながら数日内に解剖する必要があるのである。

第二に、詳細で芸術的な解剖図を描くには、すぐれた画家の助けが必要である。ビドローはすでに画家として高い評価を得ていたライレッセ（一六四〇〜一七一一）に解剖図の作成を依頼した。ライレッセは強烈な感情や歪んだ人体を表現することを避けて、死体が美しく見えるように解剖図を描いた。美しい銅版画として仕上げるためには彫版の技量も不可欠である。彫版を行ったフロートリン（一六三四〜九八）は腕の立つデザイナー兼彫版師で、本書の冒頭のビドローの肖像画の下に名前が出ている。

第三に、解剖と図の作成、彫版、さらに本の印刷と出版にかかる膨大な費用を調達する必要がある。献辞でナッサウ＝ディーツ侯のヘンドリック・カシミール二世に賛辞と謝辞を捧げているところをみると、彼が資金を提供したのかもしれない。

ビドローの解剖図譜は一六九〇年にオランダ語訳がアムステルダムから出版された。このオランダ語版の銅版画の原版が海外に流出し、その後、イギリスの解剖学者カウパー（一六六六〜一七〇九）が、いくつかの図版を加えて自分の著書として出版してしまった。カウパーは剽窃家の悪名を浴びることとなったが、解剖学者としてすぐれた業績もある。カウパーの『改新筋肉解剖』（一七二四）は、全身の筋肉を詳細に記述し図解した解剖学書で高い評価を得ている。最初に一六九四年に小さな八

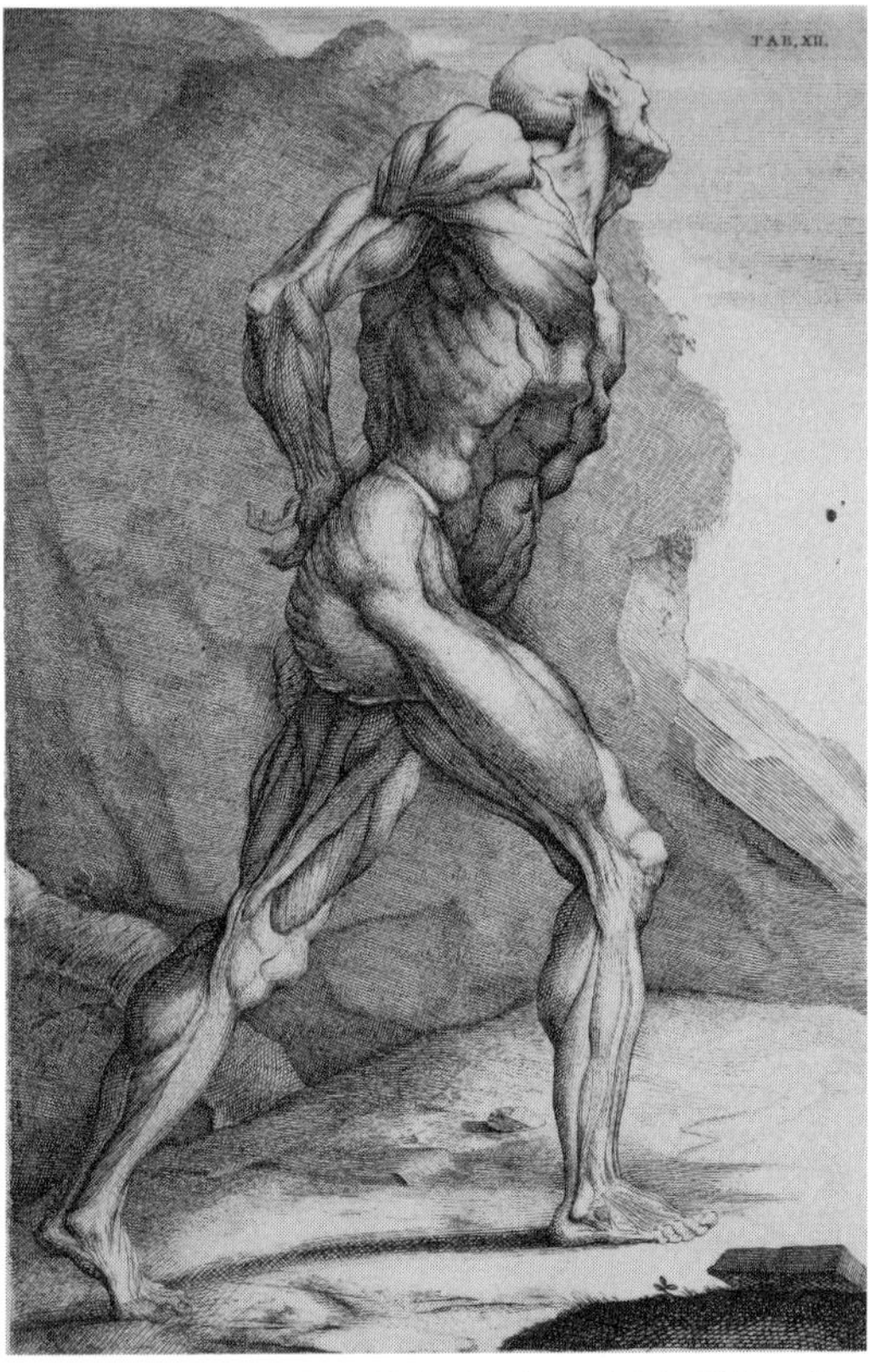

図 6-7　カウパー『改新筋肉解剖』(1724)から躍動する筋肉人，銅版画
『改新筋肉解剖』の前半は全身の筋肉の説明で，後半には 66 枚の図版とその説明が収められている．この図は第 12 図版で，さまざまなポーズをとった筋肉人を描いた芸術家のための 3 枚の図の 2 枚目である．右足を前に出し，身体を右側によじった男性の筋肉人を右後方から描いている．筆者蔵．

折判として出版され、カウパーはその後に新版のための準備を進めていたが、没後に大きなフォリオ判として出版された。さまざまなポーズをとる躍動する筋肉人の図は、圧巻である(**図6-7**)。

第7章　理性に基づいて普遍と理想を求める

——啓蒙思想と博物学

ブールハーフェ『医学教程』と『箴言』——一八世紀医学への大きな影響

一八世紀は、人間がもつ理性の力を全面的に信頼する時代であった。その理性への信頼は啓蒙思想という形をとって、理性を大衆に啓発することによって人間生活を進歩・改善することができるという主張につながり、教育が重視されるようになった。また理性的な精神に基づいて世界を探究すれば、普遍的な法則を明らかにできるだろうという期待から、博物学の研究が活発になった。一八世紀の前半には、著名な医学教師ブールハーフェが現れてヨーロッパの医学に大きな影響を与え、また学習者のために工夫を凝らした簡明な解剖学書もいくつか出版された。

ブールハーフェ（一六六八～一七三八）は、一六八四年にライデン大学に入学して神学と哲学を学び、さらに医学に関心をもって、独学で医学を学び、一六九三年にハルデルウェイク大学（アムステルダムの東の小都市にある）で医学の学位を取得した。ライデンに住んで数学の講義をしていたが、一七〇一年にライデン大学の医学講師になった。一七〇九年に植物学と医学の教授になり、一七一四年からは臨床実地教育も担当して、ライデン大学の名声を大いに高めた。ブールハーフェの医学の講義を反映した『医学教程』(一七〇八)と『箴言《しんげん》』(一七〇九)は、それ以前の医学を集約した、博物学の時代の新しい医学の出発点となる重要な医学書であるが、それだけではない。オランダ国内にとどまらず、ヨーロッパ各国で出版され、かつ読まれた非常に人気のある著作であった(図7-1)。『医学教程』と『箴言』は多くの版を重ね、各国語に翻訳され、弟子たちによる注釈書も著された。

『医学教程』は医学理論の教科書で、生理学、病理学、徴候論(徴候は人体の状態を知るための手がかり)、衛生・治療論、解毒薬の五部からなる伝統的な枠組みを踏襲している。しかし、生理学の部分は大幅に拡張されて『医学教程』のほぼ半分を占めている。生理学は三八章に分かれ、その内容は消化、血液循環、中枢神経、肝臓、腎臓、筋、皮膚、感覚、睡眠、生殖という配列になっている。主要な生理機能が取り上げられていて、近代的な生理学の出発点と評価される。『医学教程』の生理学では、さまざまな器官が線維や微細な管によって構成されており、その中での液体の流れによって、生理機能を機械論的に説明しようとしている。すなわち、古代以来の体液理論と血液循環論を融合させ、機械論的な視点から人体の各器官の機能を、簡潔かつ明晰に述べているのである。

『箴言』は医学実地の教科書で、九六の疾患項目を取り上げて、それぞれの疾患について病態、診断、予後、治療などを扱う。それ以前の医学実地の教科書では、病気は体液の不均衡によって起こるという古代以来の伝統にしたがい、頭から足まで部位ごとに病気を挙げるのが通例であった。一部の著者は、自らの医学理論を前提に、身体の機能の異常が病気を起こすとの考えから、機能ごとに病気を挙げた。すでに一六世紀頃から、梅毒や猩紅熱《しょうこうねつ》や痛風など、特徴的な症候をもつ個別の疾患が知られていた。しかし、ブールハーフェの『箴言』は医学実地の教科書のスタイルを改めて、

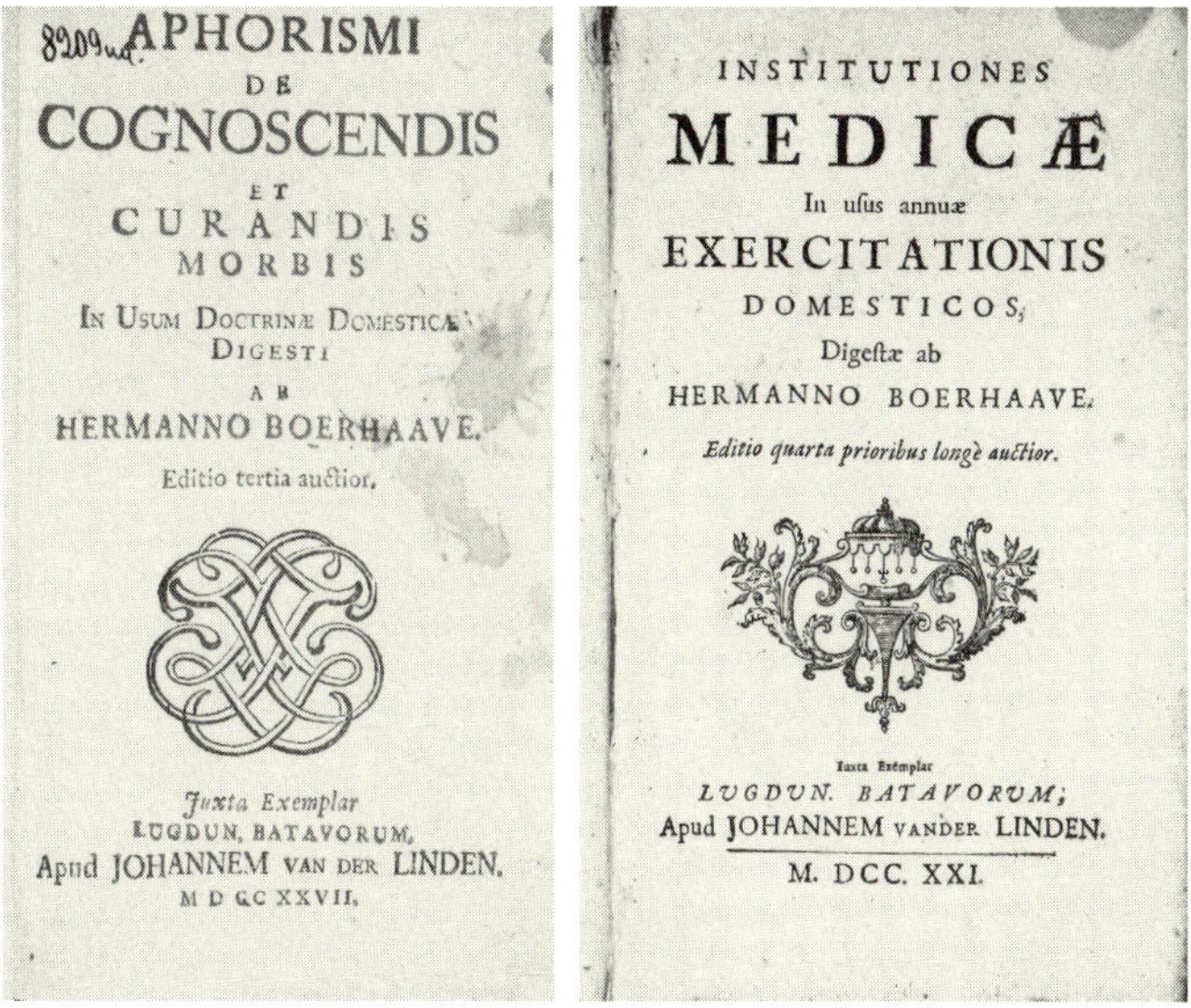

8209 ad. APHORISMI
DE
COGNOSCENDIS
ET
CURANDIS
MORBIS
IN USUM DOCTRINÆ DOMESTICÆ
DIGESTI
AB
HERMANNO BOERHAAVE.
Editio tertia auctior.
Juxta Exemplar
LUGDUN. BATAVORUM,
Apud JOHANNEM VAN DER LINDEN.
M DCC XXVII.

INSTITUTIONES
MEDICÆ
In usus annuæ
EXERCITATIONIS
DOMESTICOS;
Digestæ ab
HERMANNO BOERHAAVE.
Editio quarta prioribus longè auctior.
Iuxta Exemplar
LUGDUN. BATAVORUM;
Apud JOHANNEM VANDER LINDEN.
M. DCC. XXI.

図 7-1　ブールハーフェの医学教科書,『医学教程』第４版(1721, 右)と『箴言』第３版(1727, 左)
ともに八折判の小型の本で, 18 世紀の医学教科書として最もよく読まれ, その後の医学のあり方に大きな影響を与えた.『医学教程』は著者により第６版(1746)まで出され, 多くの国からラテン語版や, オランダ語訳, ドイツ語訳, フランス語訳, 英語訳, イタリア語訳, ハラーによる注釈書が出されている. 筆者蔵.『箴言』は著者により第６版(1742)まで出され, 多くの国からラテン語版や, オランダ語訳, ドイツ語訳, フランス語訳, 英語訳, スウィーテンによる注釈書が出されている. 筆者蔵.

名前をもつ個別の疾患を初めて取り上げるようにしたものである。この名前をもつ個別の疾患を扱うという医学実地のスタイルは、一八世紀の医学に大きな影響を与えるものであった。

　ブールハーフェの講義および『医学教程』と『箴言』はブールハーフェの名声を大いに高めて、ヨーロッパ各国から多くの学生がライデンに集まった。英語圏から六九〇人、ドイツ語圏から六〇〇人の学生がブールハーフェの下で学んだ。なかでもライデンのアルビヌス(93ページ)、ゲッティンゲンのハラー(97ページ)、ウィーンのスウィーテンとデ＝ハエン、エジンバラのモンローは、ヨーロッパの各国で著名な医師・教授となり、ブールハーフェがつくり上げた医学理論と医学実地を広めていった。

チェセルデンの『人体解剖学』とクルムスの『解剖学表』

　剽窃家の悪名を浴びたが解剖学者として業績のあったカウパーから解剖を学んだイギリスの床屋外科医にチェセルデン(一六八八～一七五二)がいる。彼はカウパーに学ぶ以前に、聖トマス病院の徒弟として外科を学んでいた。一七一一年に床屋外科医になるとすぐに解剖学を教える講座を開き、一七一三年にはその講座のために『人体解剖学』を英語で書いて出版した。一七一八年には聖トマス病院の外科医になり、白内障、膀胱結石切除などの手術法を工夫して、外科医としても名声を博した。一七三三年には『骨格図譜』という解剖図譜を出版している。

　チェセルデン『人体解剖学』の全体的な内容は、運動器の扱いが大きく、外科学に役立つ解剖学になっている。第一巻が骨と関節、第二巻が筋、第三巻が腹・胸・頭の内臓と脈管・神経、第四巻が生殖器・胎児と感覚器を扱っている。各巻の末尾に数葉の解剖図を含んでいる（図7-2）。『人体解剖学』は、版を重ねるごとに内容を改訂していった。チェセルデンは一七四九年にこの本の版権を、ロンドンの二つの書店に譲渡し、この権利は一七七一年と一七七八年にさらに別の書店に譲渡されており、商業的にも大成功を収めた。

チェセルデンと同時代にクルムス（一六八九～一七四五）がいた。彼は、ブレスラウ（現在のポーランドのヴロツワフ）とダンチヒ（現在のポーランドのグダニスク）のギムナジウムで学び、ドイツ語圏のいくつかの大学で学んだ後、一七一九年にバーゼル大学で医学の学位を得た。ダンチヒでしばらく医業を開業したが、一七二五年にダンチヒのギムナジウムの教授になった。一七二二年に『解剖学表』をドイツ語で書いて出版して版を重ね、ラテン語版、オランダ語版、フランス語版も出されている。オランダ語版は江戸時代で鎖国下の日本にもたらされ、前野良沢と杉田玄白によって翻訳され、『解体新書』となったことは有名である。

『解剖学表』の内容は二八の表に分かれ、各表には一葉の図版があり、本文は箇条書きの摘要と解説文に分かれている（図7-3）。『解剖学表』は、学習者にとって使いやすいのが特徴で、各表の図版と摘要だけを見れば概略がつかめ、さらに詳しく知りたい者は解説文を読んでいくことになる。『解体新書』に使われたのは、図版と摘要の部分だけである。二八の表の内容は、最初の三表が総論、第四・五表が全身の骨格、第六～一二表は頭部の器官と全身の神経、第一三～一八章は胸部の器官と全身の血管、第一九～二四章は腹部の器官、第二五～二七章は骨盤の器官と胎児、最後の第

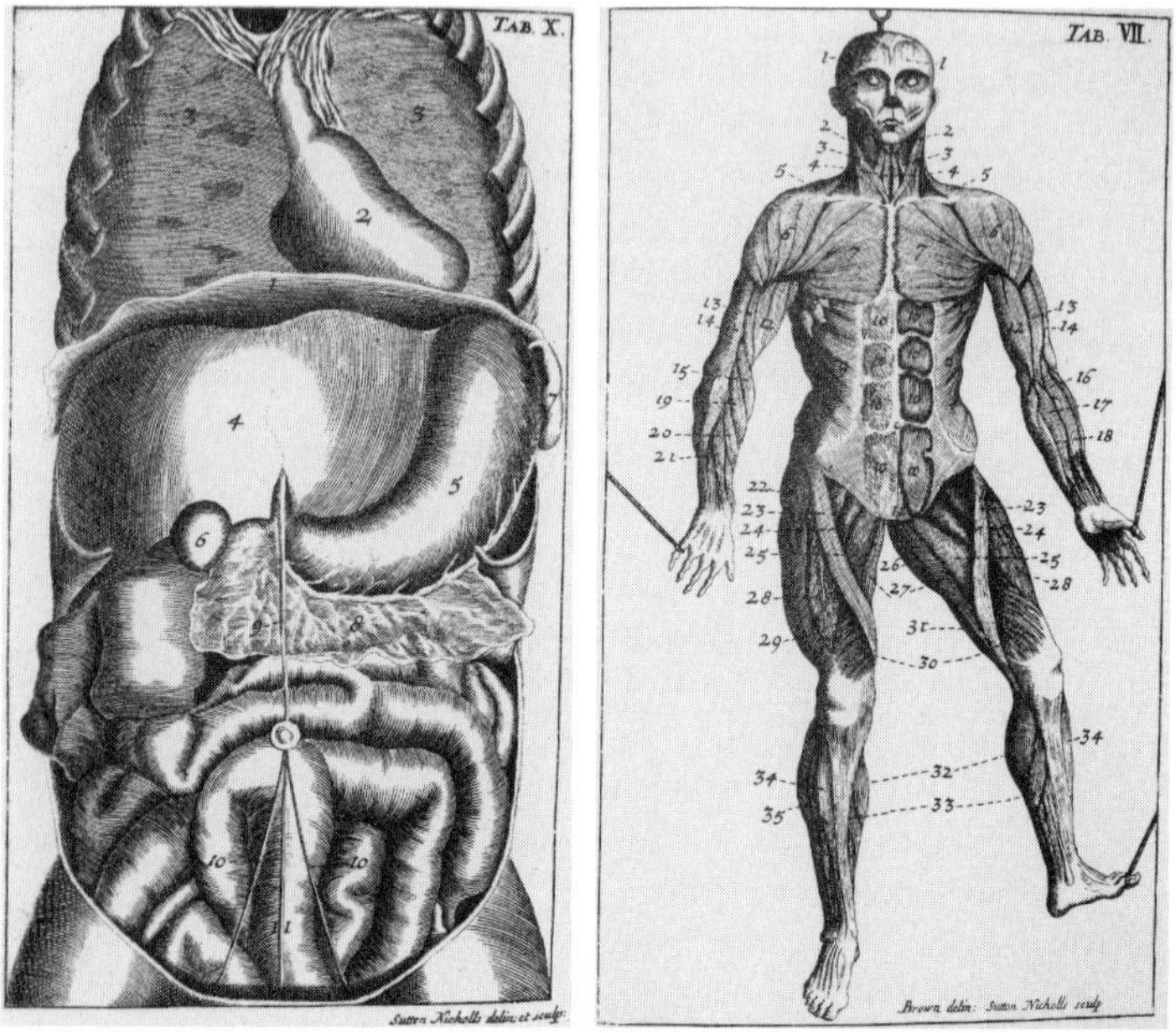

図 7-2　チェセルデン『人体解剖学』(1713) から筋肉人前面図と胸腹部内臓の解剖図，銅版画

『人体解剖学』は八折判の小型の本で，各章の末尾に計 23 葉の解剖図を含んでいる．右の第 7 図版は第 2 章の 3 葉の図の最初のもので，前面から見た全身の筋肉を描いている．左の第 10 図版は第 3 章の 10 葉の図の最初のもので，胸腹部の内臓を前面から概観している．いずれも精緻さや芸術性の面でとくに優れたものではないが，適度に詳しくまた見やすさに配慮したバランスのとれたものである．複製，筆者蔵．

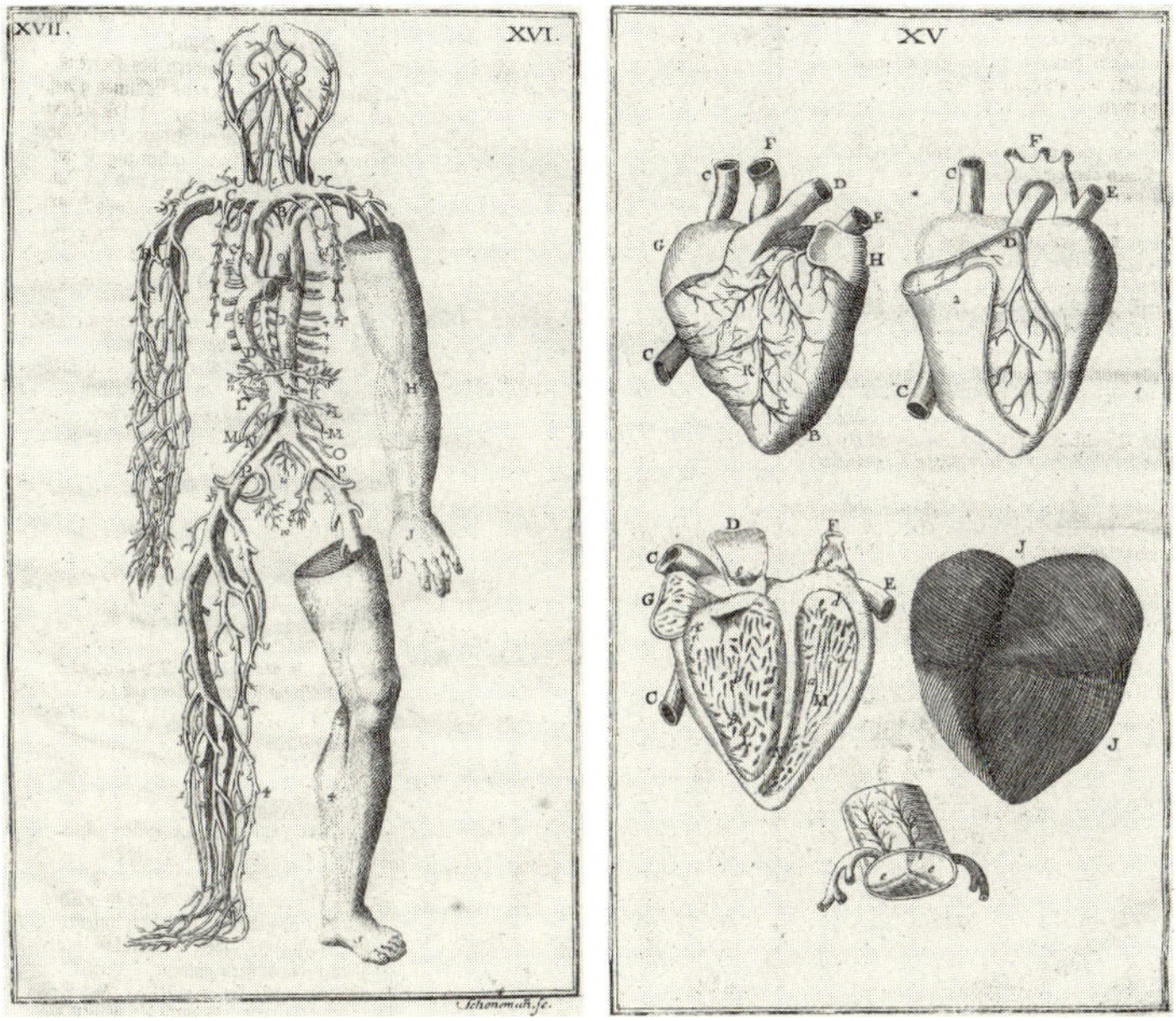

図 7-3　クルムス『解剖学表』(1741)から心臓の解剖図(右)と全身の血管図(左)，銅版画

『解剖学表』は八折判の小型の本で，28 の表の冒頭に 1 葉ずつ解剖図が掲げられている．右の第 15 図版は心臓を，左の第 16 図版は全身の動脈と静脈を描いている．学生用の教科書としてコンパクトさを優先したために，全身の血管を 1 葉の図の中に無理をして描いているためきわめて見にくい．筆者蔵．

二八表は全身の筋を扱う。全体として頭から骨盤まで、上から下に進む構成をとっており、また脳に続いて全身の神経、心臓に続いて全身の血管、生殖器に続いて胎児を扱うといったように、機能的な関連により配置されているところもある。

アルビヌスの『人体骨格筋肉図』――「理想」の人体解剖図譜をめざす

一八世紀の解剖図の代表はと問われれば、前述のチェセルデンによる『骨格図譜』と、アルビヌスの『人体骨格筋肉図』と答えるだろう。ここにも一八世紀の解剖図の特徴である、理性により普遍性を求める嗜好が色濃く表れている。

チェセルデンの『骨格図譜』(一七三三)は縦に五三センチメートル(フォリオ判)の大きな本で、八章の本文に続き五六枚の図版で人体の骨格を図示している(**図7-4**)。第一～三一図版は本文の第一～六章に対応して人体の骨を身体の部位ごとに図示し、第三二～三七図版は全身の骨格を図示している。第三八～五六図版は本文の第七章に対応して病気の骨格を図示している。チェセルデンは、骨格の図を描くにあたっては、一七六三年版の扉の絵に描かれているが、暗箱(カメラ・オブスクラ camera obscura)を用いて実物を縮小投影し、実物を正確に模写して描いた。チェセルデンは人体だけでなく動物の骨格も研究して、第八章では骨格の比較解剖学を扱い、本文中にさまざまな動物の骨格の図が挿入されている。単なる骨格の解剖図集ではなく、骨格についての総合的な学術書になっている。

アルビヌス（一六九七～一七七〇）は父親がライデン大学の医学部の教授で、一二歳から医学を学び、二四歳のときに父親の死に伴い解剖学と外科学の教授になった。ヴェサリウス、ファブリキウス、エウスタキウスの著作や解剖図を編集して出版することをとおして、理想の人体解剖図譜を実現することを思い立った。一七二五年からこの計画を始め、骨格と筋肉についてのみ完成して出版されたのが『人体骨格筋肉図』である。

アルビヌスの『人体骨格筋肉図』（一七四七）は縦が七〇センチメートル（エレファントフォリオ判）の巨大な本である。前方・側方・後方から見た骨格人と段階的に解剖した筋肉人の図を中心にした解

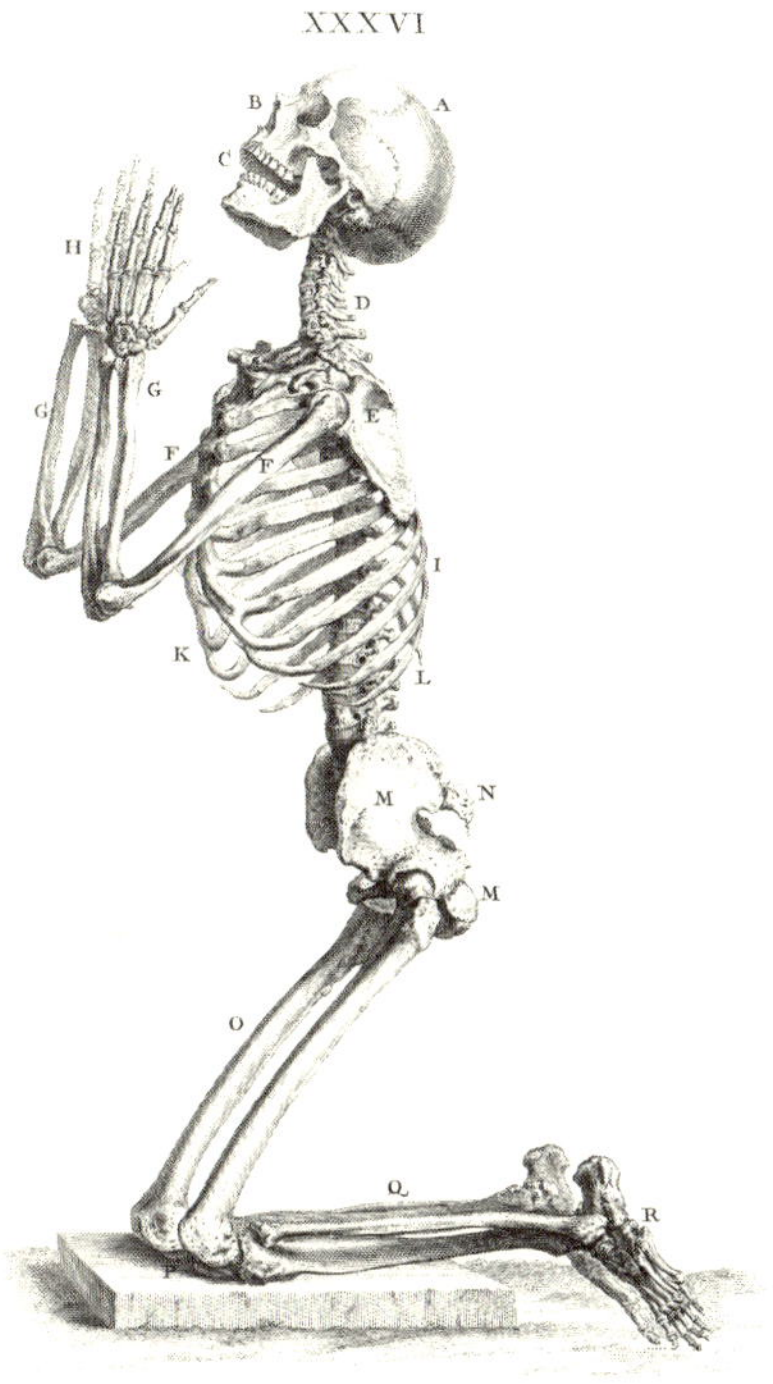

図 7-4 チェセルデン『骨格図譜』(1733) から骨格人の祈り（第 36 図版），銅版画『骨格図譜』はフォリオ判の大きな本で，前半は骨についての概説，後半は 56 の図版が収められている．この図は，全身の骨格を示した 6 葉の図の 5 枚目で，がっしりした成人男性が祈るように跪くところを横から描いている．他に例のないチェセルデンの独特の構図である．複製，筆者蔵．

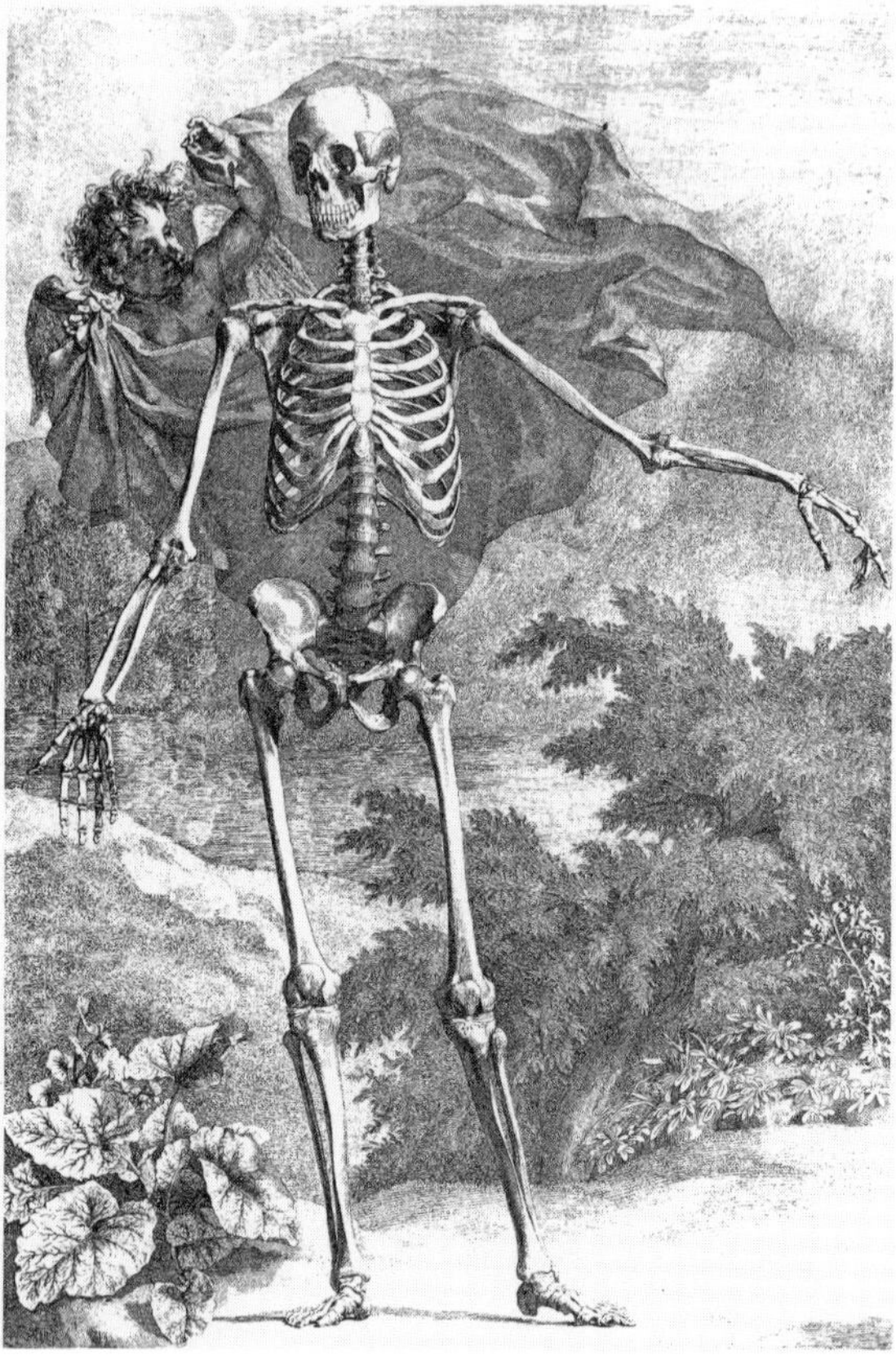

図 7-5　アルビヌス『人体骨格筋肉図』(1747)から骨格人の図,銅版画
アルビヌスは全身の骨格を,前・後・横の３方向から描いている.この前面の骨格図では,痩身の成人男性が左手をやや持ち上げたところを描いている.背景は湖と山の見える風景で,骨格人の背後で幼児の姿をした天使が大きな布を広げて宙に浮かんでいる.どこにあるともいえない不思議な景色である.筆者蔵.

剖図譜である(**図7-5・7-6**)。全身の骨格人の図三葉、筋肉人の図九葉、筋肉の部分図一六葉、さらに男女の体表図三葉を含んでいる。アルビヌスも、チェセルデンと同様に骨格標本を縮小投影して、実物を正確に模写して解剖図を描いた。

骨格人と筋肉人の背景には、現実とは思えない理想郷のような風景が描かれている。そこに描かれている人体は、骨格人図と各層の筋肉人図がすべて同じポーズをとっている。前面図と後面図では、右足にやや重心を乗せて直立し、ぶら下げた右手の手掌を前面に向け、横に挙げた左手の手掌は地面に向けている。側面図もほぼ同様だが、左手を前に挙げて手掌を天に向けている。現実を流れる時間のある一瞬を切り取った姿ではなく、永遠の時間の中に残るべき理想の姿がそこにある。

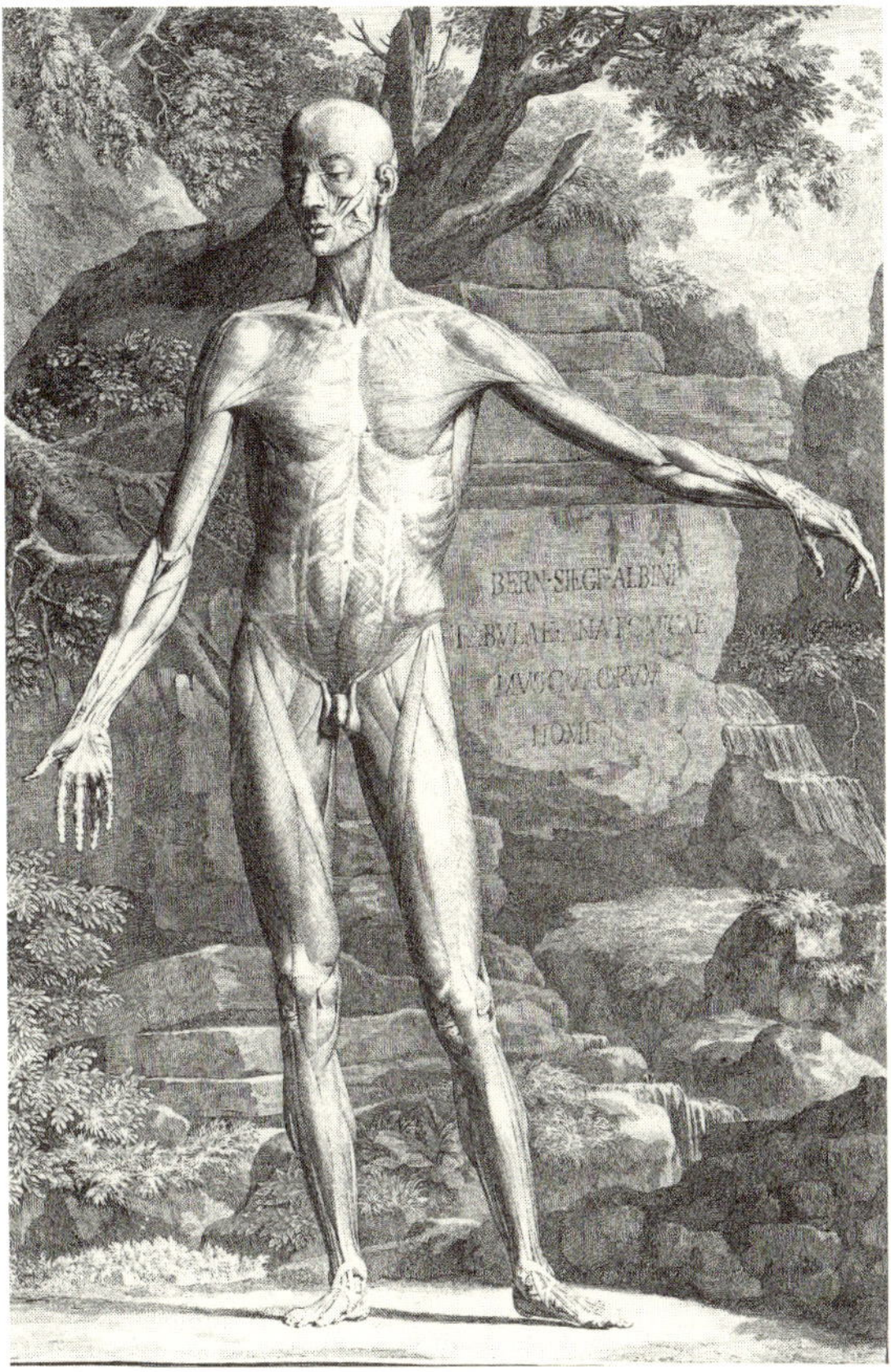

図 7-6 アルビヌス『人体骨格筋肉図』(1747) から筋肉人の図，銅版画
アルビヌスの筋肉人の図の最初の３葉は，最浅層の筋を前・後・横の３方向から描き，そのポーズは骨格図と対応している．続く６枚では，前面と後面からより深部の第２〜４層の筋を同じポーズで描いている．これは前面の最浅層の図である．背景は森の中にある崩れかけた石碑で，「ベルナルド・ジークフリート・アルビヌス　人体筋肉解剖図譜」と刻まれている．筆者蔵．

ありとあらゆる骨と筋肉を見せながら、自然な美しい姿勢を追究した成果である。

　アルビヌスの骨格人と筋肉人も、ビドローのもの以上に精細であり美しい。しかしそこに表現されている世界は、ビドローの解剖図とは明らかに違っている。大きな版面でありながら、押し寄せてくる迫力が希薄である。アルビヌスが表現しようとしたのは、解剖の場におけるその場かぎりの現実感ではなく、時空を超えた普遍的なもの、理想の人体の姿である。

博物学の時代の探究

　一八世紀には自然界の事物が収集され博物館に展示され、体系的に整理分類された博物学書が出版された。フランスの博物学者・哲学者として知られるビュフォン（一七〇七〜八八）の『一般と個別の博物誌』全四四巻（一七四九〜一八〇四）は豊富な図版を含み、自然界の事物を解説した百科事典で、評判を呼んだ（**図7-7**）。ビュフォンは①総論、②哺乳類、③鳥類、④自然の起源、⑤鉱物まで完成し、没後にパリ植物園のラセペードが⑥両生・爬虫類を加えて完結した。

　スウェーデンの博物学者リンネ（一七〇七〜七八）は、知られているあらゆる動植物についての情報を集めて整理し、『自然の体系』（一七三五）において、生物の分類体系と動植物に属と種の名前を与える二名法を提唱し、生物分類学の基礎を築いた。また、世界のさまざまな事物を収集して展示する、大規模な博物館が一八世紀に発展した。ロンドンの大英博物館は一七五三年に設立された。パリの庭園だったパリ王立植物園はビュフォンの監督の下で国際的な名声を獲得し、一七九三年に自然史博物館に組み込まれた。まさに一八世紀は博物学の時代であった。

このようなことを背景に、ブールハーフェ以後の一八世紀の医学では、人体の機能について、病変について、さらに病気についての博物学的な探究が、ハラーやモルガーニ、ソヴァージュによって始まった。

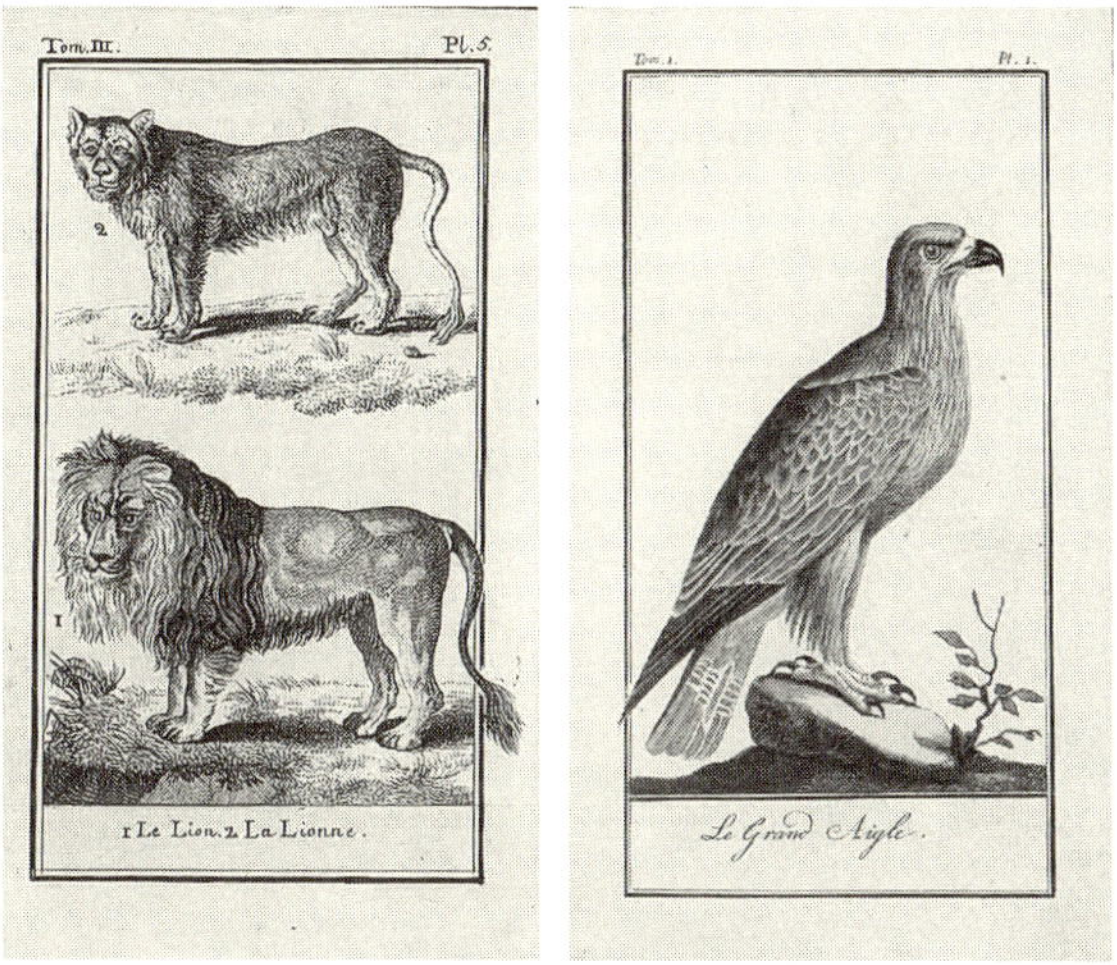

図 7-7　ビュフォン『一般と個別の博物誌』からワシ(右)とライオン(左)の図
『一般と個別の博物誌』は 1749〜1804 年に全 44 巻がサンソン社から刊行された．ソンニーニが大幅に改訂した 127 巻本が 1798〜1808 年に刊行されている．ここに示した図はサンソン社が 1785〜91 年に刊行した 54 巻本からのものである．ビュフォンは鳥類の巻にはとくに力を入れ，別の絵師を使い図に彩色を施して，より細密に描かれている．京都大学図書館蔵．

スイス出身のハラー（一七〇八〜七七）はブールハーフェのライデン大学における弟子で、ドイツに新設されたゲッティンゲン大学の医学・解剖学・植物学・外科学の教授になった。『医学教程』の注釈書を著し、さらに『生理学初歩』（一七四七）と『生理学原理』全八巻（一七五七〜六六）を著して、生理学を医学理論の一部ではなく独立の学科に押し上げた。ハラーの生理学は、人体の機能を網羅的に扱うもので、いわば人体機能の博物学というべきものである。

イタリアのパドヴァ大学のモルガーニ(一六八二〜一七七一)は、病理解剖に取り組み、その記録を『解剖学雑録』として一七二三年に出版した。さらに生涯にわたって病気の臨床像を詳しく観察し、多数の解剖を行って、晩年の『解剖によって明らかにされた病気の座と原因』(一七六一)では七〇〇以上の症例について、解剖学的な所見とその臨床所見を紹介している。モルガーニの時代には近代的な疾患の概念がまだできあがっていなかったので、モルガーニの著作は臓器の変化についての博物学に終わり、疾患と関連づけるには至らなかった。モルガーニは病理解剖学の先駆けとして知られている。

南フランスのモンペリエ大学のソヴァージュ(一七〇六〜六七)は疾病を、植物と同様に分類することを企てた。その主著『方式的疾病分類学』(一七六三)では、二三〇八の疾病種を列挙し、それらを植物学の分類のように綱、目、属に分類した。ソヴァージュは①瑕疵《かし》、②熱病、③炎症、④痙攣、⑤呼吸病、⑥衰弱、⑦疼痛、⑧狂妄、⑨流出、⑩悪液質という一〇の綱を区別し、それをさらに四三の目、二九五の属に分類した。この著作をきっかけに、一八世紀後半〜一九世紀初頭にかけて、疾病分類学を扱う臨床医学書が多数出版され、疾病分類についてのさまざまな体系が提唱された。とくにイギリスのカレンの『方式的疾病分類学概要』(一七七二)や、フランスのピネルの『哲学的疾病記述論』(一七九七)は、臨床医学書として高く評価され広く読まれた。疾病分類学は、疾患概念の博物学というべきものである。

第８章　人体を社会に向けて表現する
――解剖標本、蠟細工

人体の構造を見たいという欲求

人体を解剖して体内を観察することは、おおっぴらにできるものではないが、人びとの好奇心を大いに呼び起こすものであった。古代ローマでは人体の解剖が許されなかったので、代わりに動物の解剖が公開の場で行われた。ガレノスの解剖学の著作の端々には、解剖が公開の場で行われ、少なからぬ人が見学したことが述べられている。ガレノスは、エラシストラトス派の医師と「動脈に血液が含まれるか否か」という論争を行い、公開の場で論敵が大動脈の解剖に失敗するという形で決着がついた(『解剖手技』第七巻)。あるときローマでゾウが殺されたときに、ガレノスが解剖を行い、多くの医師が集まってその解剖を見学した(『解剖手技』第七巻)。ローマ帝国の執政官で哲学者のボエティウスは、ガレノスの解剖をしばしば見学し、ガレノスは彼のために初期の『解剖手技』全二巻を書いた(『解剖手技』第一巻)。アンティステネスという人物も解剖を見学し、ガレノスの『静脈と動脈の解剖について』は彼のために書かれている。

一五～一六世紀にイタリアは、医学と文化の先進地域であり、人体解剖がいくつもの大学で、また大学以外の場所でも行われた。フィレンツェには大学はないが、医師で哲学者のエリア・デル・メディゴが公開の解剖示説を行い、若い頃のミケランジェロがそれを見学したことが知られていることを前に述べた（19ページ）。ヴェサリウスも解剖示説を盛んに行い、ヴェサリウスの『ファブリカ』の扉絵には、ヴェサリウスが行う人体解剖を多くの人たちが見学している様子が描かれていることも前述した（33ページ**図3-2**）。ヴェサリウスが解剖示説を行った時期のパドヴァ大学の規則では、解剖の見学には料金が徴収され、入学許可を受けた学生の他に一年間医学を学んだ者も見学を許されていた。『ファブリカ』の精細な解剖図は、人びとの人体解剖への関心をさらにかき立てたに違いない（第3章）。これらを背景に、一六世紀末以後には、解剖示説のための解剖劇場が各地の大学につくられるようになった（**図8-1**）。

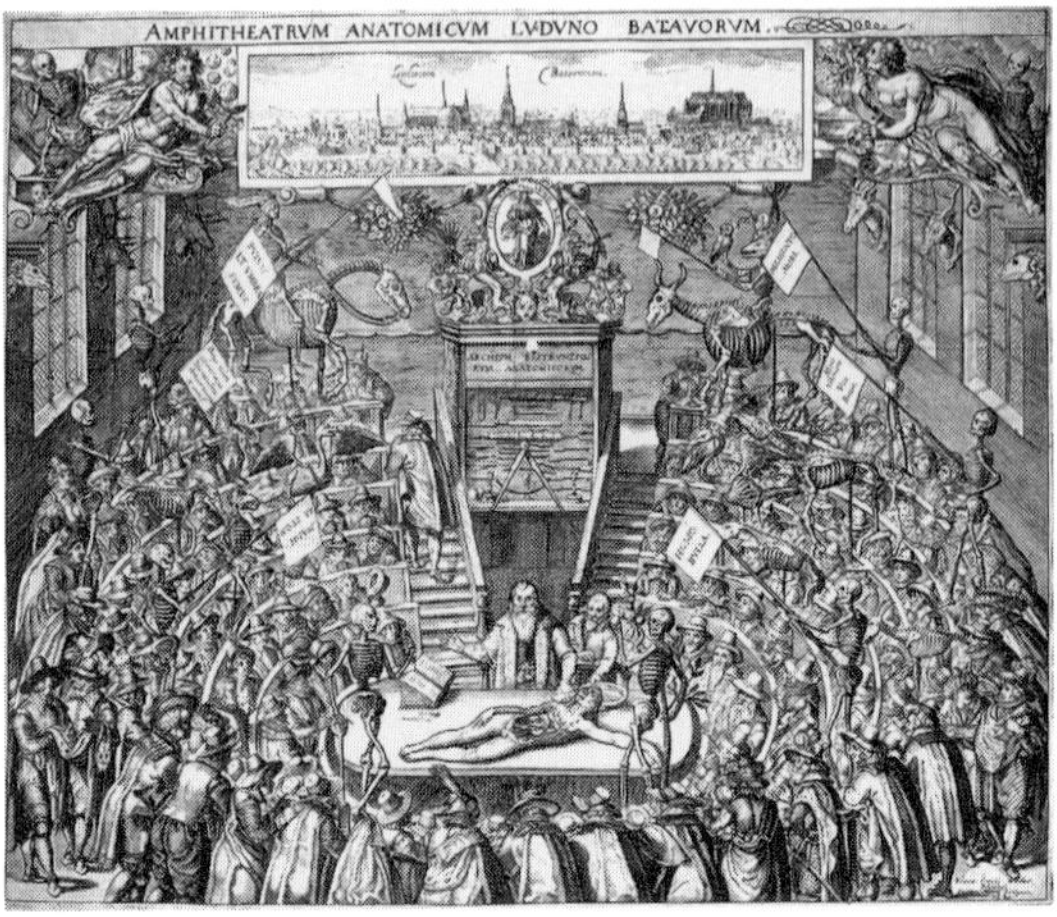

図8-1　17世紀初頭のライデン大学における解剖示説，銅版画
解剖台の周りを囲む円形で階段状の席から，多くの学生や医師が人体解剖を見学している．16世紀のヴェサリウスの頃から，人体解剖は多くの学生や医師の前で行われた．解剖示説のための解剖劇場は，1594年にパドヴァ大学で初めてつくられ，1596年にはライデン大学でもつくられた．アムステルダム国立美術館蔵．

しかし、一八世紀に至るまで、解剖のための死体の供給はかぎられており、また死体は腐敗が進むので、数日の間に解剖を終える必要があった。人体解剖が行われる部屋の収容人数にもかぎりがある。解剖示説を見学するというのは、きわめて貴重な経験であった。人体の構造を見たいという人びとの欲求は、なかなか満たされなかった。

人体解剖の名手ルイシュと解剖標本

一七世紀後半から一八世紀にかけて活躍したオランダのルイシュ（一六三八〜一七三一）は、人体解剖の名手で多くの生徒に解剖学を教えたが、さらに多数の解剖標本を製作して有名になった。ルイシュはアルコールを中心とした独自の保存液を考案し、展示のできる解剖標本を実現したのである。ルイシュは何千という解剖標本を作製し、自宅にその標本を集めて博物館にし、料金を取って一般の人たちに公開した。石や植物を飾った台の上に、幼児の骸骨や頭蓋骨が盆栽のように飾られ、魚の標本や切断された腕を収めたガラス瓶の蓋には植物の奇妙な装飾がある。ルイシュには、人体の正常な構造を、解剖標本を用いて示そうという意図はなく、解剖標本を用いて人が驚くような展示品をつくろうとしていたようだ。ルイシュの自宅だった博物館は評判を呼んで、アムステルダムの名所の一つになった。ルイシュの標本については『解剖学宝函《ほうかん》』全一〇巻（一七〇一〜一六）の中に詳細に描かれている（**図8-2**）。ルイシュの博物館がどのようなものであったかは、この本に載せられた図から十分に想像することができる。

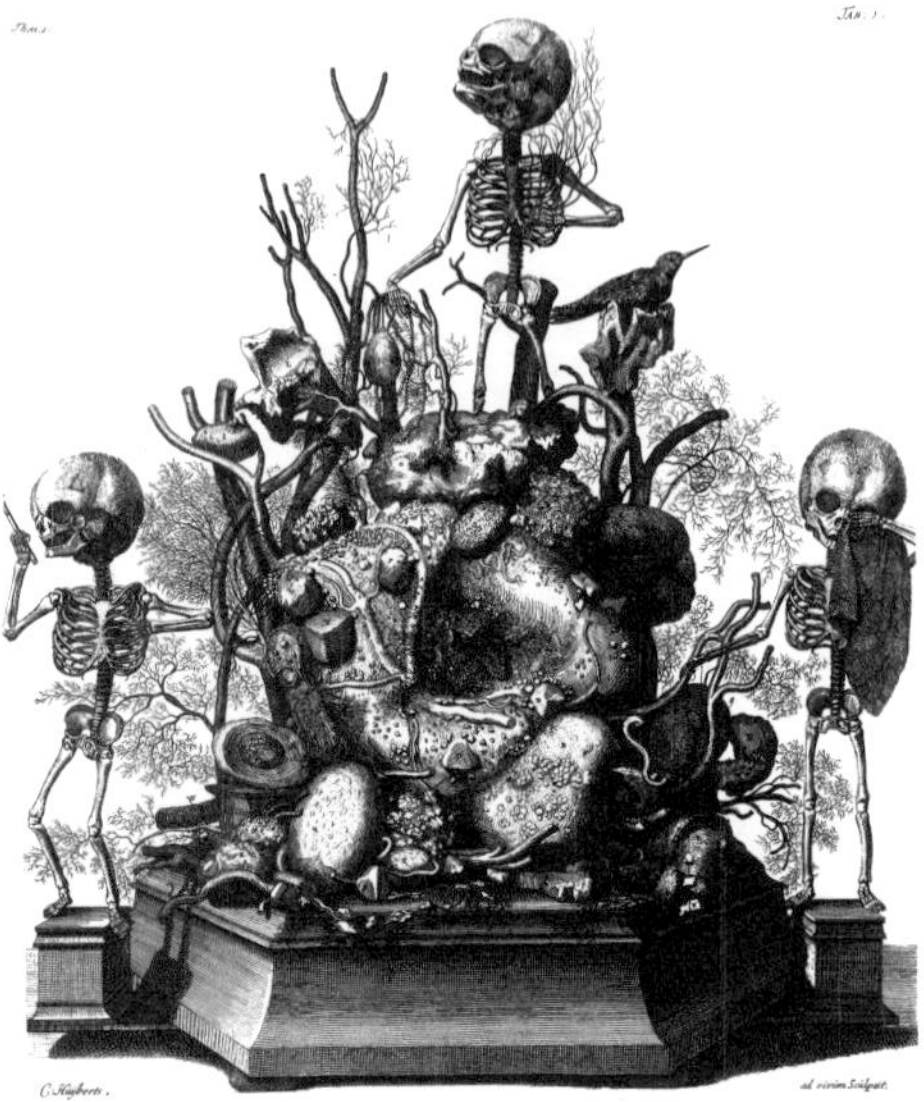

図8-2　ルイシュ『解剖学宝函』(1701-16)から胎児骨格の群像，銅版画
『解剖学宝函』第1巻の第1図で，石や植物を集めた舞台の上に，3体の胎児の骨格を飾った標本が描かれている．ルイシュは胎児の標本や，病気や奇形の標本にとくに力を入れた．『解剖学宝函』の中には人体の正常な構造を示そうとする図が見当たらない．複製，筆者蔵．

さらにルイシュの解剖標本は、ロシアのサンクトペテルブルクにあるクンストカメラという博物館に、多数現存している。ピョートル大帝は一六九七年三月から一年半にわたって大使節団とともにヨーロッパ各国を訪れ、その際に、ルイシュの解剖標本を見て強い印象を受けた。そして一七一四年に、サンクトペテルブルクにつくったのがクンストカメラで、その展示品としてルイシュの解剖標本すべてを買い受けた。ところが標本を船で運ぶ途中に、船員が標本を浸けていたアルコール液を飲んでしまい、到着したのは一部の標本のみだった。クンストカメラには、ルイシュの解剖標本が九〇〇点ほど残されており、その大半は液浸標本（ホルマリン液などに浸した解剖標本）で、一部は骨格などの乾燥標本である。

サンクトペテルブルクに届かなかった標本を補充するために、ルイシュは晩年の約一〇年の歳月をかけて、紛失した標本をつくり直した。しかしピョートル大帝が亡くなったためにロシアに売却されず、ルイシュの手元に残った。この標本は、ルイシュの死後にポーランド国王に売却され、さらにヴィッテンベルク大学（ドイツ東部でベルリンとライプツィヒの中間あたりの小都市ヴィッテンベルクにある）に寄贈された。一八一五年にヴィッテンベルク大学とハレ大学（ドイツ東部でライプツィヒの北西の都市ハレにある）が統合されて、標本はハレに移ったが、その後の標本の行方は不明である。

ゴーティエ＝ダゴティの衝撃——多階調の新しい技法の導入

フランスのゴーティエ＝ダゴティ（一七一七〜八六）は、画家で印刷工であり、メゾティントという多階調を表現できる銅版画の新しい技法を駆使した解剖図で多くの人に衝撃を与えた。とくに外科医のデュヴェルネらと協力して多数の解剖図を製作して出版した。メゾティントは、金属版の表面に、尖った刃先のついた櫛《くし》のような器具（ロッカー）で、細かな刻み目を無数に加え、それを金属のへらのような器具（バーニッシャーやスクレーパー）で擦り取りながら絵を描く技術である。それまでの、銅版画のような線や点の集まりではなく、なだらかな多階調の表現を可能にした。ゴーティエ＝ダゴティは、さらに色の版を重ねることによって、多色・多階調の表現を実現した。

ゴーティエ＝ダゴティの解剖図は、印刷されたものでありながら、肉筆の絵を見ているような錯覚にとらわれる。しばしば、緑色っぽい暗調の背景に、身体の一部を解剖された人間が描かれている。柔らかい画調で、身体の中を露出した人間が、落ち着いた表情と何気ないポーズでたたずんでいるのは、異常な世界である（図8-3）。分娩を済ませたばかりの母親と、生み出された新生児がともに解剖されている姿なども描かれた。

ゴーティエ＝ダゴティの解剖図は、人体の構造を一般大衆に見せるという教育的な意味ももっていたが、人体解剖というきわどい画題をどぎつく表現する扇情的なものである。ゴーティエ＝ダゴティは人体解剖に関心をもつ一般大衆の欲求を満たすことで、成功を収めたのだろう。

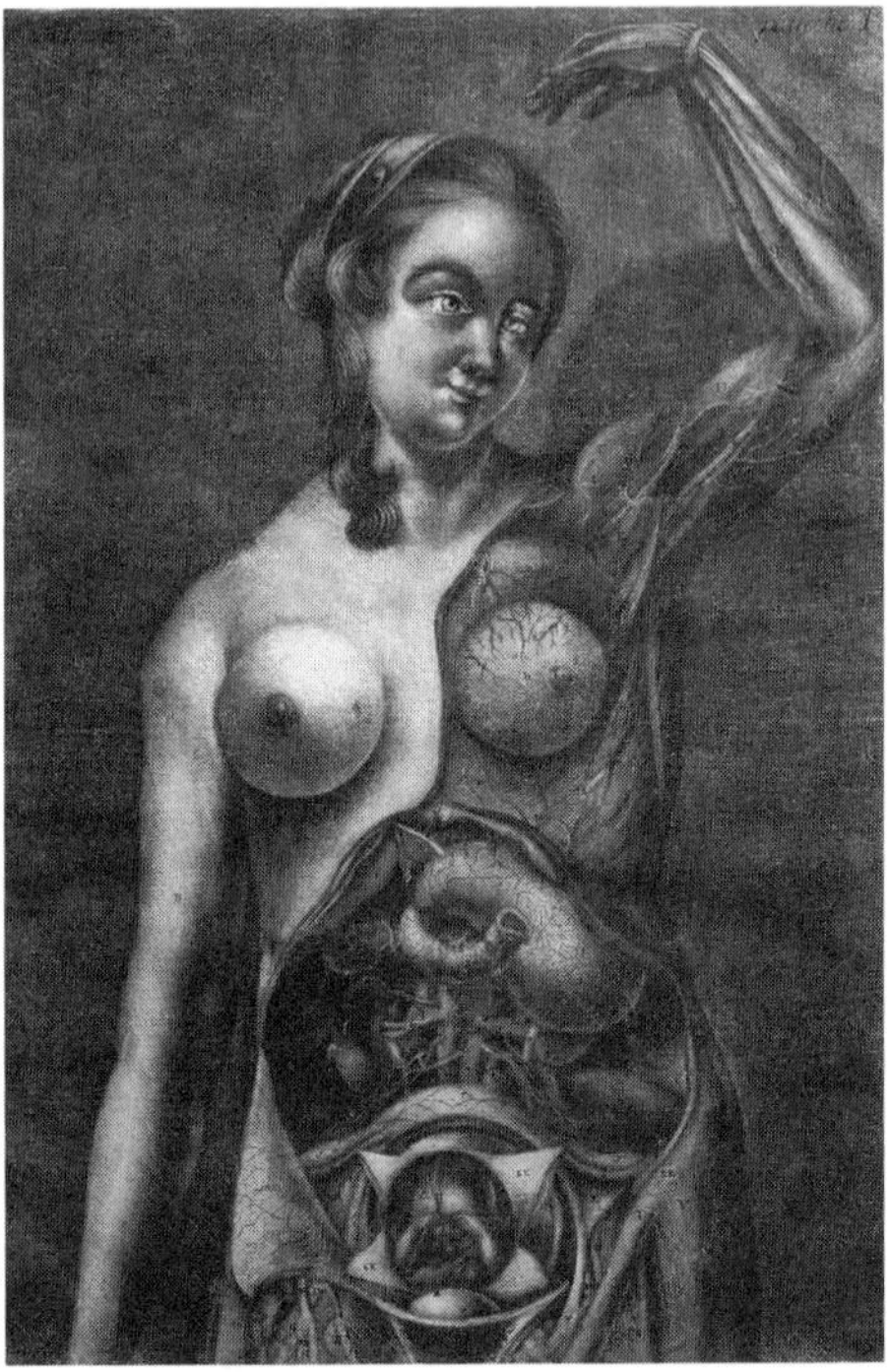

図8-3　ゴーティエ＝ダゴティ『人体構造解剖示説』(1759)から女性上半身解剖図，メゾティント　左の上肢と胸部が解剖されて乳腺と腋窩の動静脈が見えるまで解剖が進み，腹部の内臓が一部取り出されている．無傷の右半身と解剖された左半身，さらに女性が立位でポーズをつくっていて不気味な印象を与える．さらにメゾティントで多色・多階調で印刷されているために，図の与える印象は強烈である．パリ大学間医学図書館蔵．

蠟細工の解剖模型

一七世紀末頃〜一九世紀にかけて、イタリアを中心に蠟細工の解剖模型がつくられ、人体解剖に代わる教材として、また一般の人たちのための見世物として用いられたことも紹介しよう。そうした解剖模型は、現在でも大学での教材として用いられたり、歴史的なコレクションとして博物館に展示されたりしている。

蠟細工で解剖模型をつくり始めた人は、イタリアのズンモ（一六五六〜一七〇一）という蠟細工職人である。フィレンツェで蠟細工人形の小劇場をつくっていたが、人体に関心をもち、ボローニャで解剖を学んだ人物である。ジェノヴァの解剖学教授でフランスのデヌ（一六五〇〜一七三五）と出会い、その解剖をもとに解剖模型をつくるようになる。その後、デヌと別れてフランスに行き、そこでも頭部の解剖模型を製作した。その作品の一つは今でもパリの国立自然史博物館に収蔵されているが、見事な作品である。

解剖学者のデヌは、ズンモと別れた後、ラ＝クロワ（?〜一七二九）という職人を仲間にして解剖模型の製作を再開した。この解剖模型が好評を博したので、デヌはジェノヴァ大学を辞めてフランスにもどることにした。そしてパリで蠟細工の解剖模型を集めた博物館をつくり、大いに人気を博した。また模型の一部を集めて移動博物館とし、イギリスで巡回興行を繰り返し行った。

その後、一八世紀末から一九世紀にかけて、蠟細工の解剖模型作品を多数製作し、ヨーロッパ各地の博物館や大学に供給したのはフィレンツェの工房である。トスカナ大公によってつくられた工房であるが、その設立と監督はフォンタナが行った。

フォンタナ(一七三〇～一八〇五)はイタリアで生まれ、パドヴァ大学などで学び、解剖学、生理学、物理学など多分野で優れた研究を行った。一七六〇年にピサ大学で哲学の教授になったが、一七六六年にトスカナ大公のレオポルド二世に呼ばれて宮廷侍医となり、物理学研究所の設立および博物館の準備を託された。フェッリーニとスッシーニという優秀な製作者を得て、蠟細工の解剖模型を多数製作し、ラ・スペコラ博物館を一七七五年に開館した。附属の蠟細工の工房は、ヨーロッパで最も有名なものになり、フォンタナの死後も作品を製作し続け、博物館の収蔵品を増やすとともに、ヨーロッパ各地の博物館や大学に作品を供給し続けた。

ラ・スペコラ博物館は、フィレンツェ市内でアルノ川南岸のピッティ宮殿近くにあり、フィレンツェ大学自然史博物館の一部門になっている。現在、五一三点の人体解剖模型と、六五点の動物解剖模型が収蔵されている。その中の最も有名な作品は、フィレンツェのヴィーナスと呼ばれる女性像である(**図8-4**)。うっとりした表情の女性の裸体像であるが、胸腹部の皮膚を取り外し、さらに筋と骨格の壁を取り除くと、胸腹部の内臓があらわになる。さらに内臓を取り外していくと、後腹壁まであらわになり、子宮の中には小さな胎児が収まっている。学習用の教材の域をはるかに超えて、科学と芸術の両者の融合から生み出された、まさに歴史的な文化財である。

蠟細工の解剖模型をフィレンツェ以外で最も多数所蔵しているのは、ウィーンのヨゼフィヌム博物館である。ヨゼフィヌムは皇帝ヨゼフ二世により設立された軍の医師と外科医を養成する医学・

外科学校である。ヨゼフ二世はトスカナ大公の兄で、その要請によりフォンタナは、フィレンツェのための解剖模型と並行して多数の作品を製作し、一七八五年の開設に少し遅れて一二〇〇点を送り届けた。ヴェーリンガー通りにある建物は大学医学部附属の医学史博物館になり、蠟細工の解剖模型はその最重要の収蔵展示品となっている（**図8-5**）。

蠟細工による解剖模型は、現在でもヨーロッパとアメリカの多くの大学や博物館に収蔵されていて、その全貌を把握することは難しい。イタリアではボローニャのポッジ宮博物館、パルマ大学の人体解剖・薬理学・法医学博物館、コルシカのカリアリ大学が解剖模型を公開している（**図8-6**）。イギリスではロンドンのキングス・カレッジのゴードン病理学博物館、外科医協会のハンター博物館に豊富なコレクションがある。ベルギーのブリュッセル自由大学、スペインのカタルーニャ大学

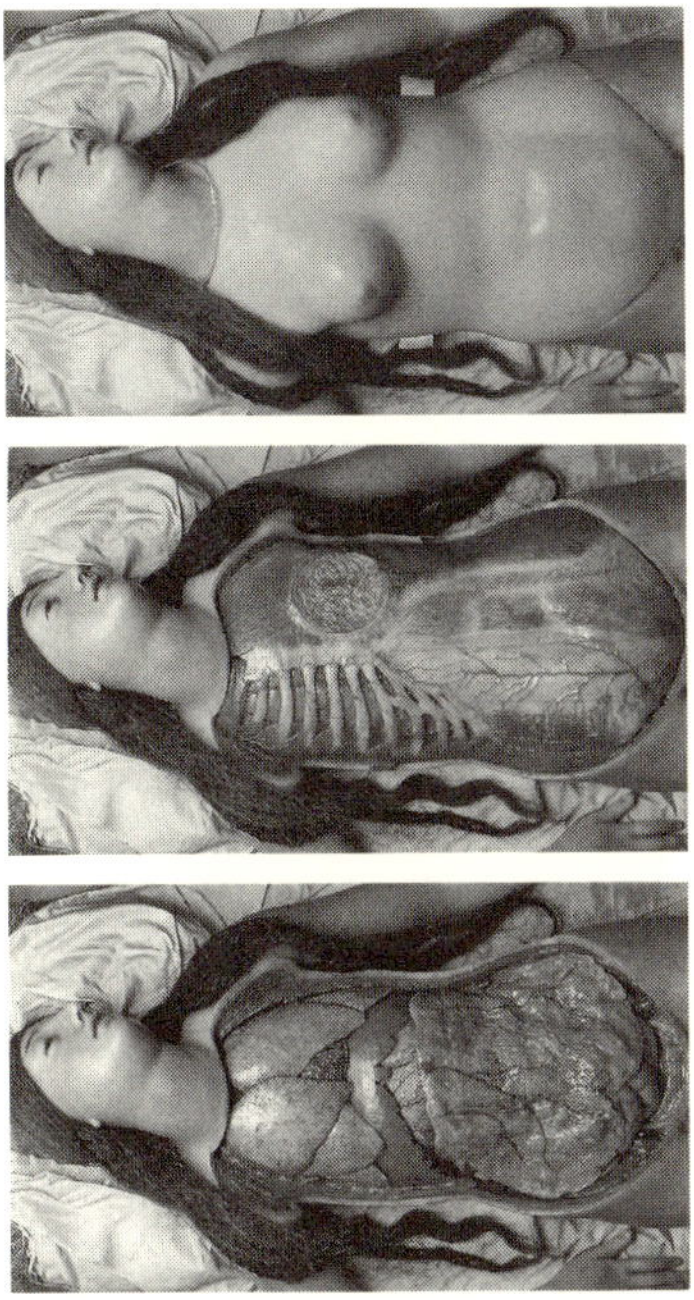

図8-4 「フィレンツェのヴィーナス」，蠟細工
フィレンツェ大学の所有する蠟細工解剖模型の中でも，最も優美で最も有名な作品である．フィレンツェ大学自然史博物館蔵．

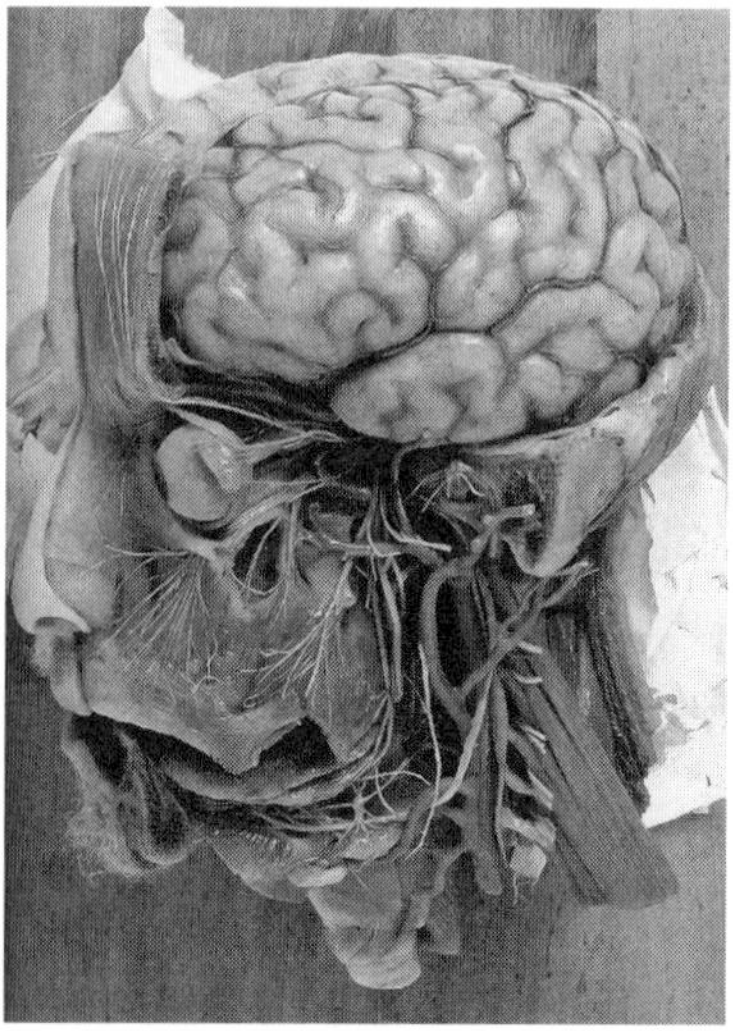

図 8-6　頭部の解剖模型，蠟細工
顔面に分布する動脈と脳神経を表す．フィレンツェの工房でスッシーニが製作した作品．コルシカ，カリアリ大学蔵．

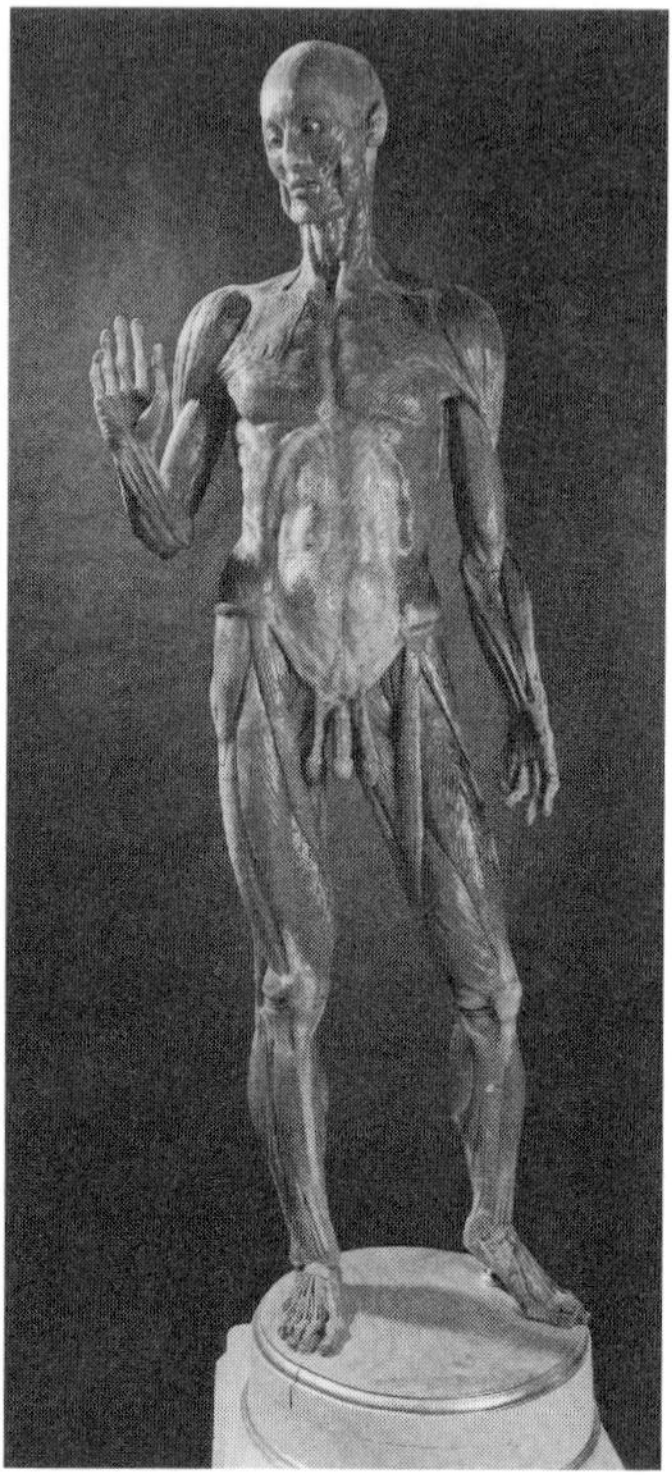

図 8-5　フォンタナの監修の下で製作された「筋肉人」，蠟細工
ヨゼフィヌム博物館が誇る蠟細工解剖模型の中でも，全身の浅層の筋肉を造形した迫力ある作品．ウィーン大学医学部ヨゼフィヌム博物館蔵．

歴史博物館、ハンガリーのブダペストのゼンメルワイス博物館にも蠟細工解剖模型が確認できる。アメリカではフィラデルフィア医師協会のミュッター博物館、バッファローのリン博士解剖学博物館に解剖模型がある。ニュージーランドではダニーデンのオタゴ大学解剖学博物館に解剖模型の所蔵がある。

ムラージュ——皮膚などの病変を再現する蠟細工模型

一九世紀に入っても蠟細工による解剖模型はつくられたが、蠟細工の技術は医学領域で別の形で用いられるようになった。皮膚などの病変を再現する蠟細工模型のムラージュである。ムラージュの先駆者とされるのは、イギリスのタウン（一八〇六〜七九）である。タウンは彫刻家の修業をし、外科医のクーパー（一七六八〜一八四一）に認められて、ロンドンのガイ病院に模型製作者として採用された。内科医のアジソン（一七九三〜一八六〇）の協力により、皮膚病変のムラージュを製作するようになった。タウンのつくった標本は、現在でもガイ病院に多数残されており、またこれに影響を受けて、アメリカでもムラージュが製作されるようになった。

ムラージュの製作者として最も著名なのは、フランスのバレッタ（一八三四〜一九二三）である。バレッタはパリのサン・ルイ病院に模型製作者として雇われ、ムラージュを製作するようになった。バレッタの製作する標本は、病変を精細に再現するものとして評判を呼び、フランス国内や外国の病院・大学のためにも製作した（**図8-7**）。サン・ルイ病院博物館の講義室では、バレッタとその後継者によるムラージュが、壁面にぎっしりと展示されている（**図8-8**）。

ウィーンではヘニング（一八六〇〜一九一七）などが皮膚科医の指導によりムラージュ製作を行った。日本人ではウィーンに留学した土肥慶蔵（一八六六〜一九三一）が、後に東京大学の初代皮膚科教授となったが、ヘニングからムラージュの技法を学び、日本にムラージュの製作を伝えた。ムラージュ

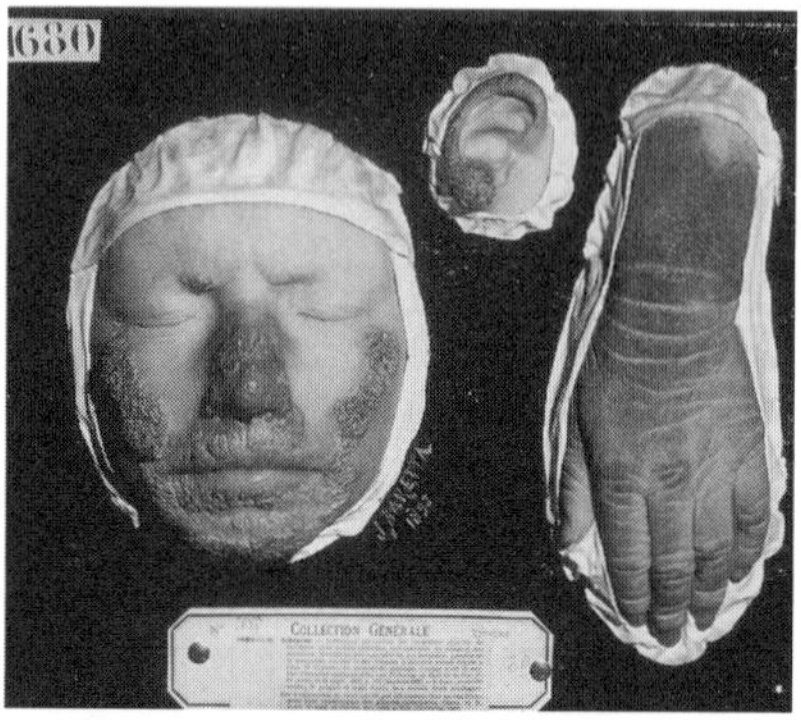

図 8-7　魚鱗癬の皮膚病変ムラージュ，蠟細工
魚鱗癬の皮膚病変を示す．バレッタが製作した作品．パリ，サン・ルイ病院蔵．

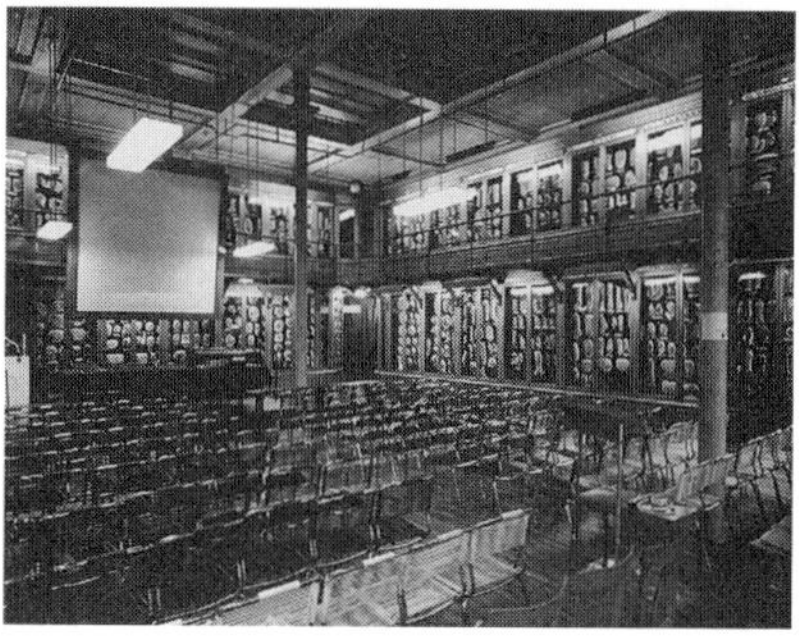

図 8-8　パリ，サン・ルイ病院博物館の講義室
講義室の壁面には，現在でも所狭しとムラージュが展示されている．

は、第二次世界大戦前までは皮膚科の教材として幅広く用いられたが、戦後はカラー写真の普及によりあまり用いられなくなった。現在でも古い伝統のある大学にはムラージュが残されている。

III

多様化する人体イメージ

19世紀から現代まで

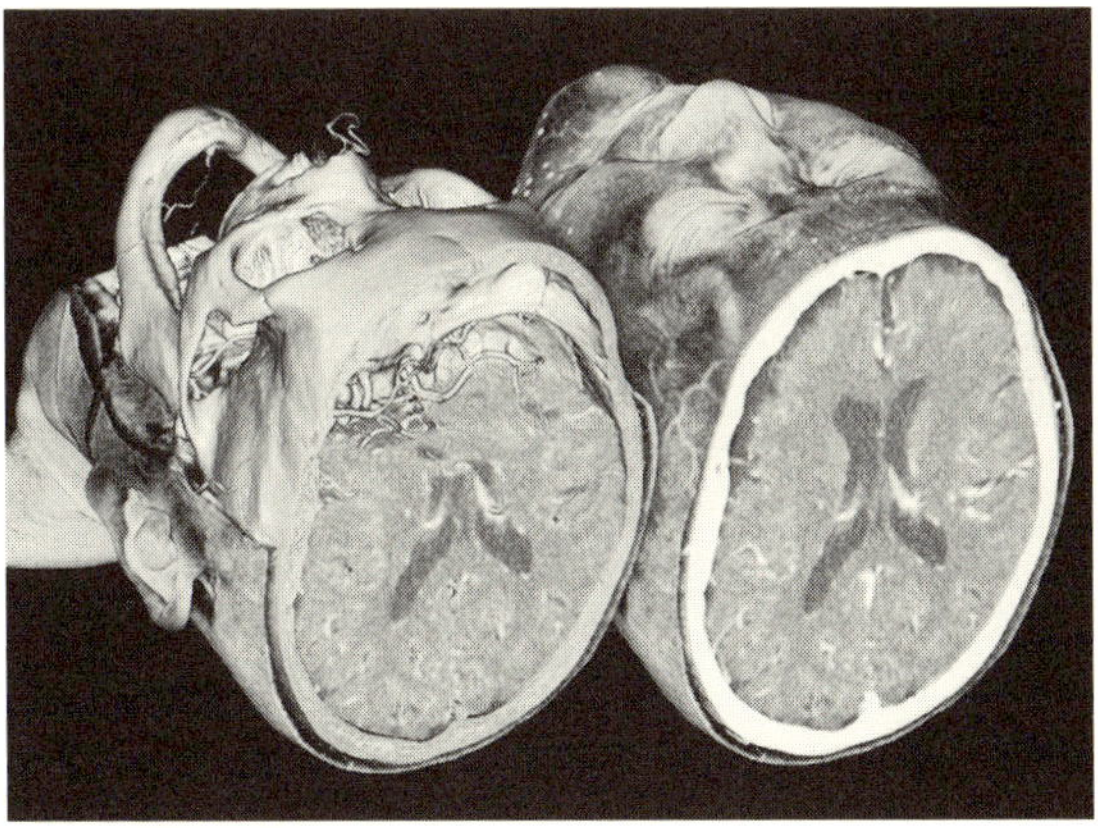

CTによる頭部の立体画像
マルチスライスCTの画像をコンピュータ処理により積み重ねて3次元的に再構成した．佐々木真理提供．

一九世紀に入る頃から病理解剖が盛んになり、病気の成り立ちについての考え方を大きく変えた。顕微鏡を用いた研究から、細胞が生命の単位として位置づけられるようになる。一九世紀末のX線の発見から、生きている人体内部を透視することが可能になった。さらに一九八〇年代以降には、CTとMRIの技術で断面画像が得られるようになり、生きている人体内部構造が画像としてとらえられるようになった。

第9章　臓器の病的な変化を表現する
――柔らかな陰影を表現するリトグラフ

病理解剖――病気についての考え方の変化

古代のヒポクラテスやガレノス以来、身体の健康は体液のバランスによって保たれており、摂取する食事や大気など、環境の影響により体液のバランスが崩れて病気になると考えられてきた。一七世紀のハーヴィーの血液循環論によりガレノスの体液説は覆されたが、それでも一八世紀後半までは、体液の異常が病気を起こすと広く考えられていた。しかし一八世紀末頃から、この病気についての考え方に大きな変化が生じるようになった。それは、この頃から病理解剖（病気の様態や死の原因を知るために行う解剖）が広く行われるようになり、病死体の臓器が詳しく調べられるようになったためである。その結果、臓器の病変が注目されるようになり、臓器の病的な変化によって病気が生じると次第に考えられるようになった。

これは一八世紀末頃から、ヨーロッパの各国で大きな病院が建設され、貧困な人たちを中心に多くの患者が病院に集まり、診察を受けるようになったことの影響が大きい。入院した患者が亡くなると、医師たちは病理解剖を行って、臓器の病変を研究するようになったのである。とくに革命後のフランスで、病理解剖が活発に行われ、古い医学を批判し新しい医学を求める人たちが数多く現れて、病気についての考え方が大きく変貌した。

この頃までの解剖図は、細かな線描で構造の詳細を描くのに適した銅版画で描かれていた。それが、ちょうど一九世紀に入る頃に、リトグラフという新しい印刷技法が発明され、一九世紀の解剖図では広く用いられた。リトグラフは石版画とも呼ばれる。石灰岩や金属板の上に、油性クレヨンで描画してそれを固定し、その上に水性インキを塗布して、親水性の領域にだけ残ったインキを紙に写しとるという手法である。リトグラフでは、平滑な石版の表面に、油性のクレヨンでデッサンをするように描くだけで原版ができるので、版画の製作がきわめて容易になり、多階調の柔らかい表現も容易にできるようになった。とくに病理解剖で観察された臓器の病変は、リトグラフにより迫力ある画像として描かれ、臓器の病変に注目する病気についての新しい考え方を広めるのに大いに役立った。

ラエンネック(一七八一～一八二六)は、フランスの医師で、パリのコレージュ・ド・フランスの講師から、後に教授になった。聴診器を考案し、胸部の聴診という新しい診断法を始めたことでも知られる。そのきっかけは、心臓に異常のある若い女性を診察したことである。患者の胸に耳を当てて音を聞こうとしたが、患者が肥満していたのと、若い女性であるので遠慮が働き、とっさに数枚の紙を筒状に巻いて片端を患者の胸に、もう一端に自分の耳に当てたところ、心音がはっきり聞こえたのである。ラエンネックは多くの患者で胸部の聴診を行い、また死後に病理解剖を行って胸部の疾患を明らかにした。一八一九年に発表した『間接聴診法』は、肺の病変を描いたリトグラフによる病理解剖図を添えて出版され、大きな反響を呼んだ（**図9−1**）。

この他、フランスには病気についての新しい考え方をする医師が次々と登場した。コルヴィサール（一七五五〜一八二一）はナポレオンの侍医を務め、打診法の普及に貢献した。ブルッセー（一七七二〜一八三八）はパリ陸軍病院の医師で、古今の他の医師たちを強烈に批判し、慢性炎症によりあらゆる病気が起こると主張して一世を風靡した。革命後にパリで活躍した医師たちはパリ学派と呼ばれ、彼らのもたらした医学の変革はヨーロッパの各国に大きな影響を与えた。

ブライト（一七八九〜一八五八）は、イギリスの医師で、ロンドンのガイ病院に勤めて診療と教育を

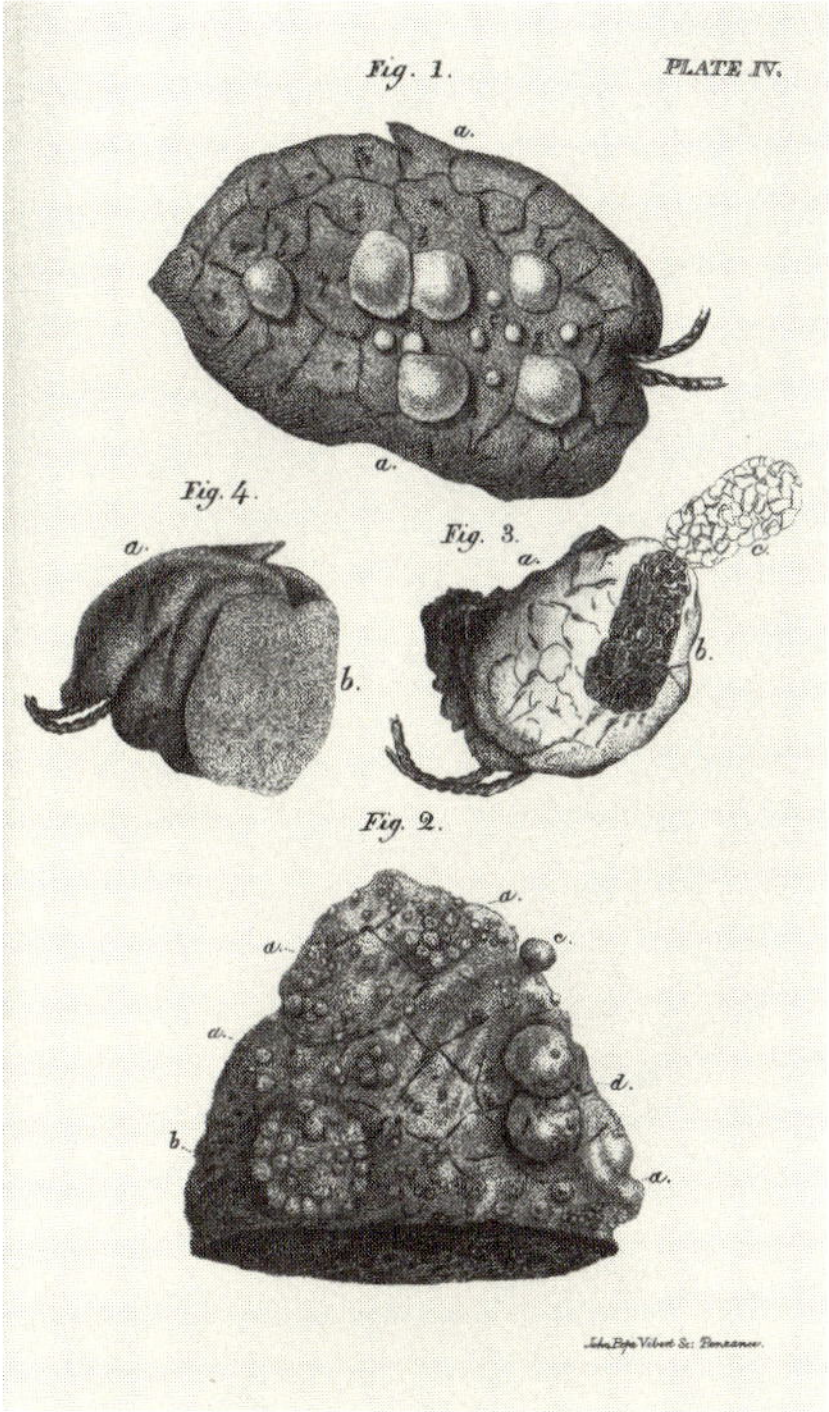

図9-1 ラエンネック『間接聴診法』英語版（1821）から肺の病変，リトグラフ
『間接聴診法』英語版にあるリトグラフ８葉の図版のうちの第４図版．肺気腫によって生じた空胞を示す．ラエンネックは聴診により肺の異常音を聞き取り，病理解剖においても肺に病変が見られることを示した．複製，筆者蔵．

担当し、優れた診断能力により高い名声を得た。一八二七年に出版した『病死解剖を参照した症例の報告』では、猩紅熱《しょうこうねつ》の後で水腫になった患者の病理解剖を行って、腎臓に病変があることをリトグラフによる病理解剖図を用いて示した（**図9-2**）。この報告により腎臓疾患の存在が明らかにされ、「ブライト病」は腎臓疾患の代名詞として知られるようになり、ブライトは現在でも「腎臓病学」の父と呼ばれている。

イギリスには臨床診断を重視する医師たちも現れ、それまで知られていなかった疾患を見つけ出

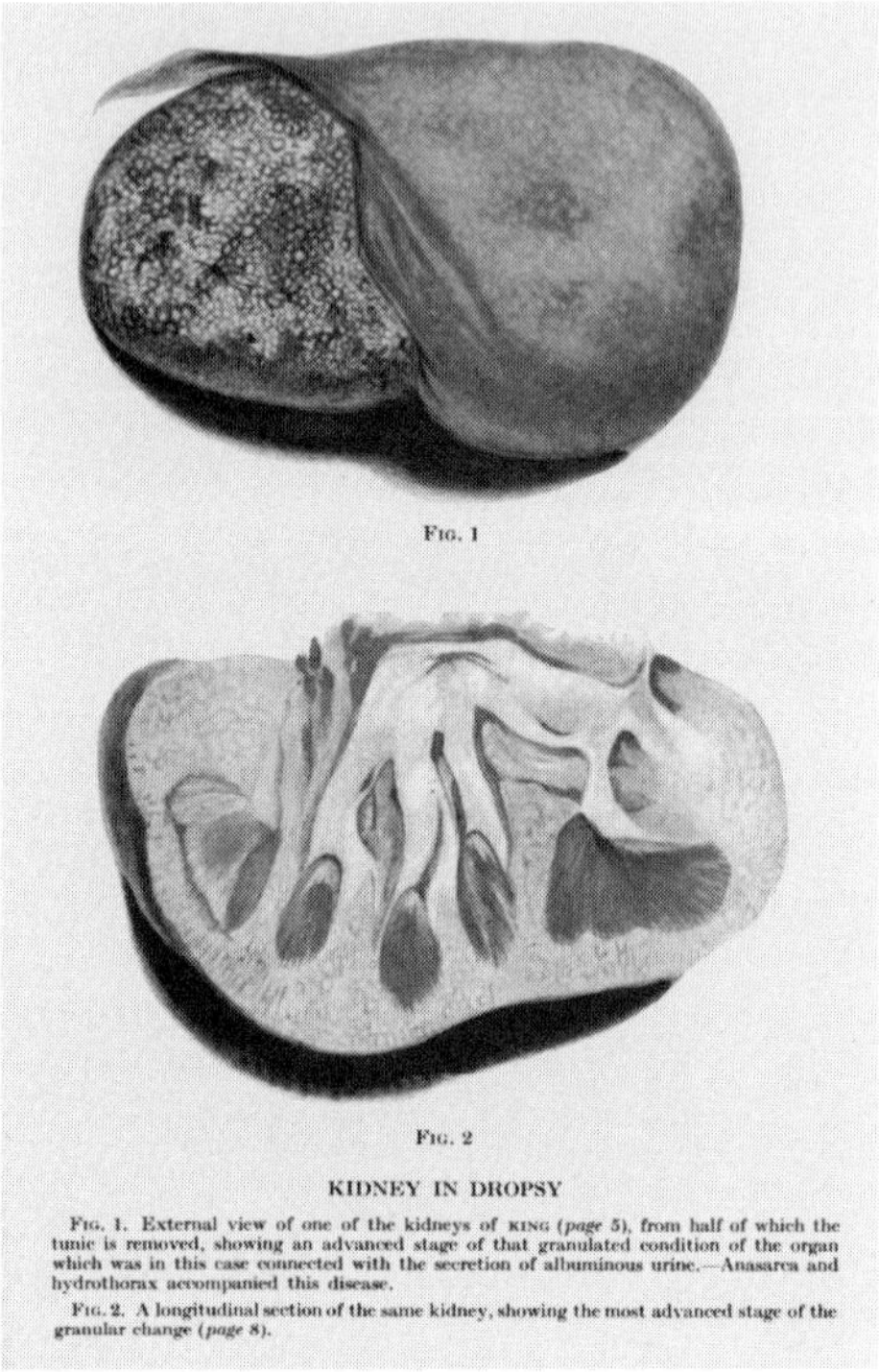

図9-2　ブライト『病死解剖を参照した症例の報告』(1827)から腎臓の病変，リトグラフ
リトグラフによる多色刷りの図版５葉のうちの第１図版．上図では腎臓の被膜を剝いで腎実質に見られる顆粒状の病変を，下図では腎臓の断面で顆粒状の病変を示す．このような質感は銅版画での表現は難しく，多色刷り多階調のリトグラフならではである．複製，筆者蔵．

し、病名に名を残す者もいた。なかでもアジソン(一七九三～一八六〇)は、副腎皮質機能不全を報告し、これは現在でもアジソン病と呼ばれている。ホジキン(一七九八～一八六六)はリンパ腫を詳しく研究し、その病型の一つで頸部と縦隔(胸部で左右の肺に挟まれた領域)のリンパ節腫脹を中心とし比較的良性のものは、ホジキンリンパ腫として知られている。

一九世紀の臨床医学書では、病理解剖の所見がしばしば報告され、リトグラフによる病理解剖図がよく用いられた。リトグラフの病理解剖図を集めた見事な病理解剖図譜も出版された。パリの病理解剖学の教授を務めたクリュヴェイエ(一七九一～一八七四)は、美しいリトグラフの図を含む病理

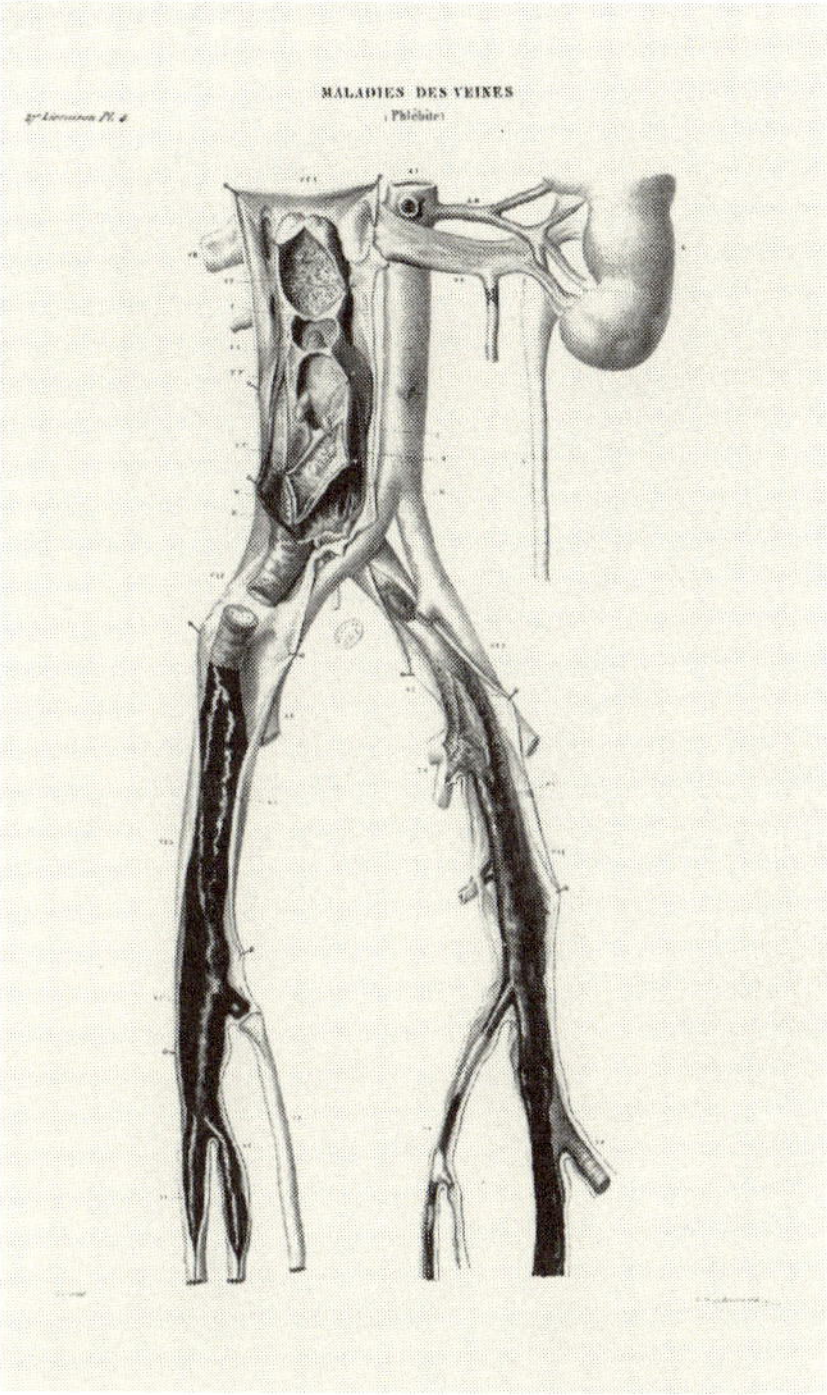

図 9-3　クリュヴェイエ『人体病理解剖学』(1829-42)から大静脈の病変，リトグラフ病理学図譜からの図で，下大静脈と総腸骨静脈に生じた血栓と静脈壁の潰瘍に似た病変を示す．パリ大学間医学図書館蔵．

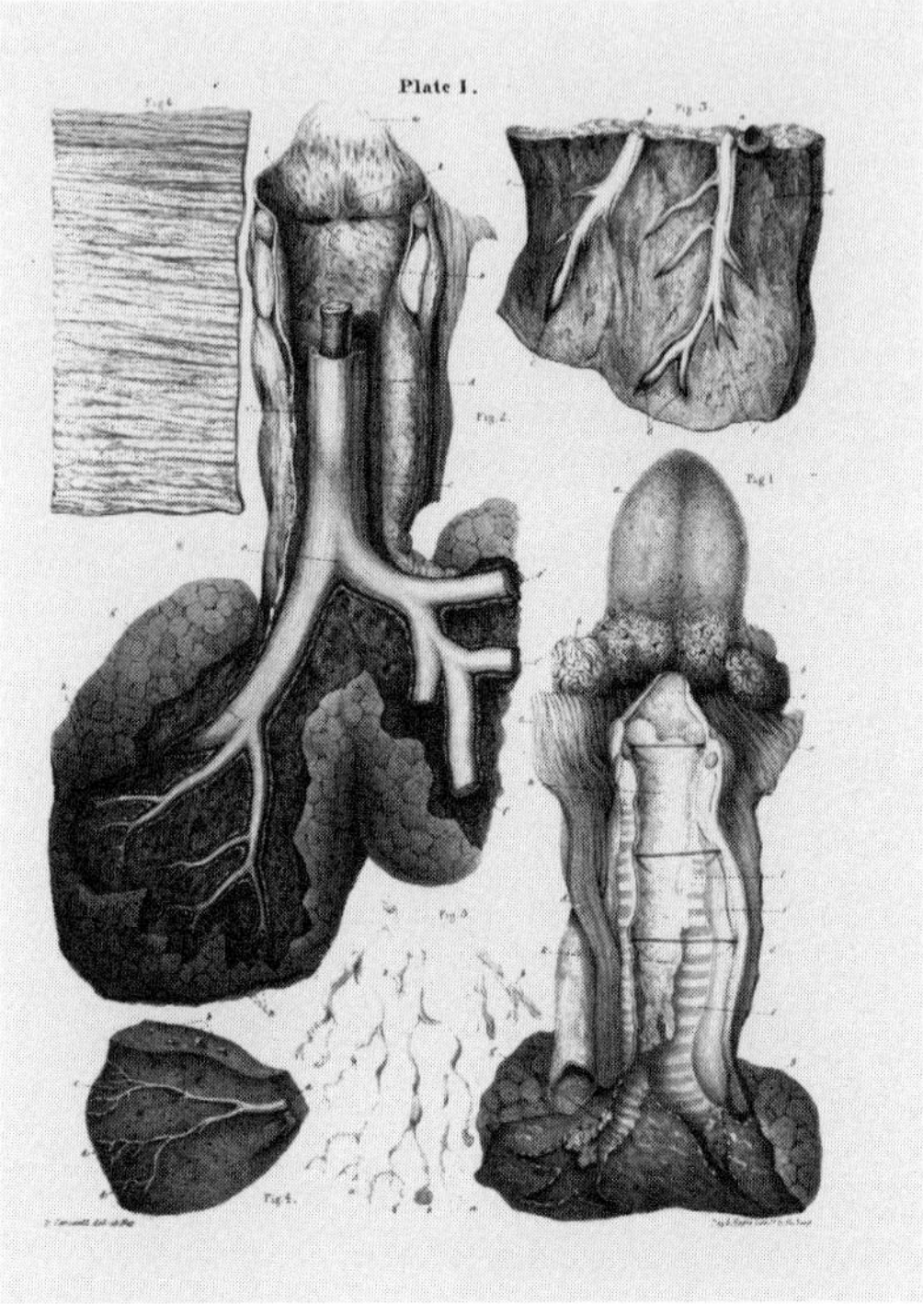

図 9-4　カースウェル『病理解剖学』(1838)から呼吸器と循環系の病理解剖図，リトグラフ
病理学図譜からの図で，呼吸器の病変を示している．右下の図と中央の図は気道の感染症の症例で膜状の沈着物が喉頭から気管支まで広がるのを示す．右上の図と左下の図は心臓に見られるポリプ，下中央の図と左上の図は静脈の病変を示す．バイエルン州立図書館蔵．

解剖図譜の出版に取り組み、『人体病理解剖学』の第一巻を一八二九〜三五年に、第二巻を一八三五〜四二年に出版した。この図譜は、病理学の普及に大いに寄与しただけでなく、病変の細部まで見事に描いた病理解剖図は、今日でもなお価値を失っていない(**図9-3**)。カースウェル(一七九三〜一八五七)はイギリス出身の医師で水彩画を得意としていたが、パリに留学して病理解剖学を学び、自らの筆で多数の病理解剖図を描いた(**図9-4**)。その後ロンドン大学の病理解剖学教授となり、リトグラフの病理解剖図『病理解剖学』を一八三八年に出版した。健康を害して職を辞すと、ベルギーに隠棲して晩年を過ごしたという。

臨床医学書の変化

このように、病理解剖を通して目に見えるような臓器の病変が見出され、臓器の病変と対応する病気が発見された。さらにそれらの病変がリトグラフの解剖図を通して広く示されたことで、病気に対する人びとの考え方が一九世紀の前半頃から大きく変わりだしたのである。

一八世紀末から一九世紀にかけての臨床医学においては、多数の疾病種を列挙して、植物で行ったのと同様に、綱や目や属に分類する疾病分類学が広まっていたことは前述した(98ページ)。しかし病気の原因については、古代以来の考え方を引き継いで、体液のバランスの崩れにより病気が起こると考えていた。これに対して病理解剖を経験した医師たちは、臓器の病変が原因となって病気が起こると考えるようになってきたのである。とくに革命後のフランスの医師たちは、病気の原因についての古い考え方を急進的に批判し、新しい医学を提唱するようになった。その代表者がブルッセーで、『一般に認められている医学学説の吟味』(一八一六)とその改訂版(一八二一、二九〜三四)によって、疾病分類学だけでなく同時代の他の医師たちを批判した。さらに胃腸を中心とする局所の慢性炎症によってあらゆる病気を説明する独自の理論を打ち立て、一世を風靡した。しかし一八三〇年代にはブルッセーの影響力も失われ、病理解剖と数値的な方法に基づいて病気を探究しようとする医師たちが、活躍を始める。

この頃、臨床医学書にも大きな変化が生じつつあった。まず、一九世紀初頭までの臨床医学書は、疾病分類学のスタイルで書かれていた。しかし、ここでは症候としてとらえられる発熱や炎症や発疹などを病気として扱っている。今日考えられているような、特定の原因によって生じ、特有の病態生理をもつ疾患はまだ、見出されていなかった。それでも一八三〇年頃から折衷的な臨床医学書が登場し、急速に置き換わっていった。折衷型の臨床医学書では、疾病分類学で疾患として扱われていた症候も、まだ疾患として残っているが、局所的な疾患項目が中心になっている。病理解剖によって、器官の病変に基づく疾患が発見され、それが主たる疾患となったが、疾病分類学の考え方もまだ生きていたのである。

リトグラフによる解剖図

一九世紀に多く登場したリトグラフのうち、代表的なものを問われれば、フランスのクロケー、ブールジェル、ボナミの解剖学書、イギリスのクエインによる解剖図譜と答えるだろう。やや時期は遅れるが、ドイツのヘンケによる解剖図譜も、リトグラフによる解剖図を用いている。

クロケー（一七九〇〜一八八三）は当初、画家の父親のもとで修業をしたが、パリで医学を学びながら解剖助手を務め、一八一七年に医学の学位を得た。一八三一年にパリ大学の外科病理学の教授、一八三四年に臨床外科学の教授になった。健康を損ねて一時、臨床活動を止めたが、その後皇帝の侍医（一八五一）、科学アカデミー会員（一八五五）を務めた。主著の『人体解剖学』全五巻（一八二一～三二）は、リトグラフによる精細な解剖図を多用した解剖学書として大きな反響を呼んだ。その小型版である『人体記述解剖学提要』全五巻（一八二五）も出している。解剖図は白黒であるが、リトグラフ特有の多階調の柔らかい表現で、それまでの銅版画による硬質で緻密な図とは一線を画している（**図9-5**）。

ブールジェル（一七九七～一八六九）は医学を志して、自然史博物館のラマルクの授業に出席し、病院での実習も行った。しかし学位をとることを断念し、鋳物工場の医官をしばらく務めた。一八二七年にパリにもどって学位をとり、画家のヤコブとともに、多色刷りのリトグラフの解剖図を多用した解剖学書を企画し、『人体解剖学全提要』全一六巻（一八三一～五四）を出版した。増補改訂された八巻本が一八六六～七一年に出版されている。リトグラフの柔らかい表現で、多色で印刷された解剖図はきわめて印象が深い（**図9-6**）。解剖図の詳細さ、点数の多さ、表現の芸術性、どれをとっても同時代の他の解剖図譜を圧倒している。

ボナミ（一八〇八～六一）は、フランスのナントの医師で多数の著作を出版した。主著の『人体記述解剖学図譜』（一八四四～六六）は、リトグラフによる解剖図譜で全四巻からなる。リトグラフによる解剖図は多色・多階調で、輪郭がほどよく強調されていて、柔らかにくっきりと表現されている（**図9-7**）。図中には番号と引き出し線が施され、説明文のページが図と同じ見開きに配置されている。

ジョーンズ・クエイン（一七九六～一八六五）は、ロンドン大学の解剖学生理学の教授で、『記載実

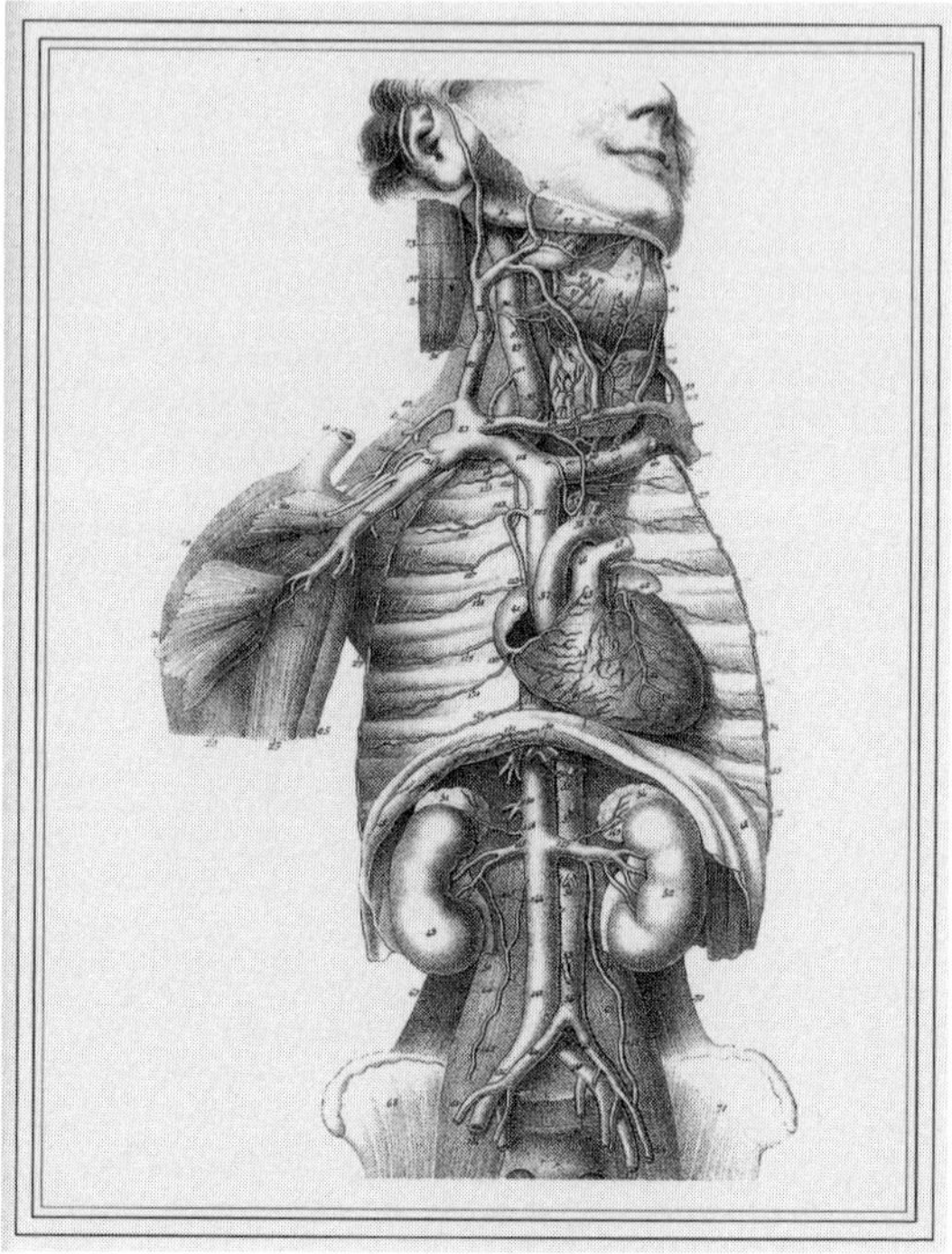
図 9-5　クロケー『人体記述解剖学提要』(1825)から大静脈の解剖，リトグラフ
上大静脈と下大静脈の主要な枝を示す．複製，筆者蔵．

用解剖学要論』を一八二八年に出版した。明晰で簡潔な記述により人気を博し版を重ねたが、第三版(一八三四)まで解剖図はなかった。そこを補う一連の解剖図譜を一八三六年から四二年にかけてウィルソン(一八〇九～八四)とともに出版した。一連の解剖図譜を筋、血管、神経、内臓、骨と関節に分けて出版し、さらにそれらをまとめて『解剖学図譜集』(一八四二)として出版した。クエインの解剖学書が好評を博したのにあわせ、この解剖図譜も広く用いられた。

一方、一九世紀のドイツ語圏では、リトグラフによる解剖図譜はあまり好まれなかった。ボック（一八〇九～七四）が『人体解剖学提要』全二巻（一八三八）とともに出版した『人体解剖携用図譜』（一八四〇）は、銅版画による解剖図譜であった。

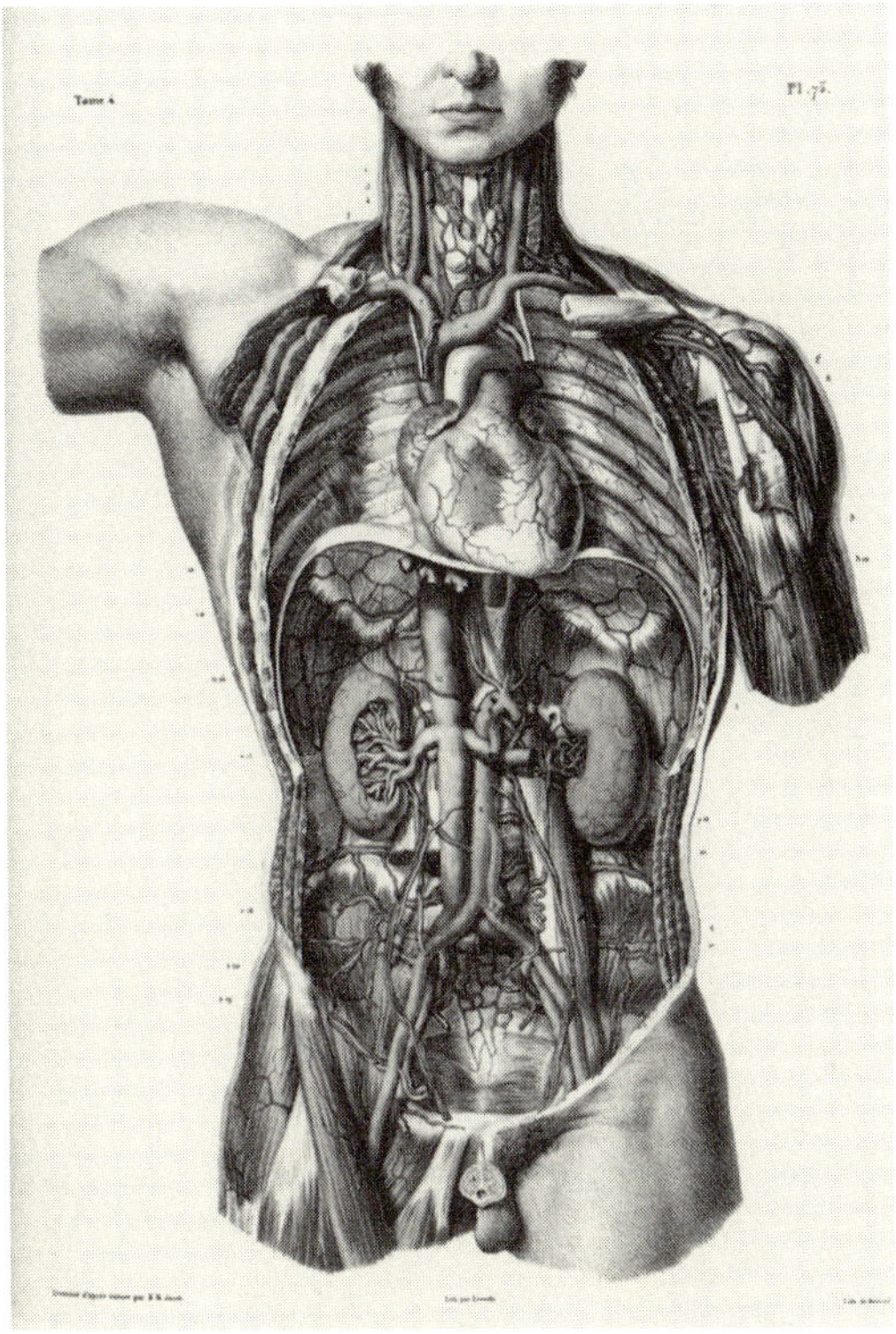

図 9-6　ブールジェル『人体解剖学全提要』(1832-54) から大静脈の解剖，リトグラフ
上大静脈と下大静脈の主要な枝を示す．複製，筆者蔵．

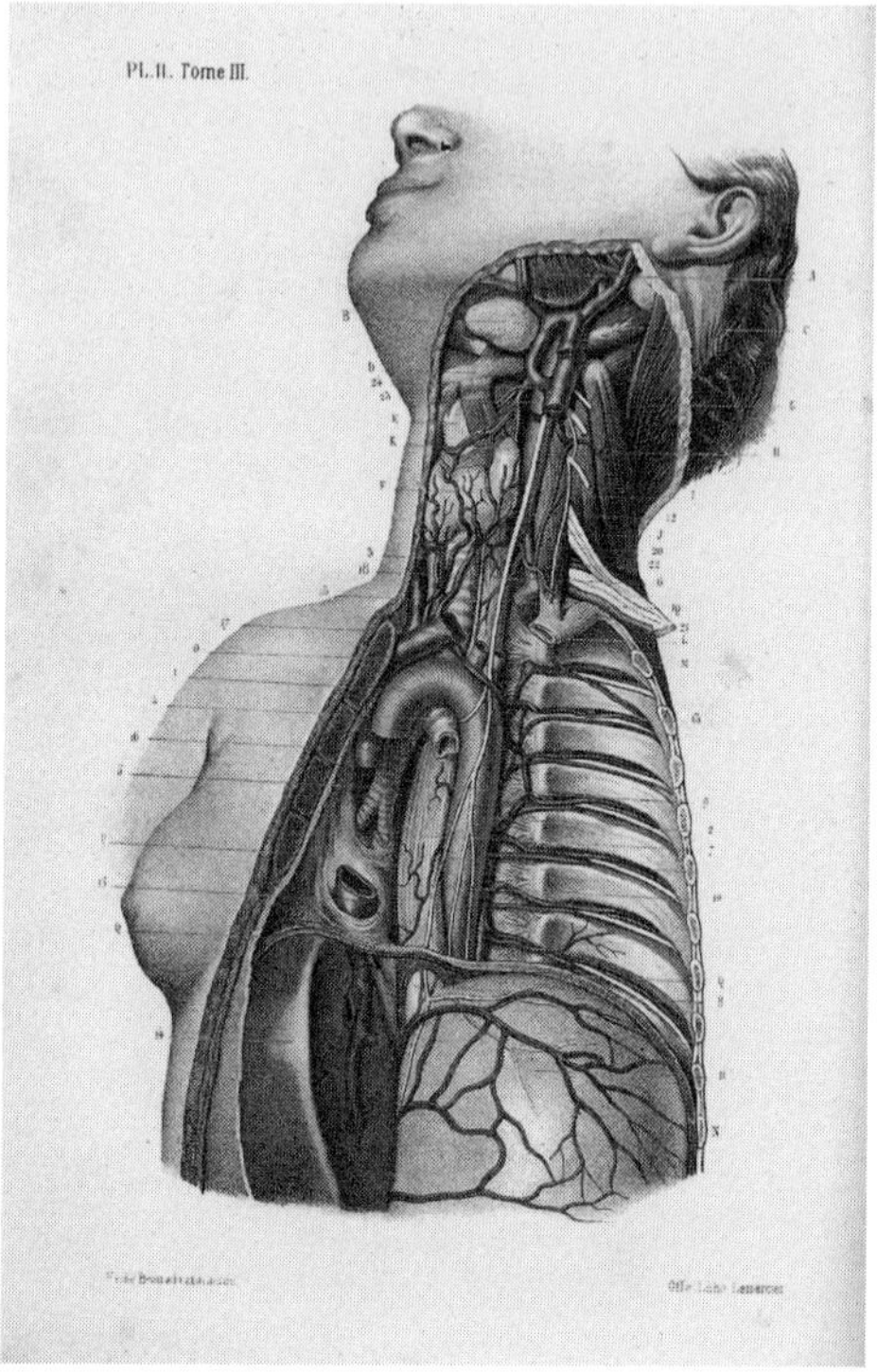

図 9–7　ボナミ『人体記述解剖学図譜』(1844–66) から頸部と縦隔の解剖，リトグラフ
左の胸郭(胸椎・肋骨・胸骨によって籠状になった胸部の骨格)と肺を取り除いて，頸部と縦隔に見られる構造，とくに血管と神経を示している．筆者蔵．

写真製版を用いた解剖図の登場へ

一六世紀以来、解剖図に用いられてきた銅版画では、活版印刷とは版の厚さや圧力が違うために、本文と図を同じ紙面に同時に印刷することができなかった。そのため図入りの解剖学書では、本文とは別の紙に図版を印刷して後から綴じ込むのが通例であった。その事情はリトグラフでも変わらなかった。クロケーの『人体解剖学』全五巻は、リトグラフによる多数の解剖図を各巻の巻末に多数収録している。一九世紀にはリトグラフによる病理解剖の図を入れた臨床医学書がしばしば出版されたが、図版は別紙に印刷されていた。ラエンネックの『間接聴診法』やブライトの『病死解剖を参照した症例の報告』でも、図版は別紙になっている。

しかし、リトグラフでは、銅版画に比べて版の製作にかかる手間と費用が格段に少なくなる。そのため、版を重ねて多色刷りにすることと、多数の図を集めた解剖図譜をつくることが容易になった。一九世紀になって多色刷りの解剖図譜がいくつも登場したのは、そのような経済的な事情もあると考えられる。

医学系の学術雑誌でも、とくに解剖学系の雑誌では、多数の図版を必要とする。一九世紀初頭に創刊された『ドイツ生理学記録』(一八一五年創刊)とその後継誌の『解剖学生理学記録』(一八二六年創刊)や、ドイツの『解剖学生理学科学的医学記録』では、銅版画による図を用いていた。一九世紀中葉以降の雑誌、たとえばドイツの『病理解剖学生理学的臨床医学記録』(一八四七年創刊)、『顕微解剖学記録』(一八六五年創刊)、『ゲーゲンバウル形態学年報』(一八七六年創刊)や、イギリスの『解剖学生理学雑誌』(一八六七年創刊)では、リトグラフによる図を全面的に採用していた。ドイツ語圏の解剖学会の機関誌である『解剖学指針』は一八八六年に創刊され、当初は本文中に配した木口木版画の図と別紙のリトグラフの図を併用していた。

二〇世紀に入る頃から、論文の付図には写真製版による図も次第に用いられるようになった。心臓の刺激伝導系を発見した田原淳《すなお》の一九〇六年の有名な論文では、五葉の顕微鏡図にはリトグラフ、五葉の肉眼解剖の図には写真製版が用いられている(**図9-8**)。顕微鏡のスケッチ図には、リトグラフの美しい表現力が好まれて、第二次大戦の頃まで解剖学の雑誌で引き続きよく使われていた。

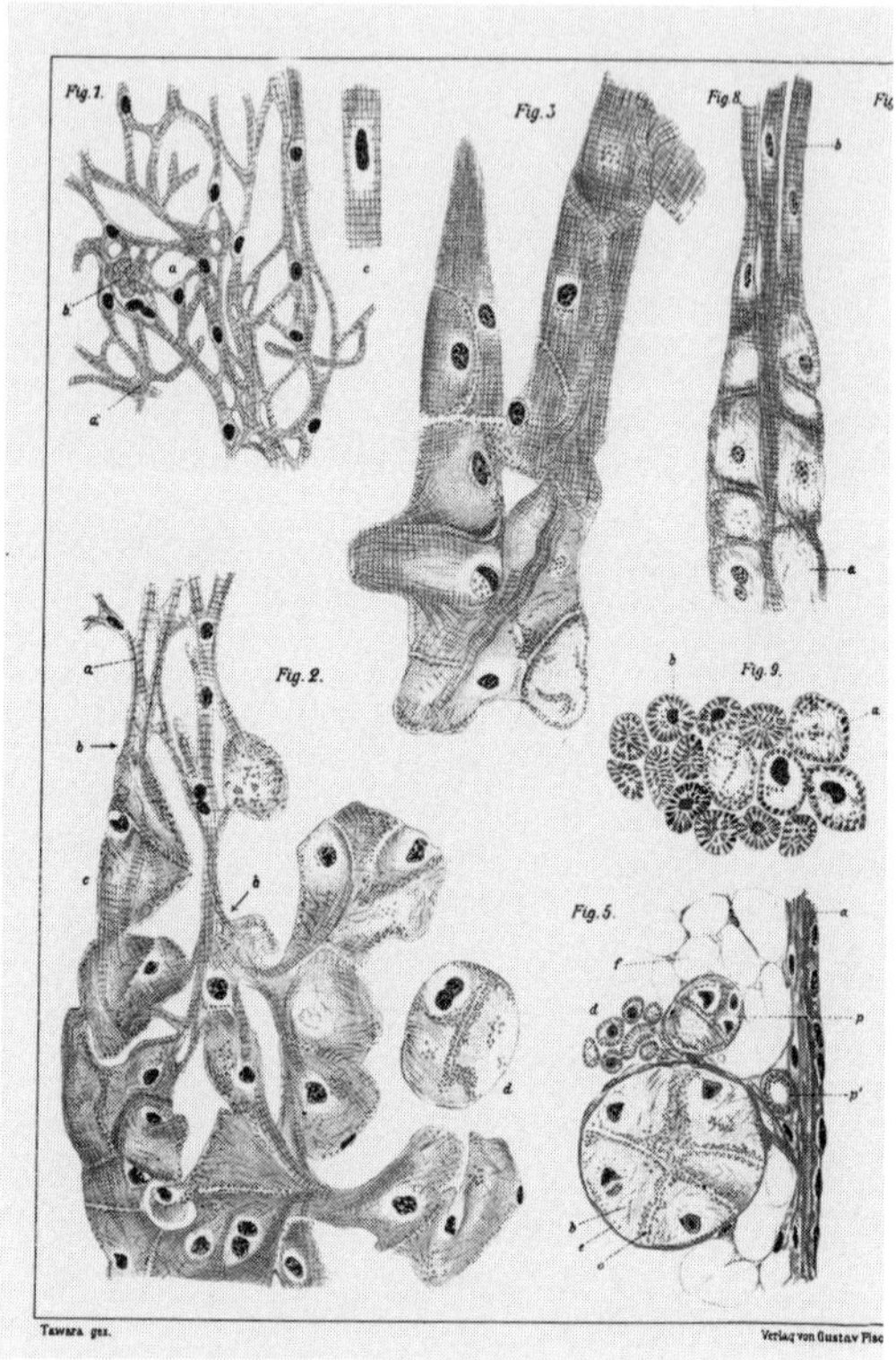

図9-8　田原淳『哺乳類心臓の刺激伝導系』(1906)から
ヒツジ心臓の刺激伝導系の顕微鏡像，リトグラフ
心臓の刺激伝導系から，房室結節，房室束，プルキンエ線維などさまざまな部位を顕微鏡で観察し，スケッチした図．光学顕微鏡による柔らかな色合いが，よく再現されている．複製，筆者蔵．

第10章 人体を体系的に理解する
――木口木版画による図と文章の統合

木口木版画の登場――本文と図版を有機的に関連づけた解剖学書

一九世紀には、人体についての理解を深める生物学上の二つの大きな発展があった。一つは細胞を生命の単位と認める細胞説であり、もう一つは生物の系統進化を主張する進化論である。一九世紀中頃からドイツの大学では、実験室での研究が活発に行われ、器官のミクロな構造や機能の仕組みが探究され、このなかから細胞説が生まれた。イギリスの博物学者たちのなかからは、世界中を探検して動物や植物を観察し、系統進化によりその多様性を説明するために進化論を提唱する者が出現した。こうして一九世紀には、人体の構造と機能についての理解は細胞のレベルまで掘り下げられ、また自然界をつくり上げてきた進化という果てしない時空間の中に位置づけられるようになった。そして、人体を包む広大な時空間から、人体をつくり上げる微小な細胞に至るまで、人体についてのさまざまな知識を整理・統合して説明する、体系的な解剖学書が書かれるようになった。

このような時代に、文字情報を伝える本文と、視覚情報を伝える図を関連づけて、統合的な編集を可能にする新しい印刷技術が登場した。これまで見てきたように、一八世紀まで解剖図の印刷には、もっぱら銅版画(凹版)が用いられ、一九世紀に入ってリトグラフ(平版)により多色・多階調の表現ができるようになった。そのどちらも、本文を印刷する活字印刷の凸版とは印刷の仕組みが違うために、本文と図版を別の紙に印刷する必要があったことも前述した。ところが一九世紀になって新たに登場した木口木版画は、本文と図版を同じ紙面に印刷することを可能にした。

この技法は硬質の木の中心部分を輪切りにしたものを版木に用い、小刀状のビュランで微細な線を彫るものである。大きな図版をつくることはできないが、銅版画に匹敵する細密な表現が可能である。これまで解剖図の印刷に用いられた凹版の銅版画や平版のリトグラフでは、本文を印刷する凸版の活字印刷とは版の高さと印刷の際の圧が異なるために、別の紙に印刷されていた。木口木版画は活字印刷と同じ凸版なので同じ紙面に印刷して、本文と図版を有機的に関連づける編集が可能になった。木口木版画は、イギリスの解剖学書にいち早く取り入れられ、人気の高い解剖学書がいくつも出版された。

木口木版画の図を用いた解剖学書の最初期のものは、ジョン・ベル(一七六三〜一八二〇)とチャールズ・ベル(一七七四〜一八四二)の兄弟による『人体解剖学』全四巻(一八〇二〜〇四)である。兄のジョンは、イギリスのエジンバラに解剖学校を開いて教師として人気を博したが、妨害に遭って後に学校を閉鎖した。弟のチャールズは、ロンドンに移って外科学と解剖学の学校を開き、ミドルセックス病院医学校の設立に貢献し、外科学と神経学の業績でも名高い。『人体解剖学』の第一巻(骨、筋、靭帯)と第二巻(心臓、動脈)は、兄のジョン・ベルが書き、第三巻(神経系)と第四巻(腹部内臓、生殖器、リンパ系)は、弟のチャールズ・ベルが書いている。第一巻は一七九三年刊で、翌九四年に対応する解剖図譜『骨、筋、靭帯の解剖学を説明する銅版画』が出され、第二巻は一七九七年刊で一八〇一年に対応する解剖図譜『人体解剖学第二巻を図解する動脈の銅版画』が出されている。一八〇二〜〇四年に三・四巻が解剖図譜と揃って出版され、そのうち第一巻には図がないが、第二〜四巻には銅版画による別紙の図と、木口木版画による本文中の図が併用されている（**図10-1**）。

イギリスのクエイン（121ページ）が一八二八年に出版した『解剖学要論』（初版は『記載実用解剖学要論』）には当初、解剖図がなく、それを補う一連の図譜をウィルソンとともに出版していた。一方、『解剖学要論』は第四版（一八三七）で冒頭に銅版画による四葉の図版に加え、本文中に木口木版画に

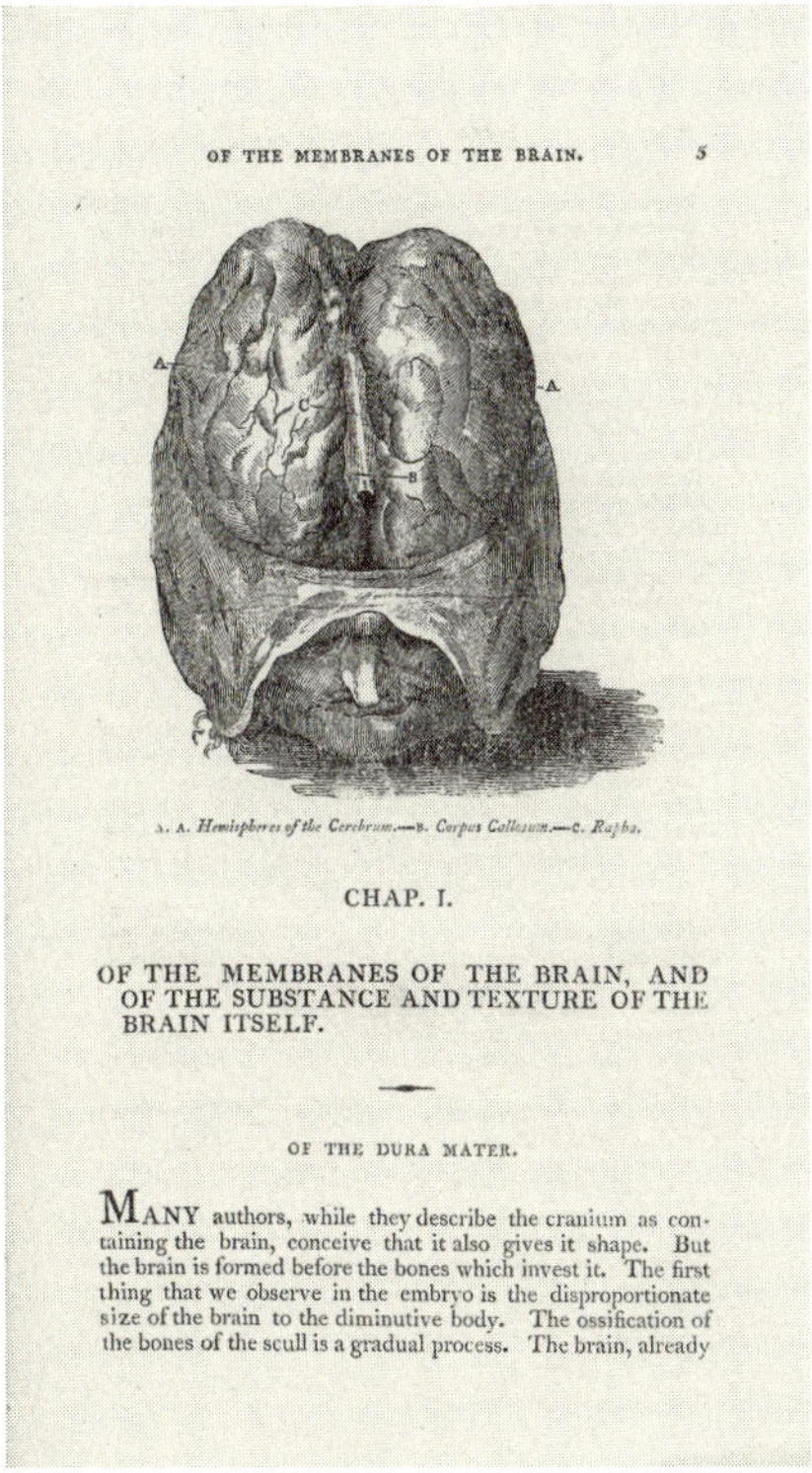
OF THE MEMBRANES OF THE BRAIN. 5

A. A. *Hemispheres of the Cerebrum.*—B. *Corpus Callosum.*—C. *Raphe.*

CHAP. I.

OF THE MEMBRANES OF THE BRAIN, AND OF THE SUBSTANCE AND TEXTURE OF THE BRAIN ITSELF.

OF THE DURA MATER.

MANY authors, while they describe the cranium as containing the brain, conceive that it also gives it shape. But the brain is formed before the bones which invest it. The first thing that we observe in the embryo is the disproportionate size of the brain to the diminutive body. The ossification of the bones of the scull is a gradual process. The brain, already

図 10-1　ベル『人体解剖学』(1809) から頭と脳の解剖，木口木版画
第３巻から．頭蓋冠の骨を切り取り，硬膜を切り開いて，大脳半球が露出している．また大脳縦裂を広げてその深部に脳梁が見える．筆者蔵．

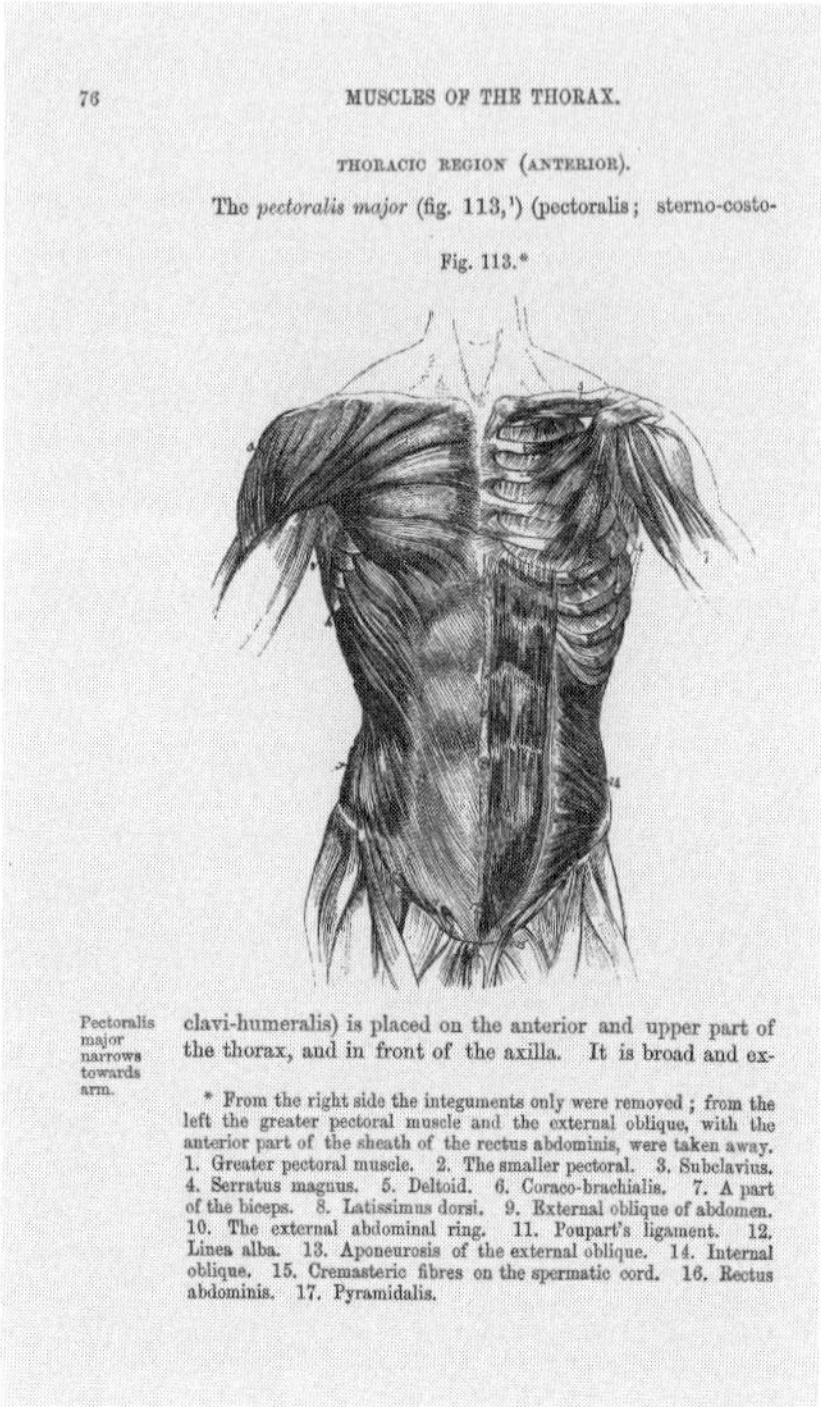
76 MUSCLES OF THE THORAX.

THORACIC REGION (ANTERIOR).

The *pectoralis major* (fig. 113,¹) (pectoralis; sterno-costo-

Fig. 113.*

Pectoralis major narrows towards arm.

clavi-humeralis) is placed on the anterior and upper part of the thorax, and in front of the axilla. It is broad and ex-

* From the right side the integuments only were removed; from the left the greater pectoral muscle and the external oblique, with the anterior part of the sheath of the rectus abdominis, were taken away. 1. Greater pectoral muscle. 2. The smaller pectoral. 3. Subclavius. 4. Serratus magnus. 5. Deltoid. 6. Coraco-brachialis. 7. A part of the biceps. 8. Latissimus dorsi. 9. External oblique of abdomen. 10. The external abdominal ring. 11. Poupart's ligament. 12. Linea alba. 13. Aponeurosis of the external oblique. 14. Internal oblique. 15. Cremasteric fibres on the spermatic cord. 16. Rectus abdominis. 17. Pyramidalis.

図10–2　クエイン『解剖学要論』第6版（1856）から体幹前面の筋の解剖，木口木版画
体幹の前面の筋を示す．右半身では表層の大胸筋，三角筋，外腹斜筋，腹直筋鞘などを示し，左半身では深部の小胸筋，内腹斜筋，腹直筋，肋間筋が見えている．筆者蔵．

よる解剖図を多数用いた図入りの解剖学書になった（**図10–2**）。第五版（一八四八）は解剖学者で生理学者のシャーピー（一八〇二～八〇）が編集に加わって二巻本に、第六版（一八五六）では三巻本になった。クエインの没後には、第七版の二巻本（一八六七）と第八版の二巻本（一八七六）がシャーピーの編集で、第九巻の二巻本（一八八二）がシャーピーの友人のトムソン（一八〇九～八四）の編集で出版された。第一〇版（一八九〇～九六）は、シャーピーの弟子のシェーファー（一八五〇～一九三五）の編集で全面的な増補改訂が行われ、それまでの八折判から四折判へと判型を大きくし、全三巻九冊からなる大部の解剖学書に成長して、一九世紀のイギリスの代表的な解剖学書になった。

イギリスの医師グレイ（一八二五～六一）は友人の医師で画才のあるカーター（一八三一～九七）の描いた解剖図を用いて『解剖学、記述と外科』（一八五八）を出版した。カーターの解剖図のすぐれた構図と緻密な描写は大きな衝撃を与え、この解剖学書は大成功を収めた（図10-3）。グレイは短命であったが、その解剖学書は知人や後継者によって改訂が続けられ、オリジナルのカーターの図を残しながら版を重ねていった。イギリス版は、第三八版（一九九五）まで当初の図を残しながら、改訂を続けて世界中で最も愛用される解剖学書に成長した。またアメリカでも独自の改訂をした版が出版され、第三〇版（一九八五）まで改訂を重ねた。その後に『グレイ解剖学』は編集方針を大幅に変え、

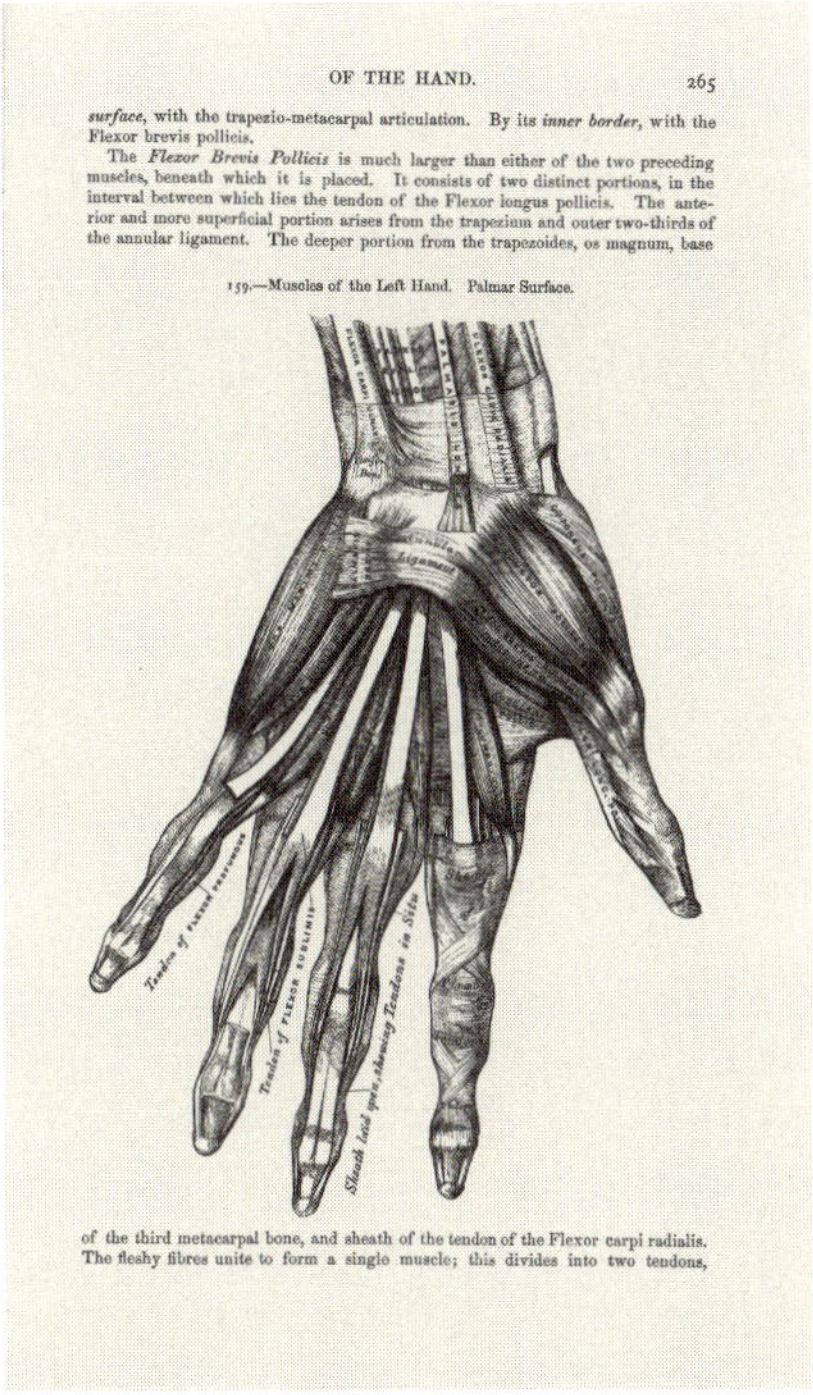
OF THE HAND.　265

surface, with the trapezio-metacarpal articulation. By its *inner border*, with the Flexor brevis pollicis.

The *Flexor Brevis Pollicis* is much larger than either of the two preceding muscles, beneath which it is placed. It consists of two distinct portions, in the interval between which lies the tendon of the Flexor longus pollicis. The anterior and more superficial portion arises from the trapezium and outer two-thirds of the annular ligament. The deeper portion from the trapezoides, os magnum, base

159.—Muscles of the Left Hand. Palmar Surface.

of the third metacarpal bone, and sheath of the tendon of the Flexor carpi radialis. The fleshy fibres unite to form a single muscle; this divides into two tendons,

図10-3　グレイ『解剖学，記述と外科』（1858）から手内筋の解剖，木口木版画
左手の手掌の筋と腱を示す．母指球の筋と小指球の筋が剖出され，手根管を通り抜けた浅指屈筋と深指屈筋の腱が第2～5指に向かい，指先では浅指屈筋腱が二股に分かれその間を通り抜けた深指屈筋腱が指先に向かうところが見事に描かれている．複製，筆者蔵．

それまでの器官系統別（骨格系、消化器系、神経系など）の構成から部位別（頭部、胸部、上肢など）の構成に変わり、図版もすべてカラーの新しい図に差し替えられた。現在、出版されているものは、書名こそ『グレイ解剖学』であるが、まったく別な内容の解剖学書となった。

細胞こそが生命の単位――医学と生物学に与えた大きな衝撃

一九世紀の中頃から、ドイツの大学医学部では研究室での生理学研究が広まった。その中心になったのはベルリン大学のミュラー（一八〇一～五八）の研究室で、顕微鏡を用いた解剖学、臓器の機能についての生理学、比較解剖学などさまざまな研究が行われた。ミュラーの主著『人体生理学提要』全二巻（一八三八～四〇）は内容が八書に分かれ、①血液と循環、②呼吸と消化、③神経、④運動と発声、⑤感覚、⑥精神、⑦生殖、⑧発生を扱っている。生理学書では、図はあまり必要とされないためか、第八書の発生のところで木口木版画による図をいくつか用いているのみである。ミュラーの門下からは、次に述べるように一九世紀のドイツの医学を発展させた数多くの著名な弟子が輩出した。

ミュラー門下のシュライデン（一八〇四～八一）とシュヴァン（一八一〇～八二）は細胞説（一八三八・三九）を提唱して、一九世紀の医学・生物学に大きな影響を与えた。シュライデンは一八三八年の論文で、核が幼弱な植物細胞に常に存在することを確かめ、これを細胞芽と名づけ、これが成長して新しい細胞になると提唱したのである。この細胞発生説そのものは、不完全な観察に基づくもので、後に否定される。シュヴァンは翌年、動物組織も植物と同様に、細胞から形づくられていることを提唱した。すべての組織で細胞を観察できたわけではないが、このことは、一部の組織と卵の発生過程の観察をもとに論証した。シュライデンとシュヴァンの細胞説は、あらゆる生物において、細胞こそが生命の単位であることを意味しており、当時の医学と生物学に大きな衝撃を与えた。

細胞をはじめて観察したのは一七世紀のイギリスのフックで、『ミクログラフィア』の中で、植物体の中に見える小室を報告し細胞 cell と名づけたことは前述した（76ページ）。その後、一八世紀の顕微鏡による研究は全般に低調であった。とはいえ、細胞は植物組織で繰り返し観察され、導管や師管のもとになる構造と見なされていた。これは現在の植物細胞に相当するものである。また動物においては、器官の外表面をおおう小胞状の層が細胞組織と呼ばれていた。これは現在の器官の外膜にあたる疎性結合組織（線維などの量が少ない）であり、生命の単位となる現在の細胞とはまったく無関係のものである。一九世紀に入って顕微鏡の性能が急速に向上し、組織の構造が詳しく観察されるようになった。シュライデンとシュヴァンの細胞説は、顕微鏡による観察をもとに生まれたのである。

組織学の誕生と細胞病理学説・系統解剖学への発展

医学と生物学は、細胞説を軸に大きく変貌した。それまで人体の構造は、おもに肉眼で解剖され観察されていた。しかし、顕微鏡を用いて臓器の素材にあたる組織の構造が観察されるようになり、この新しいミクロの研究分野は組織学と呼ばれるようになった。また病気の原因についても、それまで臓器の病変を肉眼で観察していたが、顕微鏡を用いて組織や細胞の変化が観察されるようになると、病気の原因を細胞の変化に求める細胞病理学説が提唱された。この頃の代表的な組織学書はケリカーやミュラー門下のフィルヒョウによって著された。

ドイツのケリカー（一八一七～一九〇五）はヴュルツブルク大学の教授で、顕微鏡解剖学や比較解剖学の研究を行い、後述するヘッケルやゲーゲンバウル（138ページ）などの弟子を育てた。その主著『人体組織学提要』（一八五二）は体系的に書かれた組織学書で、組織学を重要な研究分野に引き上げた。この組織学書でも、図はすべて木口木版画によるもので本文の中に配置され、本文と図を関連づける編集が行われている（**図10-4**）。この本は総論と各論に分かれるが、ケリカーは総論において細胞組織（現在の上皮組織）、結合物質組織（結合組織）、筋組織、神経組織の四種類の基本組織を区別し、この枠組みは現在の組織学にまで引き継がれている。

フィルヒョウ（一八二一～一九〇二）は、ヴュルツブルク大学とベルリン大学の病理学教授で、実験病理学の研究を活発に行った。二〇回にわたって細胞病理学の講義を行い、その記録が『細胞病理学』（一八五八）として出版されている。フィルヒョウはこの講義で、細胞説をもとにさまざまな病変に解説を加え、細胞病理学の重要性を確立した。この中で、フィルヒョウが述べた「すべての細胞は細胞から Omnis cellula e cellula」という言葉は、細胞説を象徴するものとしてよく引用される。

この本でも図版には木口木版画の図を用い、本文の中に配置されている（**図10-5**）。細胞説は人体や生物体を、細胞という生命の単位からつくられると主張するものであったが、細胞病理学説ではそれを拡張して、細胞の異常が原因となって病気が生じると主張する。こうして細胞は、あらゆる生命現象の基礎として位置づけられるようになった。

人体の構造が細胞のレベルまで掘り下げられたので、解剖学においても人体を器官系、器官、組織、そして細胞の階層に分けて整理する必要が生じてきた。このような視点から、ミュラー門下のドイツの医師で解剖学者のヘンレ（一八〇九〜八五）は、人体の構造を体系的に扱う系統解剖学をつ

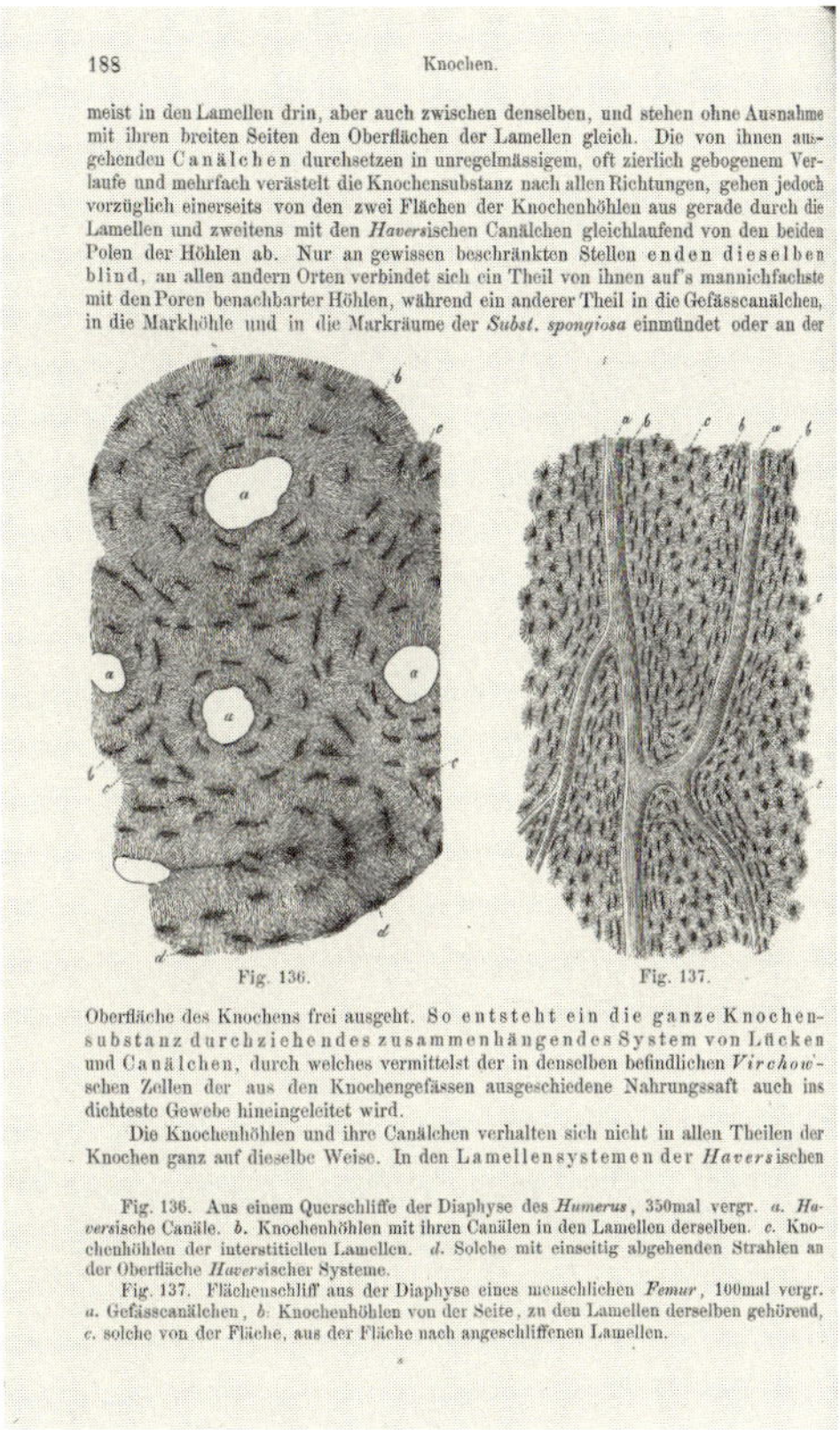
188 Knochen.

meist in den Lamellen drin, aber auch zwischen denselben, und stehen ohne Ausnahme mit ihren breiten Seiten den Oberflächen der Lamellen gleich. Die von ihnen ausgehenden Canälchen durchsetzen in unregelmässigem, oft zierlich gebogenem Verlaufe und mehrfach verästelt die Knochensubstanz nach allen Richtungen, gehen jedoch vorzüglich einerseits von den zwei Flächen der Knochenhöhlen aus gerade durch die Lamellen und zweitens mit den *Havers*ischen Canälchen gleichlaufend von den beiden Polen der Höhlen ab. Nur an gewissen beschränkten Stellen enden dieselben blind, an allen andern Orten verbindet sich ein Theil von ihnen auf's mannichfachste mit den Poren benachbarter Höhlen, während ein anderer Theil in die Gefässcanälchen, in die Markhöhle und in die Markräume der *Subst. spongiosa* einmündet oder an der

Fig. 136. Fig. 137.

Oberfläche des Knochens frei ausgeht. So entsteht ein die ganze Knochensubstanz durchziehendes zusammenhängendes System von Lücken und Canälchen, durch welches vermittelst der in denselben befindlichen *Virchow*'schen Zellen der aus den Knochengefässen ausgeschiedene Nahrungssaft auch ins dichteste Gewebe hineingeleitet wird.

Die Knochenhöhlen und ihre Canälchen verhalten sich nicht in allen Theilen der Knochen ganz auf dieselbe Weise. In den Lamellensystemen der *Havers*ischen

Fig. 136. Aus einem Querschliffe der Diaphyse des *Humerus*, 350mal vergr. *a. Havers*ische Canäle. *b.* Knochenhöhlen mit ihren Canälen in den Lamellen derselben. *c.* Knochenhöhlen der interstitiellen Lamellen. *d.* Solche mit einseitig abgehenden Strahlen an der Oberfläche *Havers*ischer Systeme.

Fig. 137. Flächenschliff aus der Diaphyse eines menschlichen *Femur*, 100mal vergr. *a.* Gefässcanälchen, *b.* Knochenhöhlen von der Seite, zu den Lamellen derselben gehörend, *c.* solche von der Fläche, aus der Fläche nach angeschliffenen Lamellen.

図10-4 ケリカー『人体組織学提要』第5版(1867)から骨組織の顕微鏡像，木口木版画
大腿骨組織の顕微鏡像を示す．左は骨の横断面像で，血管を通す中心管(a)の周囲に同心円状の層板が取り巻き，層板の間に骨細胞を収める小腔(b)が多数見られる．右は縦断面像で，血管を通す管(a)が縦に走り，その周囲に骨細胞を収める小腔(b)が平行に配列している．筆者蔵．

くり上げた。その主著『人体系統解剖学提要』(一八五五～七一)は三巻に分かれ、第一巻の第一部では骨、第二部では関節、第三部では筋を扱う。第二巻は内臓を扱い、第一部では外界につながる内臓として①消化器、②呼吸器、③泌尿器、④生殖器、第二部では血管腺、第三部では感覚器として眼、耳、鼻を扱う。第三巻の第一部では血管系、第二部では神経系を扱う。人体の構造は特定の機能をもつ器官系に分けて扱われている。

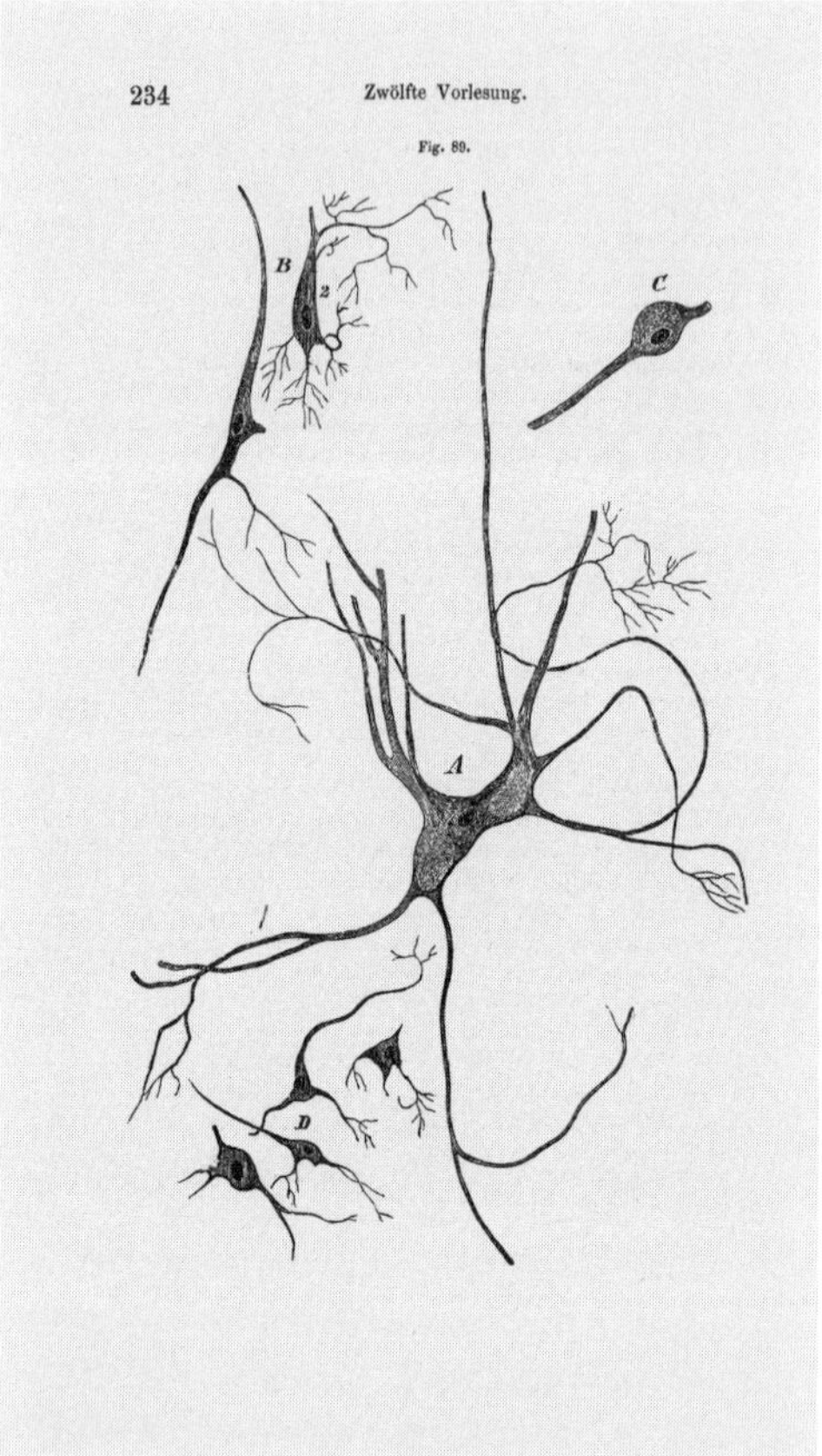

図 10-5　フィルヒョウ『細胞病理学』(1859)から神経細胞の顕微鏡像，木口木版画
神経細胞の顕微鏡像を示す．A, B, C は脊髄灰白質の細胞で，A は前角にある大型の運動神経細胞，B は後角の小型の神経細胞，C は正中後部の双極性の神経細胞である．D は大脳皮質に見られた神経細胞．複製，筆者蔵．

ヘンレの解剖学書でも、木口木版画による図を本文中に多数配置して、図と本文が一体となった編集が行われている（**図10-6**）。しかもその一部については、赤や青の色を加えて部分的な多色刷りを実現している点が画期的である。

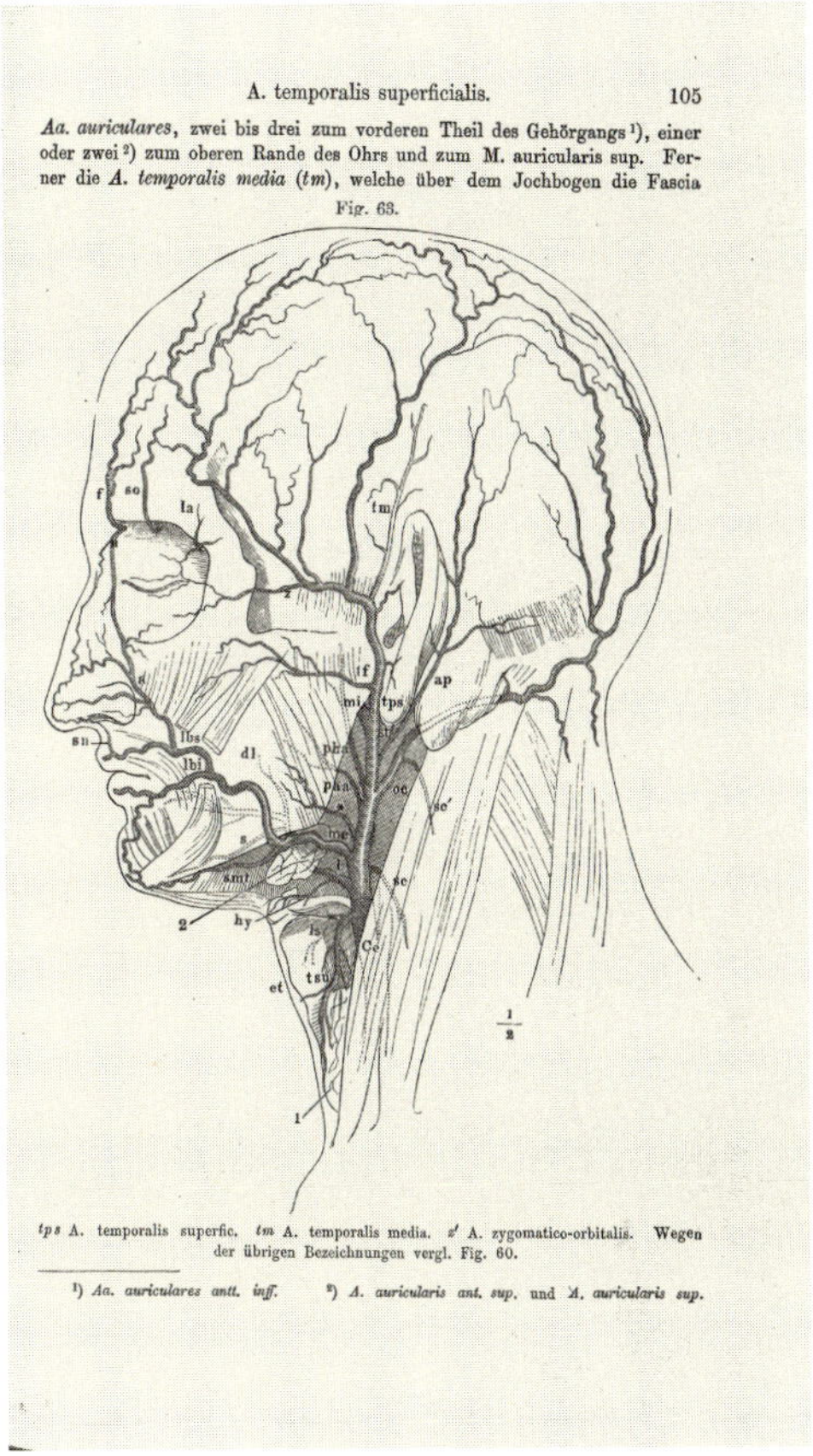

A. temporalis superficialis. 105

Aa. auriculares, zwei bis drei zum vorderen Theil des Gehörgangs[1]), einer oder zwei[2]) zum oberen Rande des Ohrs und zum M. auricularis sup. Ferner die *A. temporalis media* (*tm*), welche über dem Jochbogen die Fascia

Fig. 63.

tps A. temporalis superfic. *tm* A. temporalis media. *z'* A. zygomatico-orbitalis. Wegen der übrigen Bezeichnungen vergl. Fig. 60.

1) *Aa. auriculares antt. inff.* 2) *A. auricularis ant. sup.* und *A. auricularis sup.*

図10-6　ヘンレ『人体系統解剖学提要』全3巻（1855–71）から頭部に分布する動脈，木口木版画
頭部に分布する外頸動脈の枝を示す．実際には動脈は赤色で印刷されている．外頸動脈の主要枝の上甲状腺動脈，顔面動脈，浅側頭動脈，後頭動脈の全貌が描かれている．舌動脈と顎動脈は深部に隠れるので，根元だけが描かれている．筆者蔵．

進化と個体発生

ダーウィン(一八〇九〜八二)が『種の起原』(一八五九)で自然選択説を提唱し、その後、進化論が広く受け入れられるようになると、人体解剖学に新しい視点が加わるようになった。人類はもはや地球上の生物のなかの特別の存在ではなく、長い年月をかけて進化の末に現れた多数の動物種の一つにすぎないと見なされた。人間と他の動物の身体の構造の類似性も、また個体発生の類似性も、進化によって説明されるようになった。ドイツのヘッケル(一八三四〜一九一九)はイェナ大学の動物学教授で、進化論をいち早く受け入れ、『生物体の一般形態学』(一八六六)などの専門書や一般向けの多数の著作により、社会に普及するのに大いに貢献した。ヘッケルは動物の個体発生を進化と関連づけて、「個体発生は系統発生の短い要約反復である」という生物発生原則を提唱した。これにより、個体発生の過程は生物体の起源や本質を示すという重要な意味をもつと考えられるようになった。

ゲーゲンバウル(一八二六〜一九〇三)はドイツのハイデルベルク大学の解剖学教授で、比較解剖学の研究を精力的に行い、進化と個体発生を重視した解剖学を展開した。『人体解剖学教科書』(一八八三)は名著として名高く、その内容は器官系ごとにまとめた系統解剖学であり、機能だけでなく個体発生の起源をも重視したものである。木口木版画による図版は、正確さとともに優美さが加わり、洗練されたものに仕上がっている(**図10-7**)。

一九世紀のフランスの解剖学書の代表格はテステュ（一八四九〜一九二五）による『人体解剖学提要』全三巻（一八八九〜九二）である。詳細な記載と精緻な解剖図に定評があり、著者の手で第六版まで改訂を重ね、没後も第九版（一九四八）まで長年にわたり愛用され、またスペイン語版とイタリア語版も出版されて大きな影響力があった（**図10–8**）。

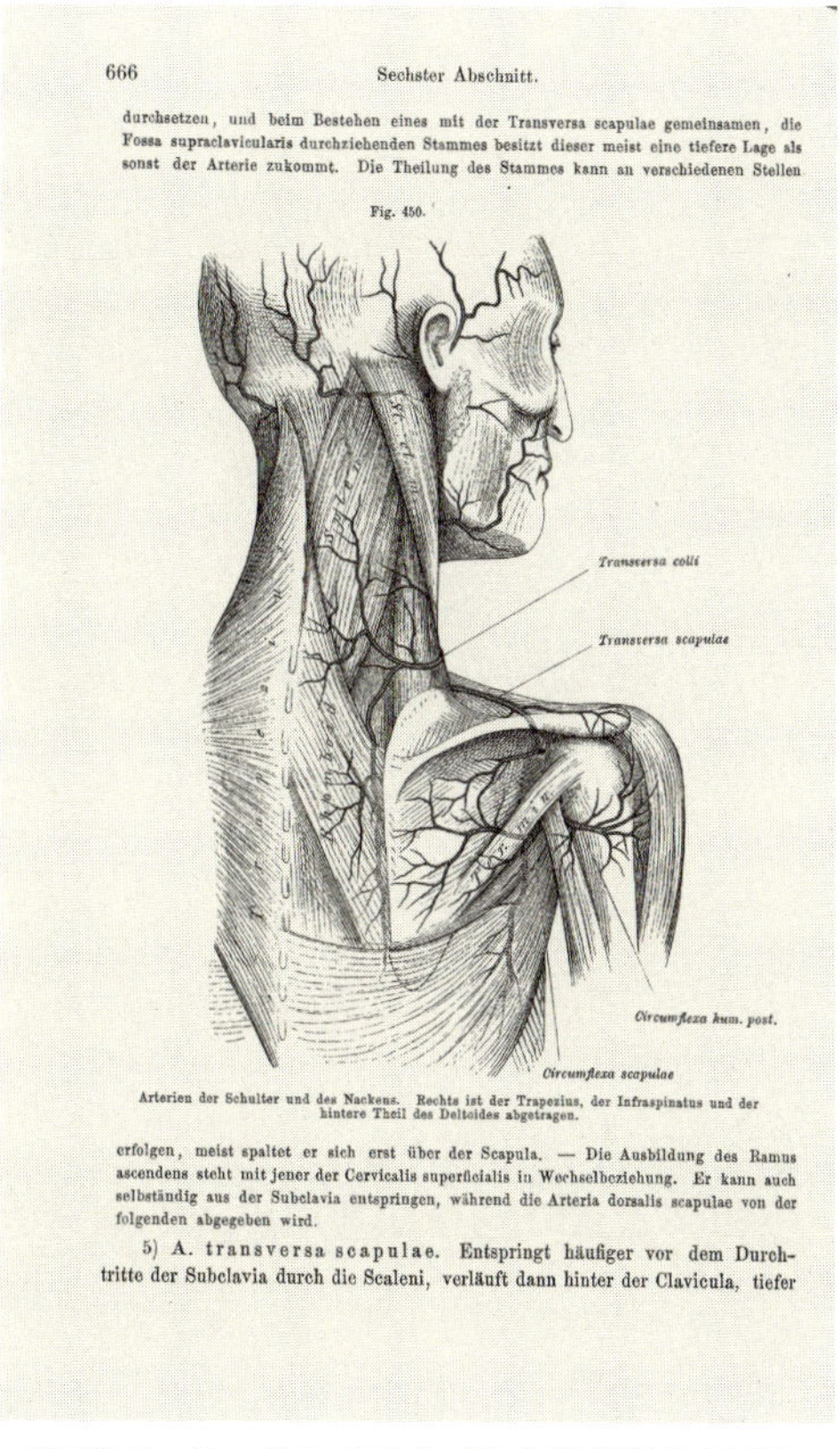
666 Sechster Abschnitt.

durchsetzen, und beim Bestehen eines mit der Transversa scapulae gemeinsamen, die Fossa supraclavicularis durchziehenden Stammes besitzt dieser meist eine tiefere Lage als sonst der Arterie zukommt. Die Theilung des Stammes kann an verschiedenen Stellen

Fig. 450.

Arterien der Schulter und des Nackens. Rechts ist der Trapezius, der Infraspinatus und der hintere Theil des Deltoides abgetragen.

erfolgen, meist spaltet er sich erst über der Scapula. — Die Ausbildung des Ramus ascendens steht mit jener der Cervicalis superficialis in Wechselbeziehung. Er kann auch selbständig aus der Subclavia entspringen, während die Arteria dorsalis scapulae von der folgenden abgegeben wird.

5) A. transversa scapulae. Entspringt häufiger vor dem Durchtritte der Subclavia durch die Scaleni, verläuft dann hinter der Clavicula, tiefer

図10–7 ゲーゲンバウル『人体解剖学教科書』(1883)から後頸部と肩甲部に分布する動脈，木口木版画
鎖骨下動脈〜腋窩動脈から分かれて後頸部に分布する頸横動脈，肩甲部に分布する肩甲上動脈，肩甲回旋動脈，後上腕回旋動脈が描かれている．他に例のない独自の構図で，表現も洗練されている．実際には動脈は赤色で印刷されている．筆者蔵．

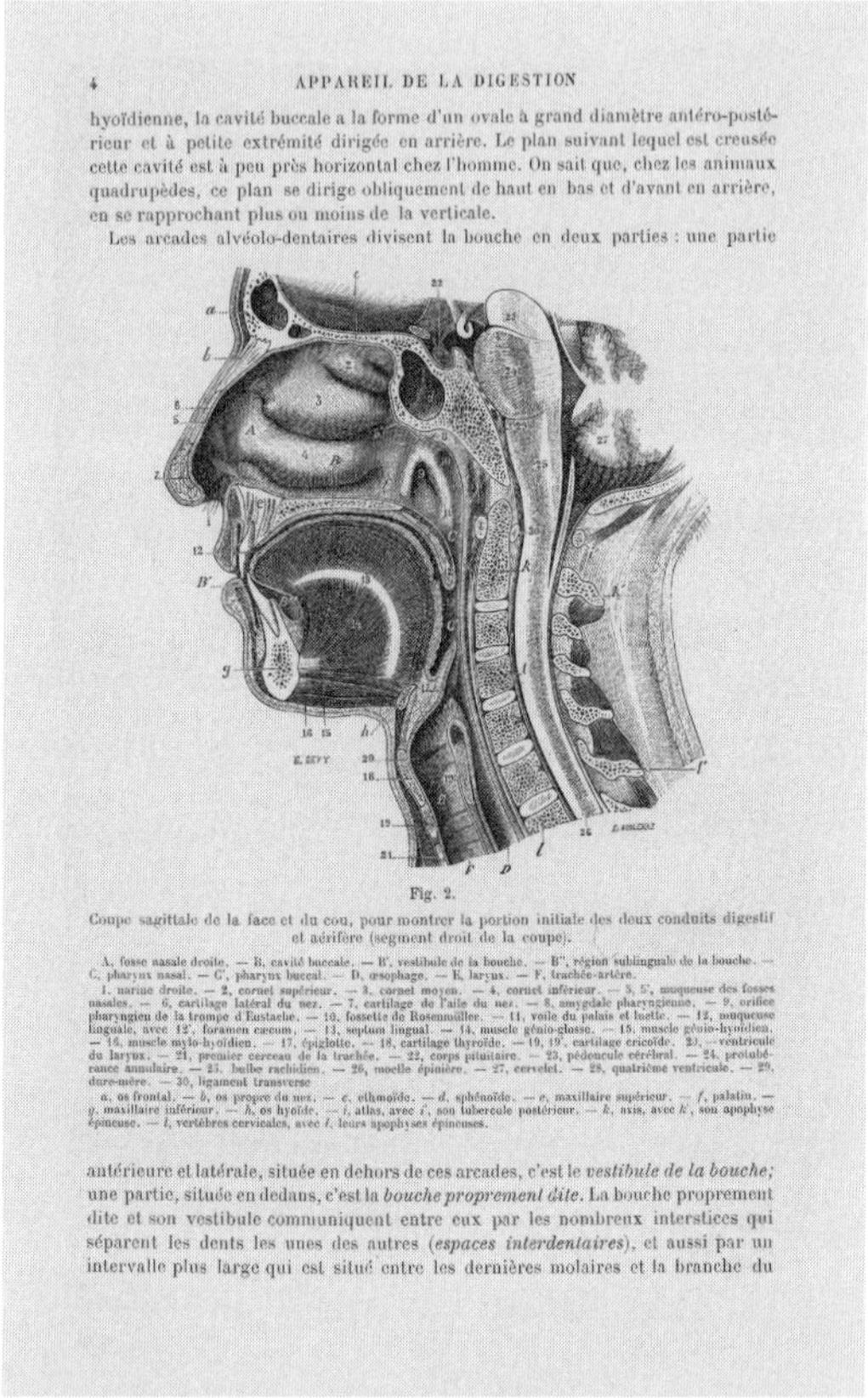

4　APPAREIL DE LA DIGESTION

hyoïdienne, la cavité buccale a la forme d'un ovale à grand diamètre antéro-postérieur et à petite extrémité dirigée en arrière. Le plan suivant lequel est creusée cette cavité est à peu près horizontal chez l'homme. On sait que, chez les animaux quadrupèdes, ce plan se dirige obliquement de haut en bas et d'avant en arrière, en se rapprochant plus ou moins de la verticale.

Les arcades alvéolo-dentaires divisent la bouche en deux parties : une partie

Fig. 2.

Coupe sagittale de la face et du cou, pour montrer la portion initiale des deux conduits digestif et aérifère (segment droit de la coupe).

A, fosse nasale droite. — B, cavité buccale. — B', vestibule de la bouche. — B'', région sublinguale de la bouche. — C, pharynx nasal. — C', pharynx buccal. — D, œsophage. — E, larynx. — F, trachée-artère.

1, narine droite. — 2, cornet supérieur. — 3, cornet moyen. — 4, cornet inférieur. — 5, 5', muqueuse des fosses nasales. — 6, cartilage latéral du nez. — 7, cartilage de l'aile du nez. — 8, amygdale pharyngienne. — 9, orifice pharyngien de la trompe d'Eustache. — 10, fossette de Rosenmüller. — 11, voile du palais et luette. — 12, muqueuse linguale, avec 12', foramen cæcum. — 13, septum lingual. — 14, muscle génio-glosse. — 15, muscle génio-hyoïdien. — 16, muscle mylo-hyoïdien. — 17, épiglotte. — 18, cartilage thyroïde. — 19, 19', cartilage cricoïde. 20, —ventricule du larynx. — 21, premier cerceau de la trachée. — 22, corps pituitaire. — 23, pédoncule cérébral. — 24, protubérance annulaire. — 25, bulbe rachidien. — 26, moelle épinière. — 27, cervelet. — 28, quatrième ventricule. — 29, dure-mère. — 30, ligament transverse

a, os frontal. — *b*, os propre du nez. — *c*, ethmoïde. — *d*, sphénoïde. — *e*, maxillaire supérieur. — *f*, palatin. — *g*, maxillaire inférieur. — *h*, os hyoïde. — *i*, atlas, avec *i'*, son tubercule postérieur. — *k*, axis, avec *k'*, son apophyse épineuse. — *l*, vertèbres cervicales, avec *l'*, leurs apophyses épineuses.

antérieure et latérale, située en dehors de ces arcades, c'est le *vestibule de la bouche;* une partie, située en dedans, c'est la *bouche proprement dite*. La bouche proprement dite et son vestibule communiquent entre eux par les nombreux interstices qui séparent les dents les unes des autres (*espaces interdentaires*), et aussi par un intervalle plus large qui est situé entre les dernières molaires et la branche du

図 10-8　テステュ『人体解剖学提要』第 4 版，全 4 巻（1901）から頭部の正中断，木口木版画
頭部の正中断で，口腔と鼻腔から咽頭と喉頭にかけての構造を示す．一見したところ解剖標本の写生図であるかのように精緻に描かれているが，解剖体にしばしば見られる余分な構造や歪みが排除されていて，人体構造の深い理解のもとに描かれたことがわかる．筆者蔵．

第11章 人体についての知を表現する
――写真製版による表現力の拡大

新技術の誕生――安価に高品質に

写真術はフランス人のダゲル(一七八七～一八五一)により開発され、一八三九年にパリの科学アカデミーで報告された。写真では、実物の画像を忠実、かつ安価に再現することができる。これが印刷技術と結びついて写真製版の技術が生まれる。写真製版では、原画となる図から繰り返し原版を作成できるために、こみ入った多階調の図を安価に印刷できるようになった。それまでの図版では、原版となる素材に図を描いたり刻み込んだりして原版を作成していたので、版の製作費用も高く、一つの版から印刷できる枚数にも大きな制約があった点を、写真製版は克服した。

既存の画像から光学的に刷版をつくる写真製版の技術は、一八七九年にクリッチュ(一八四一～一九二六)により開発されたグラビア法で、これにより凹版の刷版がつくられる。クリッチュは一八九三年に輪転式のグラビア印刷機を開発し、欧米で広く用いられるようになった。しかし、凹版のグラビア法では、写真版を活版印刷の本文と同時に印刷することができず、図は本文と別の紙に印刷される。

写真と本文との同時印刷を再び可能にしたのはアメリカのレヴィ兄弟であった。レヴィ兄弟は、写真製版による凸版の刷版を、一八九〇年に開発された網版法により可能にした。凸版の網版法では、写真製版による図を本文と同じ紙面に配置することができる。写真製版を用いれば、どのような解剖図でも、原画さえ描いておけば、それを忠実に繰り返し再現することができる。

写真製版は解剖学書における図の印刷に大きな変革をもたらした。一つは、版の製作費用がリトグラフに比べて大幅に低減されて、多色・多階調の図を印刷することが容易になったことで、これまでにないほど詳細な解剖図を多数製作することができるようになった。第二に、これまで本文と同じ紙面に印刷するために用いられた木口木版画が、原則として線画で単色であったが、写真製版では多色・多階調の図を本文中に配置できるようになったことである。第三には、撮影した写真をそのまま印刷できるので、顕微鏡写真を図に使えるようになったことである。

『人体解剖学携用図譜』『人体解剖学教科書』
――初期の写真製版による解剖学書

写真製版による解剖図を用いた最初期の解剖学書にシュパルテホルツとラウベル―コプシュの解剖学書がある。これらに用いられた図は、一見したところ写真のような印象を受けるが、細部をよく見ると人の手で描かれたものであることがわかる。原版は、撮影した写真を模写して描かれた解剖図であると思われる。

シュパルテホルツ（一八六一〜一九四〇）はライプツィヒ大学の教授で、その『人体解剖学携用図譜』は三巻に分かれ、一八九六年、一八九八年、一九〇三年に出版された。八六九ページで九三五点の解剖図と詳細な説明を含み、解剖図の大半は解剖標本を見てエルーの描いた写生図を写真製版したものである（**図11-1**）。この図譜は人気が高く、著者の手で第一四版（一九三九・四〇）まで、没後も改訂されて第一六版（一九五九）まで刊行されている。また各国語に翻訳され、英語版（第一六版、

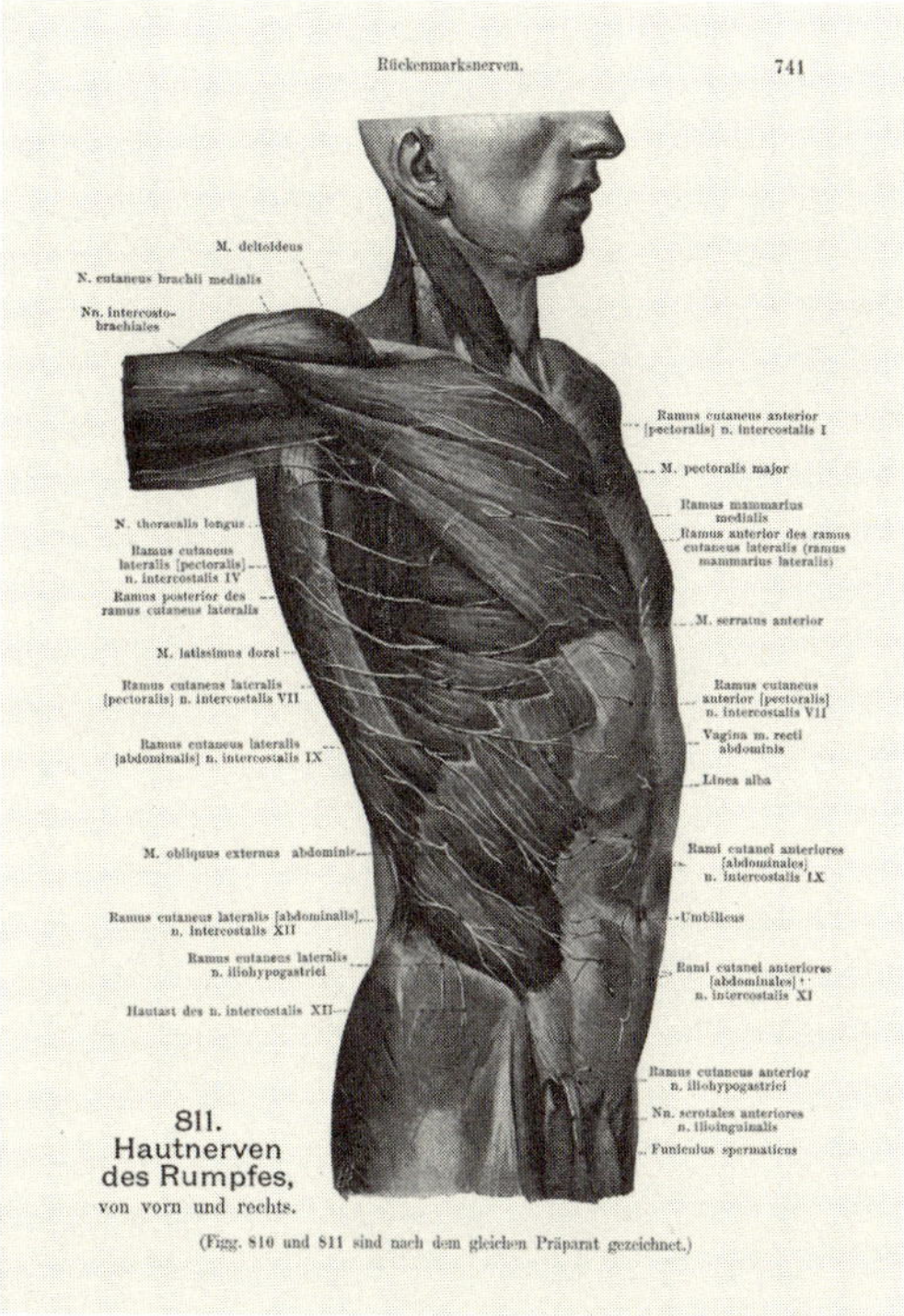

図11-1 シュパルテホルツ『人体解剖学携用図譜』全3巻（1896-1903）から胸腹部の前面の筋，写真製版
胸腹部前面の筋と皮神経が剖出されたところを斜め前方から見ている．おそらく解剖体の写真をもとにして描かれた図で，殿部のあたりに画家のサインが記されている．筆者蔵．

一九六七まで)、スペイン語版(二〇〇六年版まで)、イタリア語版が出版されている。

コプシュ(一八六八～一九五五)はベルリン大学の教授で、エストニアのドルパド大学の解剖学教授だったラウベル(一八四一～一九一七)の『人体解剖学教科書』の編集を引き継いだ。その第七版(一九〇六～〇八)を大改訂して写真製版による多数の解剖図を加え、判型を大きくして六分冊にした。新たな図は解剖標本の写真や顕微鏡写真をもとに描かれたもので、写真製版により本文とは別ページのアート紙に印刷され、旧版を引き継いだ木口木版画の図は本文中に配置されている(**図11-2**)。この本はドイツ語の解剖学教科書の定番となり、広く愛用された。コプシュにより第一九版(一九五五)まで改訂され、没後には別の編者により改訂され(第二〇版、一九六八)、改題されてさらに第三版(二〇〇三)まで出版されている。

人体についての知を盛り込んだ解剖図

少し時代が進むと、解剖標本をそのまま写生するのではなく、美しく形を整えるとともに、解剖学の知識を盛り込んで、わかりやすい解剖図が描かれるようになった。ゾボッタとペルンコップの解剖学書には、そのような人体についての知を盛り込んだ解剖図が用いられている。

ゾボッタ(一八六九～一九四五)はボン大学の解剖学教授であった。『人体記載解剖学図譜』全三巻の初版(一九〇四～〇七)では、リトグラフの解剖図が多数用いられたが、第二版(一九一三～一六)ではグラビア法による写真製版の図に置き換えられ、本文とは別ページのアート紙に印刷されている。

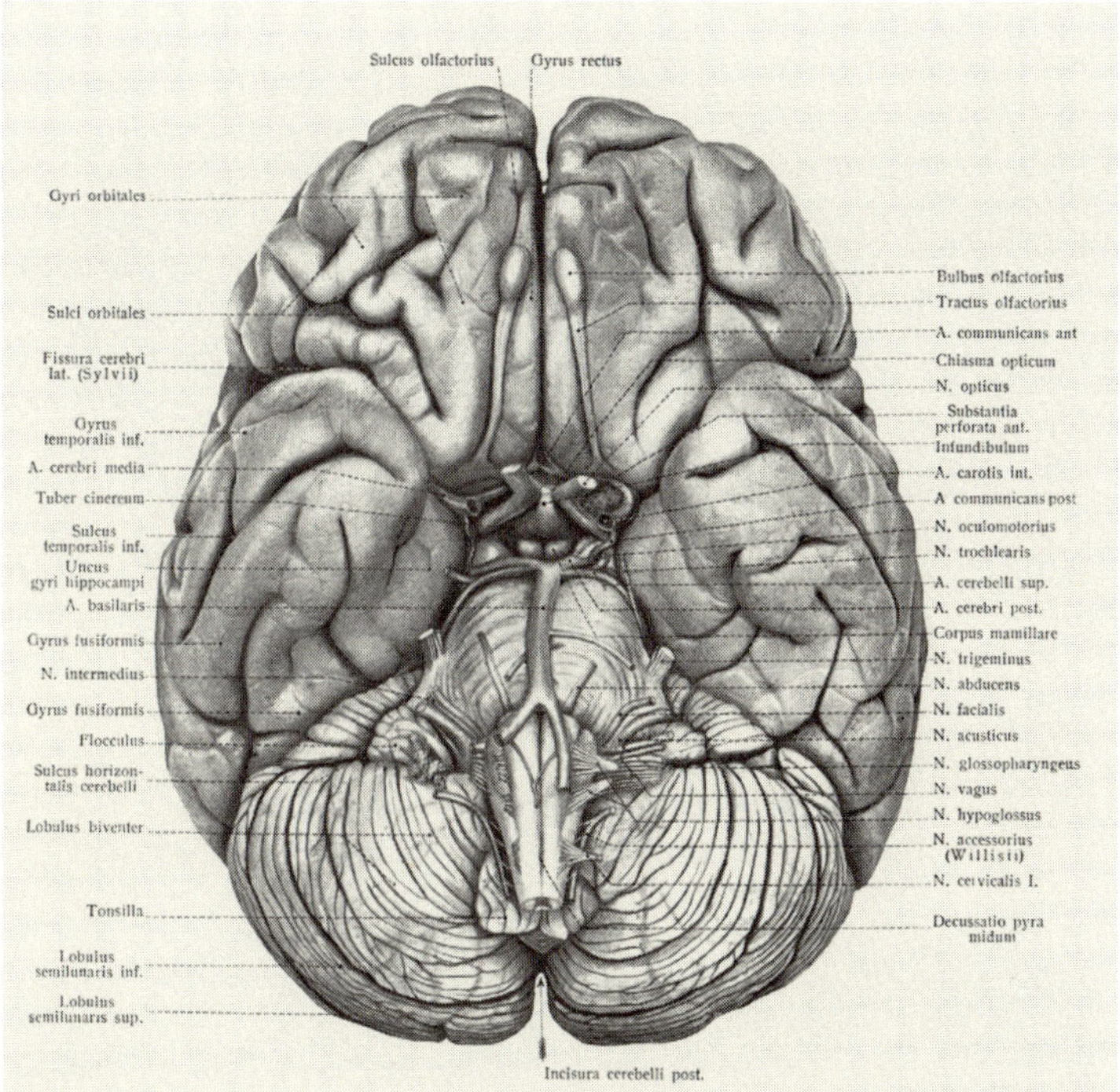

Fig. 526. Gehirnbasis.

図 11-2　コプシュ編『ラウベル人体解剖学教科書』第 7 版（1906-08）から脳の基底面，写真製版
脳の底面と脳神経，動脈の枝を描いた．一見したところ脳の標本を撮影した写真のような印象を受けるが，細部を見ると画家の手で描かれた図であることがわかる．筆者蔵．

写真製版の図はカラーで、解剖標本を参考にして描かれているが、実物そのものではなく美しくわかりやすく整形されている（**図11-3**）。この解剖学書は著者により、第八版まで改訂され、その後も第一七版まで版を重ねたが、第一八版で表題を『ゾボッタ人体解剖図譜』と改め、本文のない図譜となって第二二版（二〇〇六）に至っている。第二版の図の一部は今なお生き残っている。

ペルンコップ（一八八八〜一九五五）はウィーン大学の教授である。『人体局所解剖学』全二巻四冊

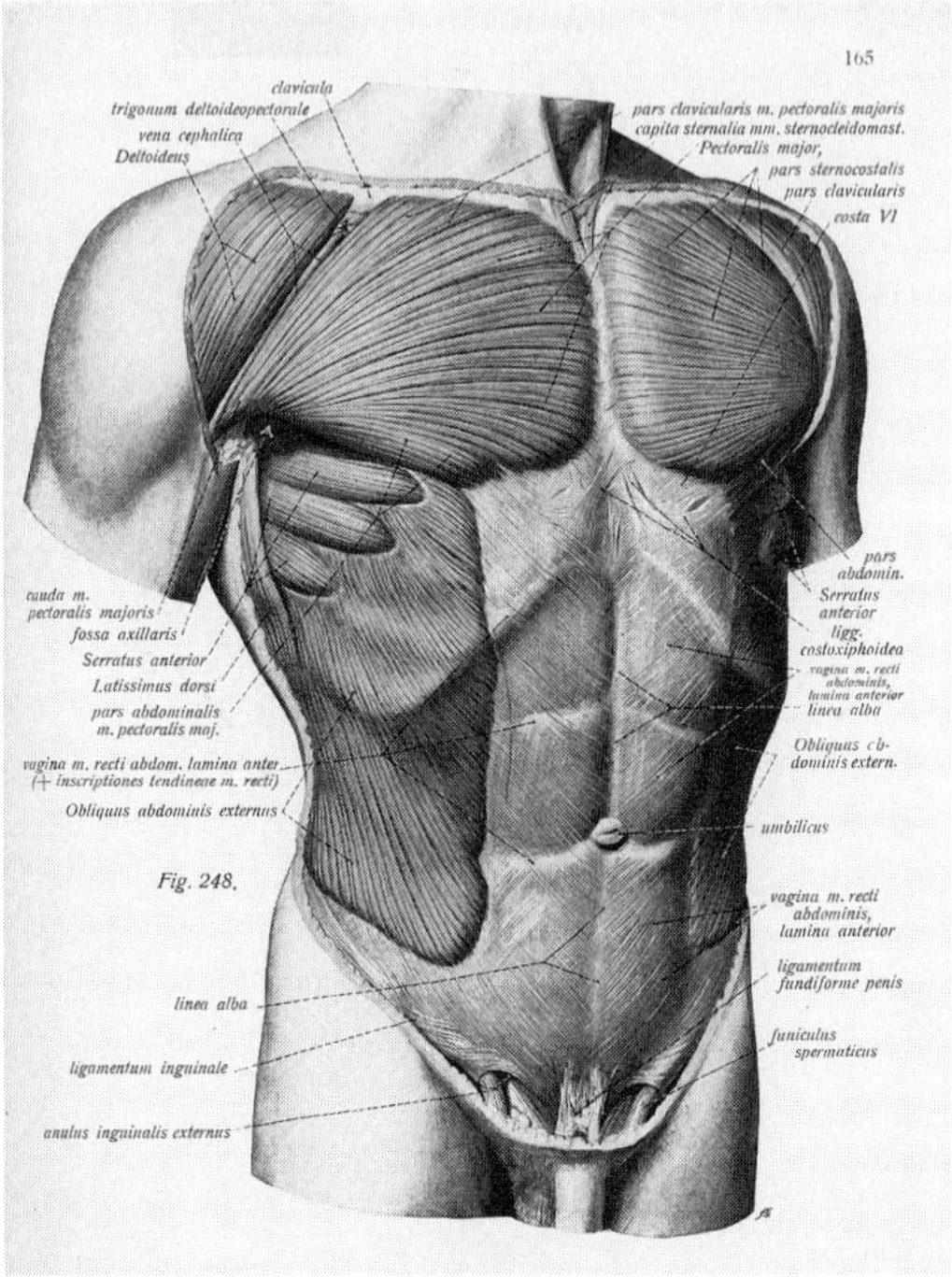

図 11-3　ゾボッタ『人体記載解剖学図譜』第３版（1920）から胸腹部の前面の筋，写真製版
胸腹部前面で皮膚を切り取り，そこに見える筋を描いている．力強く明瞭な描写により，個々の筋の外形と筋線維の走行が理解しやすい．解剖体をそのまま写生したものではなく，解剖学的な理解をもとに再構成して描かれている．筆者蔵．

（一九四三）は一四〇九ページの本文の他に、写真製版でカラーの解剖図二六九葉を含んでいる。解剖図は局所解剖の場面を描き、動脈は赤、静脈は青、神経は黄などと、色分けされているため構造を視認しやすい。そのうえ精細で芸術的にもすばらしいものである（**図11-4**）。著者の没後に表題を『人体局所応用解剖図譜』と改め、本文のない解剖図譜になり、第三版（一九八七〜八九）まで版を重ねたが、一九九〇年代に解剖図に描かれた遺体についての倫理的な問題が提起されて、その後は再

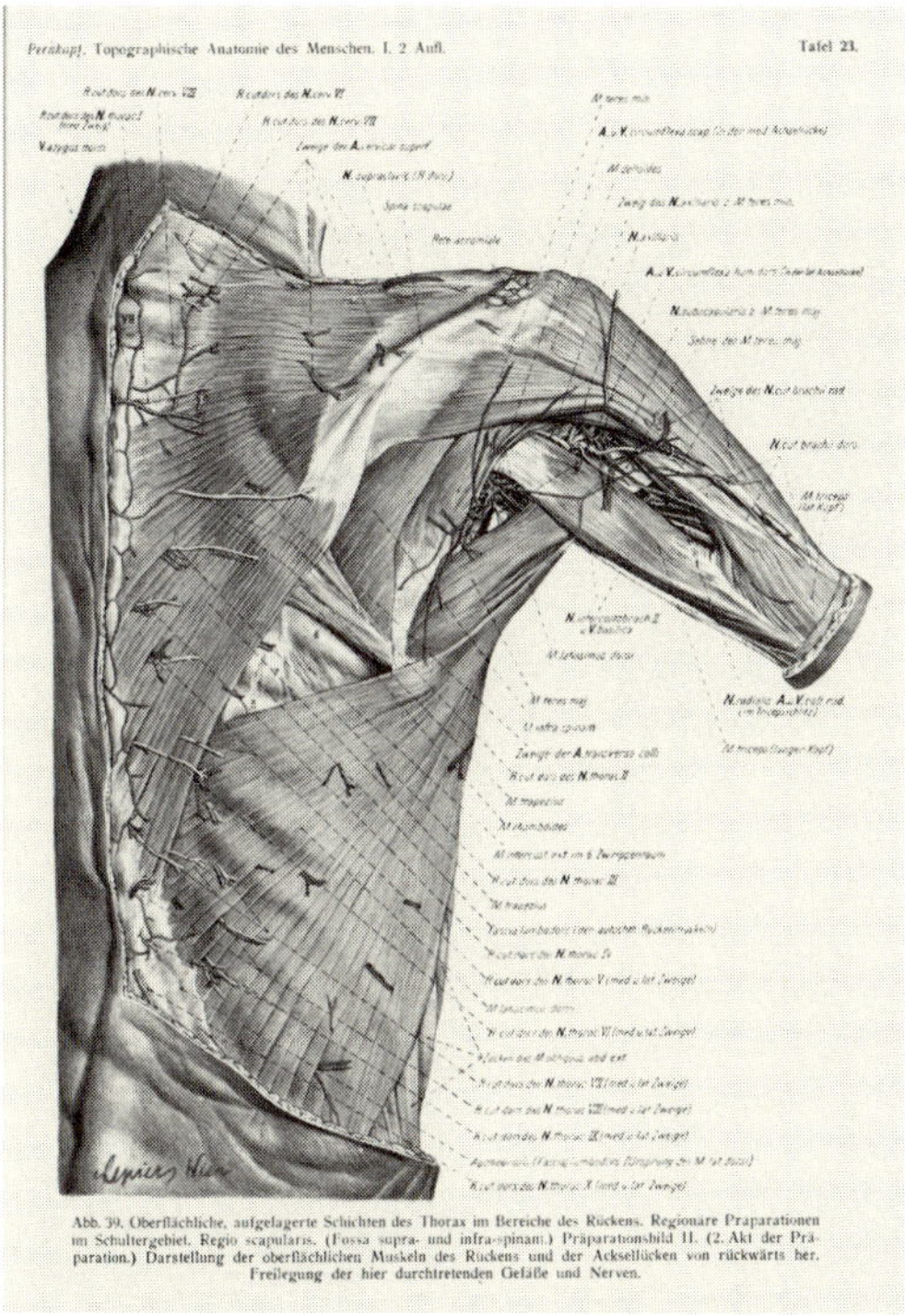

図11-4　ペルンコップ『人体局所解剖学』第2版（1943）から背部浅層と上腕後面の解剖，写真製版
背部から上腕後面にかけて，筋と動静脈，神経を描いている．解剖標本を忠実に写生しているが，筋の表面に見える筋束の模様が整えられ，神経は実際よりも太く描かれて，解剖図としての見やすさに配慮している．筆者蔵．

版されていない。

英語圏ではカナダのトロント大学教授のグラント（一八八六〜一九七三）の『解剖学図譜』（一九四三）は、自ら製作した解剖標本をもとに解剖図を描いたもので、図の正確さで評価が高く、アメリカを中心に世界中で愛用されている（**図11-5**）。グラントの解剖図のもとになった標本は、現在でもトロ

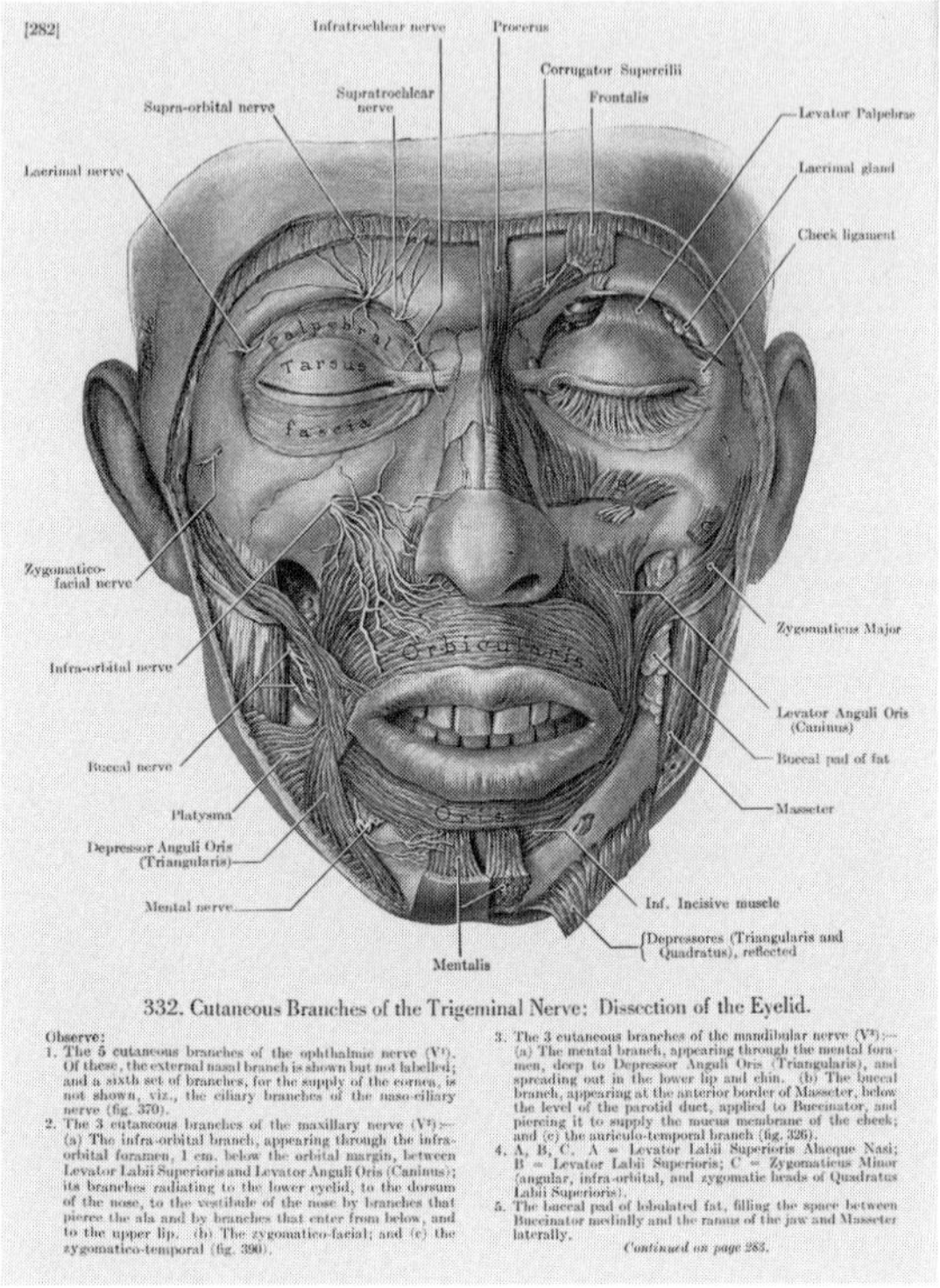

図 11-5　グラント『解剖学図譜』(1943)から顔の表情筋と神経の解剖，写真製版
顔面の表情筋と皮膚に分布する三叉神経枝を描いている．解剖標本を忠実に写生したものだろう．筆者蔵．

ント大学のグラント博物館に残され展示されている。著者により第六版まで版を重ね、その後も改訂されて第一三版(二〇一二)まで刊行されている。またグラントの図を用いた解剖学の書籍が出されており、『グラント解剖学実習』(一九四〇)はグラントの没後も改訂されて第一五版(二〇一二)が出され、日本語訳もある。

網版法を用いた写真製版の技術で多階調・多色の表現力豊かな解剖図を本文の間に配置した解剖学書は第一次大戦後あたりから登場するようになり、二〇世紀後半の解剖学書の主流になった。最初期のものとして、ベニンホフの解剖学書がある。ドイツ語圏の最も人気のある解剖学書で現在でも改訂が続けられている。

ベニンホフ(一八九〇〜一九五三)はキール大学の解剖学教授で、『人体解剖学教科書』全二巻三冊(後に三巻)(一九三九〜四二)を出版した。副題に「機能的関係を優先して提示した」とあるとおり、構造と機能の関係が重視されている。第一巻では骨格と筋を別々に扱うのではなく、体幹・下肢・上肢・頭頸部と部位ごとに分けて運動機能を含めて記述している点が特徴である。第二巻の内臓と循環系では、肉眼解剖だけでなく組織構造と機能が記述される。第三巻の神経系では、機能に関わる伝導路の記述が含まれる。このような、構造と機能をまたぐ記述は、本文中に配置された多階調の図版によって支えられている(**図11-6**)。機能を重視した解剖学という特徴的なコンセプトが支持されて、この本は著者の没後も版を重ね、第一七版(二〇〇八)まで刊行されている。

ブラウスの解剖学書も名著としてよく知られている。ブラウス(一八六八〜一九二四)はハイデルベルク大学の教授で、『人体解剖学』の第一巻(一九二一)と第二巻(一九二四)を刊行したが、未完のま

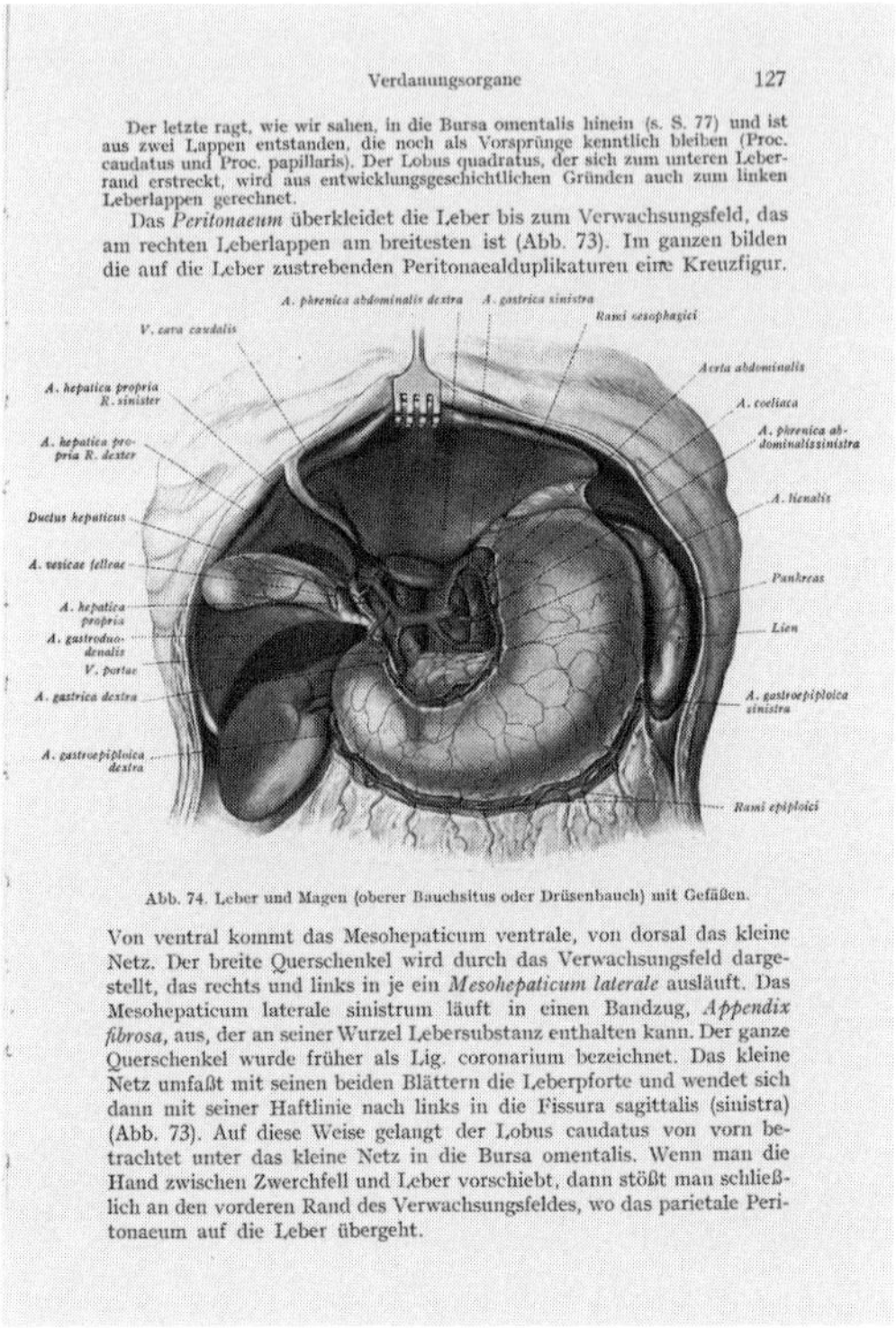
Verdauungsorgane　127

Der letzte ragt, wie wir sahen, in die Bursa omentalis hinein (s. S. 77) und ist aus zwei Lappen entstanden, die noch als Vorsprünge kenntlich bleiben (Proc. caudatus und Proc. papillaris). Der Lobus quadratus, der sich zum unteren Leberrand erstreckt, wird aus entwicklungsgeschichtlichen Gründen auch zum linken Leberlappen gerechnet.

Das *Peritonaeum* überkleidet die Leber bis zum Verwachsungsfeld, das am rechten Leberlappen am breitesten ist (Abb. 73). Im ganzen bilden die auf die Leber zustrebenden Peritonaealduplikaturen eine Kreuzfigur.

Abb. 74. Leber und Magen (oberer Bauchsitus oder Drüsenbauch) mit Gefäßen.

Von ventral kommt das Mesohepaticum ventrale, von dorsal das kleine Netz. Der breite Querschenkel wird durch das Verwachsungsfeld dargestellt, das rechts und links in je ein *Mesohepaticum laterale* ausläuft. Das Mesohepaticum laterale sinistrum läuft in einen Bandzug, *Appendix fibrosa*, aus, der an seiner Wurzel Lebersubstanz enthalten kann. Der ganze Querschenkel wurde früher als Lig. coronarium bezeichnet. Das kleine Netz umfaßt mit seinen beiden Blättern die Leberpforte und wendet sich dann mit seiner Haftlinie nach links in die Fissura sagittalis (sinistra) (Abb. 73). Auf diese Weise gelangt der Lobus caudatus von vorn betrachtet unter das kleine Netz in die Bursa omentalis. Wenn man die Hand zwischen Zwerchfell und Leber vorschiebt, dann stößt man schließlich an den vorderen Rand des Verwachsungsfeldes, wo das parietale Peritonaeum auf die Leber übergeht.

図11-6　ベニンホフ『人体解剖学教科書』(1939-42)から胃の周辺の解剖，写真製版
胃の周辺の動脈を描いた．筆者蔵．

ま亡くなったためドイツのロストック大学教授のエルツェ（一八八五〜一九七二）により、第三巻（一九三二）と第四巻（一九四〇）が完成した。この教科書は、ベニンホフと同様に構造と機能の関係を重視し、さらに組織構造についての詳しい記述が特徴となっている。第二巻の内臓では、唾液腺、舌乳頭、肺胞、胃粘膜、小腸粘膜、肝臓などの臓器の構築を示す独自の立体的な図があり、以後の教科書などにしばしば引用されている（**図11-7**）。一九六〇年以降は改訂されていない。

顕微鏡を用いた研究論文や組織学の教科書で、顕微鏡で見た組織と細胞の図が印刷されるようになったのは一九世紀中頃からだった。ケリカーの『人体組織学提要』やその後の組織学の教科書では、木口木版画の図を本文中に配置して印刷されていたことは前に述べた（134ページ）。一九世紀の組織学書には木口木版画による図が用いられたが、研究論文ではリトグラフがよく用いられ、顕微鏡像のスケッチを別紙に印刷していた。写真製版が登場して、顕微鏡写真の印刷が容易になっても、スケッチを原画とする図の方が好まれた。写真では微細な構造の識別が難しいからである。

マキシモウ（一八七四～一九二八）はロシア生まれの組織学者で、血球の発生について優れた研究を行い、一九二二年にアメリカに亡命した。『組織学教科書』（一九三〇）を著し、弟子のブルーム（一八九九～一九七二）の手によって完成して出版された。この教科書は光学顕微鏡によるスケッチ図を多数掲載し、高い人気を集めた（**図11-8**）。ブルームによって第七版（一九五七）まで改訂され、第八版（一九六二）からハーバード大学のフォーセット（一九一七～二〇〇九）が改訂を引き継いで、美しい電子顕微鏡写真を多数掲載するようになり、第一二版（一九九四）まで改訂された。長年にわたって組織学教科書の最高峰の地位を保ち続け、世界中の多くの医学生に愛用された。

日本の解剖学書では、東京大学教授の藤田恒太郎（一九〇三～六四）の『人体解剖学』（一九四八）が、写真製版による図を本文の中に配置した解剖学書として、広く愛用された。著者の没後は子息で新潟大学教授の藤田恒夫（一九二九～二〇一二）が改訂を続け、第四二版（二〇〇三）まで版を重ねている。

日本語の組織学教科書では、藤田尚男と藤田恒夫の『標準組織学』総論と各論（一九七五・一九七六）が圧倒的な人気を集めた。藤田尚男（一九二八～　）は大阪大学教授で甲状腺の研究が著名である。

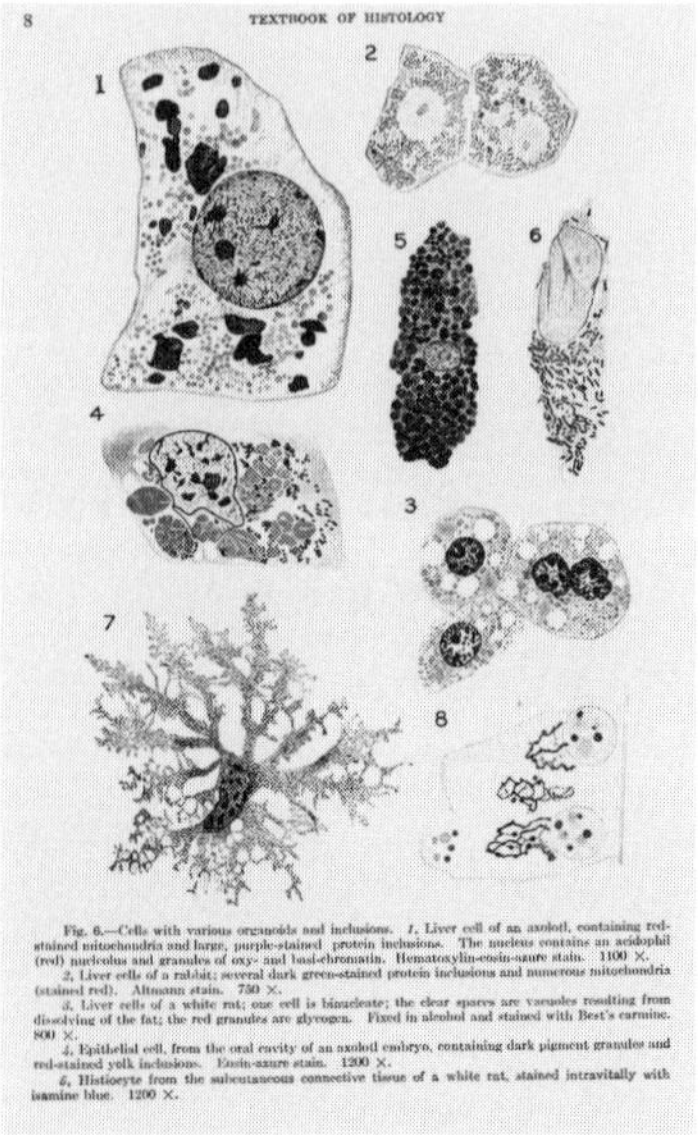
8　TEXTBOOK OF HISTOLOGY

Fig. 6.—Cells with various organoids and inclusions. *1*, Liver cell of an axolotl, containing red-stained mitochondria and large, purple-stained protein inclusions. The nucleus contains an acidophil (red) nucleolus and granules of oxy- and basi-chromatin. Hematoxylin-eosin-azure stain. 1100 ×.
2, Liver cells of a rabbit; several dark green-stained protein inclusions and numerous mitochondria (stained red). Altmann stain. 750 ×.
3, Liver cells of a white rat; one cell is binucleate; the clear spaces are vacuoles resulting from dissolving of the fat; the red granules are glycogen. Fixed in alcohol and stained with Best's carmine. 800 ×.
4, Epithelial cell, from the oral cavity of an axolotl embryo, containing dark pigment granules and red-stained yolk inclusions. Eosin-azure stain. 1200 ×.
6, Histiocyte from the subcutaneous connective tissue of a white rat, stained intravitally with isamine blue. 1200 ×.

図 11-8　マキシモウとブルーム『組織学教科書』第２版(1935)からさまざまな細胞の光学顕微鏡像，写真製版
さまざまな細胞の形と細胞小器官を示した光学顕微鏡のスケッチ図．筆者蔵．

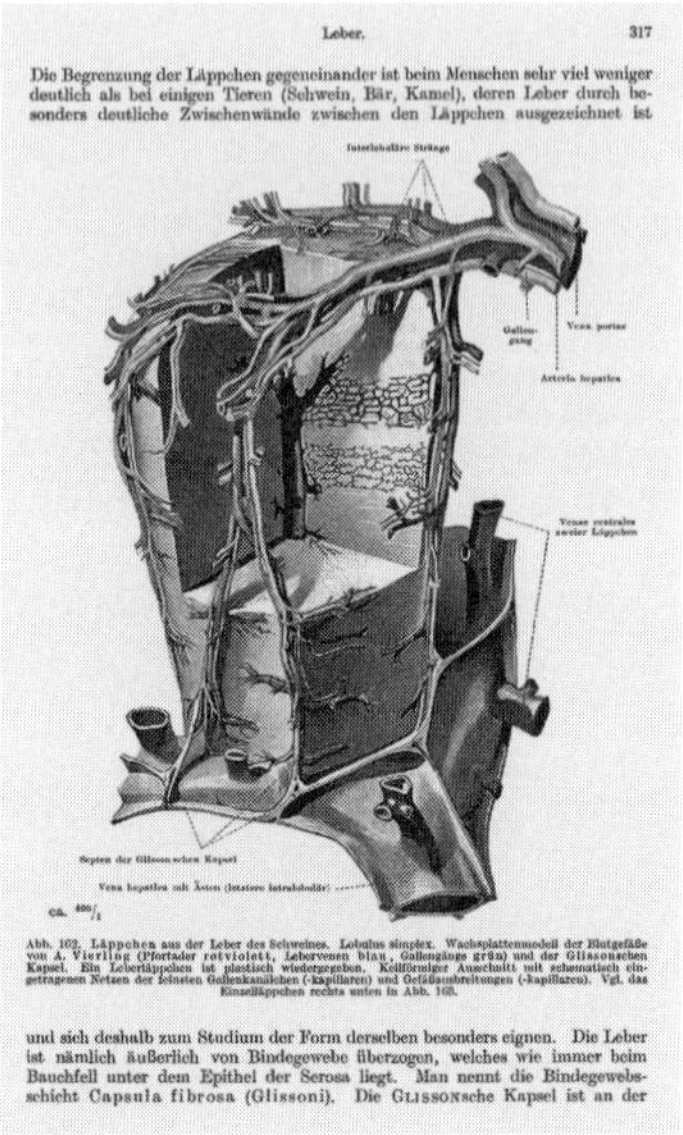
Leber.　317

Die Begrenzung der Läppchen gegeneinander ist beim Menschen sehr viel weniger deutlich als bei einigen Tieren (Schwein, Bär, Kamel), deren Leber durch besonders deutliche Zwischenwände zwischen den Läppchen ausgezeichnet ist

Abb. 162. Läppchen aus der Leber des Schweines. Lobulus simplex. Wachsplattenmodell der Blutgefäße von A. Vierling (Pfortader rotviolett, Lebervenen blau, Gallengänge grün) und der Glissonschen Kapsel. Ein Leberläppchen ist plastisch wiedergegeben. Keilförmiger Ausschnitt mit schematisch eingetragenen Netzen der feinsten Gallenkanälchen (-kapillaren) und Gefäßausbreitungen (-kapillaren). Vgl. das Einzelläppchen rechts unten in Abb. 163.

und sich deshalb zum Studium der Form derselben besonders eignen. Die Leber ist nämlich äußerlich von Bindegewebe überzogen, welches wie immer beim Bauchfell unter dem Epithel der Serosa liegt. Man nennt die Bindegewebsschicht Capsula fibrosa (Glissoni). Die Glissonsche Kapsel ist an der

図 11-7　ブラウスとエルツェ『人体解剖学』第２巻(1924)から肝臓の組織構造，写真製版
肝臓の顕微鏡的な単位である肝小葉の構築を描いている．筆者蔵．

藤田恒夫は新潟大学教授で腸の内分泌細胞の研究が著名である。この教科書は、掲載されている光学顕微鏡と電子顕微鏡の写真が優れていることもさることながら、出典となる論文を確認しながら書かれた詳細で正確な記述と、さらに組織学の歴史を遡り著名な研究者を紹介する、該博かつ奥深い知識に多くの人が魅了された（**図11-9**）。総論第四版（二〇〇二）と各論第四版（二〇一〇）まで改訂が続けられた。

　写真製版の図を用いた解剖学書の中で、人体は部分だけが強調して示され、人体の全体が示されることはない。人

体についての知と表現力の拡大は、人体を器官や組織といった小さな部分に解体した。このような時代に、人体のイメージはわれわれの視野から失われ、漂泊しているように思われる。

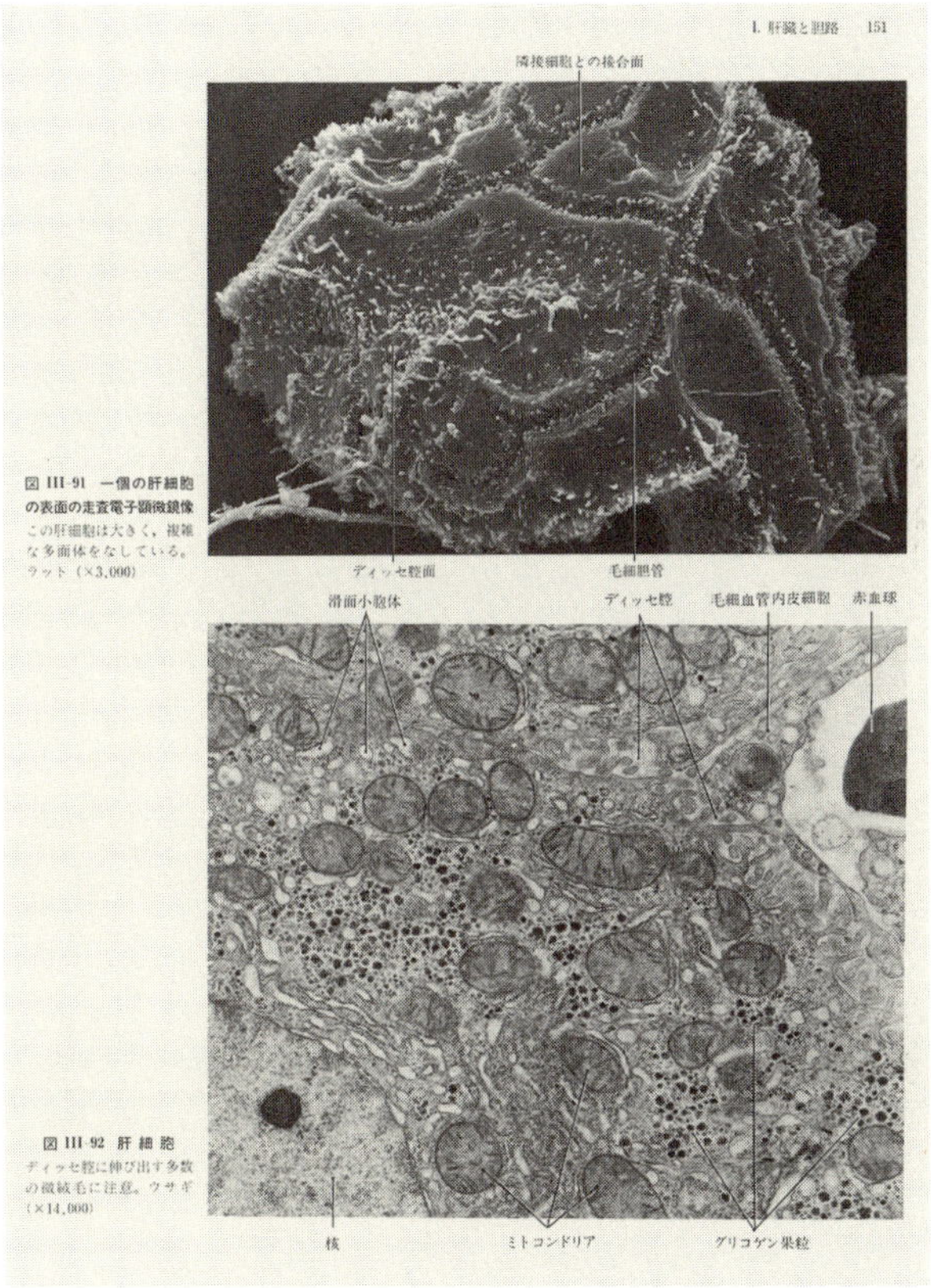

図 11-9　藤田尚男・藤田恒夫『標準組織学各論』第2版(1984)から肝細胞の走査型電子顕微鏡像(上)と透過型電子顕微鏡像(下)
上図では肝細胞の表面に毛細胆管の溝がよく見える．下図では，ミトコンドリアや滑面小胞体などの細胞小器官が見える．

第12章　人体をありのままに見せる
——医療画像と実物の迫真力

X線の登場——外から肉体の奥をのぞく最初の技術

ここまで解剖図に人体がどのように表現されてきたかを見てきたが、表現だけでなく、見る技術の進歩によって人体の見え方そのものも変わってきた。

一九世紀末にドイツのヴュルツブルク大学の物理学教授のレントゲン（一八四五〜一九二三）は、陰極線についての研究を行っている最中に、実験に用いたクルックス管から非常に透過性の高い放射線が出ていることを見出しX線と名づけた。その結果を「新種の放射線について」という論文にまとめ、妻の手などのX線写真を添えて、著名な物理学者に送ったことは有名である（図12-1）。

X線写真は世界中でただちに医学に応用され、日本でも、発見の翌一八九六年に物理学者の村岡範為馳《はんいち》が講演で紹介し、国産の装置を開発してX線写真を撮影するのに成功している。医療用のレントゲン装置は同じ一八九六年にジーメンス社により開発・市販され、一八九八年には日本にもたらされている。レントゲンは一九〇一年に、第一回ノーベル物理学賞を受賞した。当初、X線の正体は不明であったが、一九一二年に電磁波の一種であることが示された。

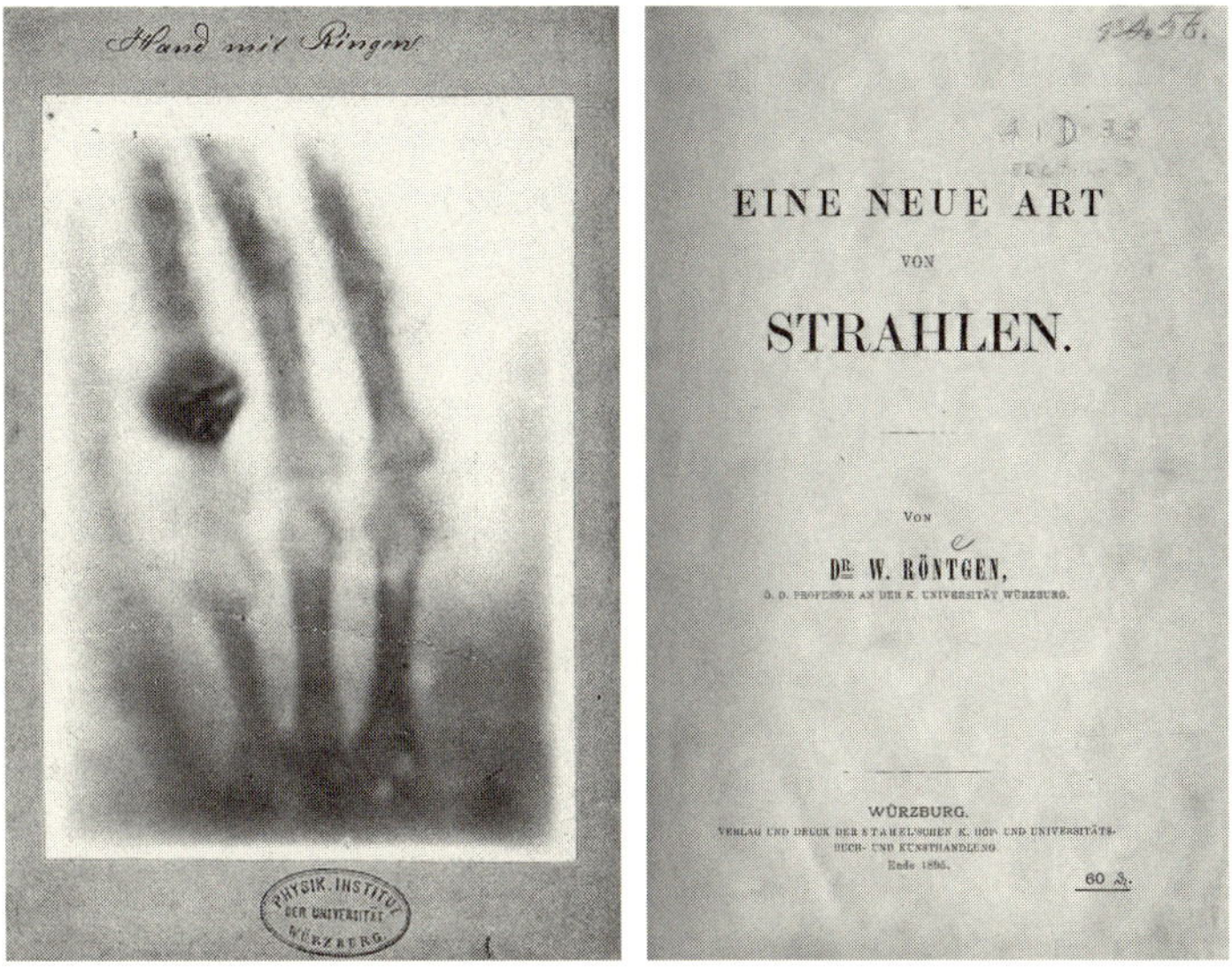

図12-1　レントゲンの論文「新種の放射線について」(1895，右)とはじめて撮影した妻の手のX線写真(左)
レントゲンはX線の発見を報告した1895年の論文を，各国の研究者に送付したが，それに妻の手を撮影した最初のこのレントゲン写真を同封した．

人体の内部を透視するX線写真をはじめて見た人は、大きな衝撃を受けたに違いない。自分の手のX線写真を見せられたレントゲンの妻ベルタは、自分自身の骨の気味悪い姿を見てひどく恐がり、早死の前兆になるのではと案じたという。しかしX線が医療に広く応用されて普及すると、X線写真は速やかに見慣れたものになってしまう。トーマス・マンの小説『魔の山』では、結核でサナトリウムに滞在する主人公ハンスがロシア人のショーシャ夫人からレントゲン写真をもらい、その肉体の奥をのぞくことで得る、背徳的な喜びが描かれている。

単純なX線写真では、胸部の肺の病変や、四肢の骨折と脱臼について

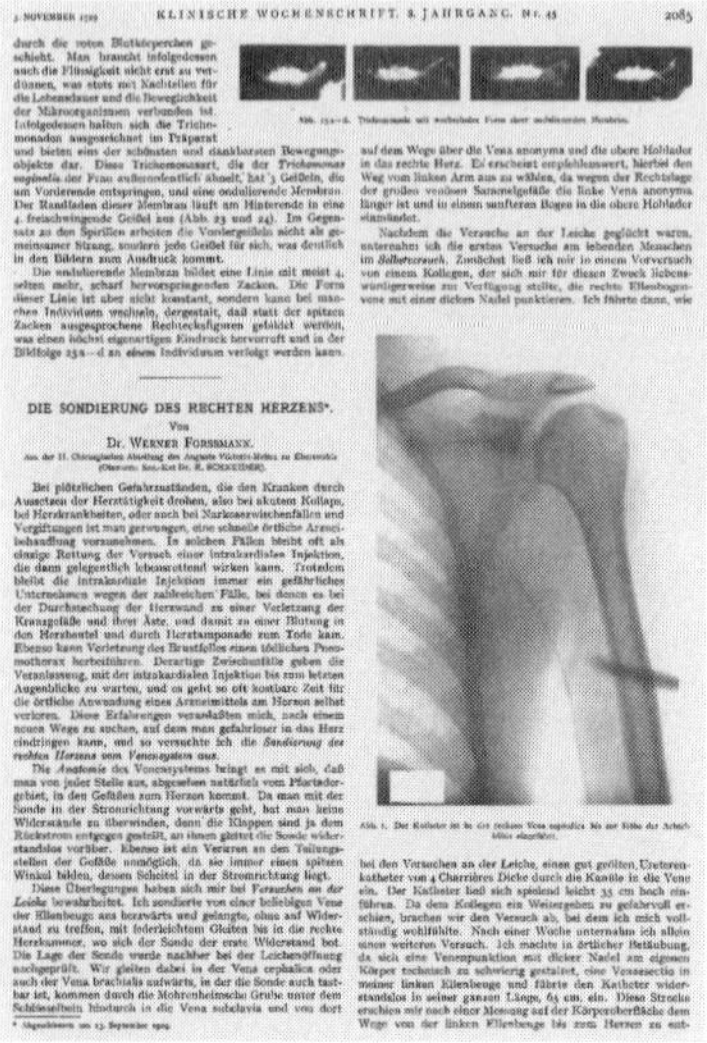

3. NOVEMBER 1929　KLINISCHE WOCHENSCHRIFT. 8. JAHRGANG. Nr. 45　2085

durch die roten Blutkörperchen geschieht. Man braucht infolgedessen auch die Flüssigkeit nicht erst zu verdünnen, was stets mit Nachteilen für die Lebensdauer und die Beweglichkeit der Mikroorganismen verbunden ist. Infolgedessen halten sich die Trichomonaden ausgezeichnet im Präparat und bieten eins der schönsten und dankbarsten Bewegungsobjekte dar. Diese Trichomonasart, die der *Trichomonas vaginalis* der Frau außerordentlich ähnelt, hat 3 Geißeln, die am Vorderende entspringen, und eine undulierende Membran. Der Randfaden dieser Membran läuft am Hinterende in eine 4. freischwingende Geißel aus (Abb. 23 und 24). Im Gegensatz zu den Spirillen arbeiten die Vordergeißeln nicht als gemeinsamer Strang, sondern jede Geißel für sich, was deutlich in den Bildern zum Ausdruck kommt.

Die undulierende Membran bildet eine Linie mit meist 4, selten mehr, scharf hervorspringenden Zacken. Die Form dieser Linie ist aber nicht konstant, sondern kann bei manchen Individuen wechseln, dergestalt, daß statt der spitzen Zacken ausgesprochene Rechtecksfiguren gebildet werden, was einen höchst eigenartigen Eindruck hervorruft und in der Bildfolge 25a—d an *einem* Individuum verfolgt werden kann.

DIE SONDIERUNG DES RECHTEN HERZENS*.

Von

Dr. Werner Forssmann.

Bei plötzlichen Gefahrzuständen, die den Kranken durch Aussetzen der Herztätigkeit drohen, also bei akutem Kollaps, bei Herzkrankheiten, oder auch bei Narkosezwischenfällen und Vergiftungen ist man gezwungen, eine schnelle örtliche Arzneibehandlung vorzunehmen. In solchen Fällen bleibt oft als einzige Rettung der Versuch einer intrakardialen Injektion, die dann gelegentlich lebensrettend wirken kann. Trotzdem bleibt die intrakardiale Injektion immer ein gefährliches Unternehmen wegen der zahlreichen Fälle, bei denen es bei der Durchstechung der Herzwand zu einer Verletzung der Kranzgefäße und ihrer Äste, und damit zu einer Blutung in den Herzbeutel und durch Herztamponade zum Tode kam. Ebenso kann Verletzung des Brustfelles einen tödlichen Pneumothorax herbeiführen. Derartige Zwischenfälle geben die Veranlassung, mit der intrakardialen Injektion bis zum letzten Augenblicke zu warten, und es geht so oft kostbare Zeit für die örtliche Anwendung eines Arzneimittels am Herzen selbst verloren. Diese Erfahrungen veranlaßten mich, nach einem neuen Wege zu suchen, auf dem man gefahrloser in das Herz eindringen kann, und so versuchte ich die *Sondierung des rechten Herzens vom Venensystem aus*.

Die *Anatomie* des Venensystems bringt es mit sich, daß man von jeder Stelle aus, abgesehen natürlich vom Pfortadergebiet, in den Gefäßen zum Herzen kommt. Da man mit der Sonde in der Stromrichtung vorwärts geht, hat man keine Widerstände zu überwinden, denn die Klappen sind ja dem Rückstrom entgegen gestellt, an ihnen gleitet die Sonde widerstandslos vorüber. Ebenso ist ein Verirren an den Teilungsstellen der Gefäße unmöglich, da sie immer einen spitzen Winkel bilden, dessen Scheitel in der Stromrichtung liegt.

Diese Überlegungen haben sich mir bei *Versuchen an der Leiche* bewahrheitet. Ich sondierte von einer beliebigen Vene der Ellenbeuge aus herzwärts und gelangte, ohne auf Widerstand zu treffen, mit federleichtem Gleiten bis in die rechte Herzkammer, wo sich der Sonde der erste Widerstand bot. Die Lage der Sonde wurde nachher bei der Leichenöffnung nachgeprüft. Wir gleiten dabei in der Vena cephalica oder auch der Vena brachialis aufwärts, in der die Sonde auch tastbar ist, kommen durch die Mohrenheimsche Grube unter dem Schlüsselbein hindurch in die Vena subclavia und von dort auf dem Wege über die Vena anonyma und die obere Hohlader in das rechte Herz. Es erscheint empfehlenswert, hierbei den Weg vom linken Arm aus zu wählen, da wegen der Rechtslage der großen venösen Sammelgefäße die linke Vena anonyma länger ist und in einem sanfteren Bogen in die obere Hohlader einmündet.

Nachdem die Versuche an der Leiche geglückt waren, unternahm ich die ersten Versuche am lebenden Menschen im *Selbstversuch*. Zunächst ließ ich mir in einem Vorversuch von einem Kollegen, der sich mir für diesen Zweck liebenswürdigerweise zur Verfügung stellte, die rechte Ellenbogenvene mit einer dicken Nadel punktieren. Ich führte dann, wie bei den Versuchen an der Leiche, einen gut geölten Ureterenkatheter von 4 Charrières Dicke durch die Kanüle in die Vene ein. Der Katheter ließ sich spielend leicht 35 cm hoch einführen. Da dem Kollegen ein Weitergehen zu gefahrvoll erschien, brachen wir den Versuch ab, bei dem ich mich vollständig wohlfühlte. Nach einer Woche unternahm ich allein einen weiteren Versuch. Ich machte in örtlicher Betäubung, da sich eine Venenpunktion mit dicker Nadel am eigenen Körper technisch zu schwierig gestaltet, eine Venaesectio in meiner linken Ellenbeuge und führte den Katheter widerstandslos in seiner ganzen Länge, 65 cm, ein. Diese Strecke erschien mir nach einer Messung auf der Körperoberfläche dem Wege von der linken Ellenbeuge bis zum Herzen zu ent-

* Abgeschlossen am 13. September 1929.

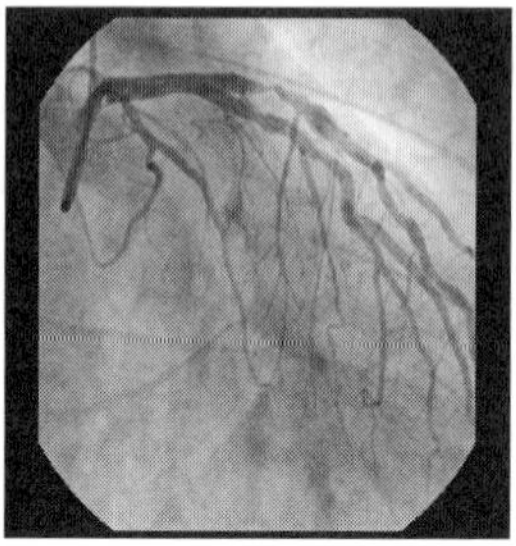

図 12-2　心臓カテーテルを報告したフォルスマンの論文「右心のカテーテル法」(1929, 左)と冠状動脈造影による X 線像(右)
左図は心臓カテーテル法を報告したフォルスマンの 1929 年の論文．無謀な実験を行ったとしてフォルスマンは長らく不遇であったが，その後に心臓カテーテル法の応用が広まるとともに評価された．右は心臓カテーテル法を用いて左冠状動脈の前室間枝を造影した X 線像．代田浩之・松永江律子提供．

有用な情報が得られる。加えて造影剤を用いることにより、血管やさまざまな臓器をX線で撮影することができるようになった。その方法には、撮影する器官により脳血管造影法、冠動脈造影法（**図12−2右**）、排泄性尿路造影法、消化管造影法がある。

　脳血管造影法では、脳に向かう動脈に、造影剤を注入してX線撮影を行う。一九二七年に、ポルトガルの神経科医モニス（一八七四〜一九五五）が開発した。これにより脳内の動脈が造影され、脳の動静脈の奇形や腫瘍の診断に役立つ。

　冠動脈造影法では、四肢の動脈から心臓まで、カテーテルを挿入して冠状動脈（心臓に血液を送る二本の動脈）に造影剤を注入してX線撮影を行う。この心臓カテーテル法は、一九二九年にドイツの外科医フォルスマン（一九〇四〜七九）が自らの身体ではじめて行った（**図12−2左**）。フォルスマンは一九五六年にノーベル生理学医学賞を受賞した。虚血性心疾患(冠状動脈の狭窄や閉塞により心筋の血流が不足する病気)の原因となる冠状動脈の異常を診断するには、カテーテルを冠状動脈の入口に差し込んで造影剤を注入する、選択的冠状動脈造影法が広く行われている(**図12-2右**)。

排泄性尿路造影法では、腎臓から排出される性質を持つ造影剤を静脈に注射し、X線撮影を行う。実用的な造影剤は一九二九年にドイツの医師スヴィック(一九〇〇~八五)が報告し、その後もより安全な造影剤の開発が行われた。尿路結石や尿路の異常の診断に役立つ。

消化管造影法では、消化管に硫酸バリウムを投与した後に、空気で膨らませてX線撮影を行う。胃では経口的に、大腸では肛門から注入して投与する。昭和三〇年代に千葉大学で白壁彦夫や市川平三郎が試行錯誤を繰り返して開発し、全国に広めた。胃癌や胃潰瘍の診断に役立つ。

こういった重要な臓器の血管や尿路や消化管の造影法は、X線による診断能力を大いに高めたが、知識と経験をもった専門家でなければ画像の判断は相変わらず困難であった。そのため一般の人たちの人体イメージが大きく影響を受けることはなかった。

CTとMRIの登場
——一般にも病気のとらえ方を大きく変えた

医療画像は、一九七〇年代に登場した二つの画期的な技術革新により、大きな発展を遂げる。その第一は、CT(コンピュータ断層撮影)である。身体を挟むようにX線の線源と検出器を配置し、それを身体の周りに一周させながら撮影して得たデータをコンピュータで数学的に解析して断面画像を再構成するものである。

一九六二〜六三年に、アメリカのコーマック(一九二四〜九八)がCTの基礎となる数学的計算方法を発表し、一九六七年、イギリスのEMI社の中央研究所のハウンズフィールド(一九一九〜二〇〇四)がCT装置を考案し、二人は一九七九年にノーベル生理学医学賞を受賞した。それまでのX線写真では構造の重なりでできた陰影を見ているので、構造の識別が難しく、また理解するのに解剖学と医学の知識が必要であった。これに対しCTで得られる断面画像では、構造の輪郭が画像上に描写されるだけでなく、十分な知識や経験がなくても理解しやすい。CTの画像は診断能力を向上させるとともに、患者に対する病状説明をする際にも有用なツールとなった(**図12-3上**)。

初期のCTには、撮影に時間がかかることと、X線の被曝量が大きいことが問題であった。その後、装置の改良によって、当初、一断面の撮影に五分近くかかっていたのが、最近では一秒で行えるようになった。X線源と検出器を、連続的に回転させながら患者を載せたテーブルを移動するヘリカルCTでは、多数の断面を連続的に撮影することが可能である。X線を受ける検出器を多数用いるMDCT(多重検出器列CT)では、短時間で多数の断面画像を撮影することができる。ヘリカルCTやMDCTで得られた多数の断面画像を、コンピュータを用いて積み重ねると、立体的な画像を再構成することができる(**図12-3下**)。

医療画像におけるもう一つの技術革新はMRI(磁気共鳴画像法)である。身体を強い磁場の中に置き、ここに電波を加えて生体内の水素原子から出る微弱な電波を検出し、断面画像を得る方法である。一九七三年にアメリカのローターバー(一九二九〜二〇〇七)は、MRIの原理を考案するとともに、二次元画像を再構成できることを示した。同じ頃、イギリスのマンスフィールド(一九三三〜)は磁気共鳴信号から画像を再構成する数学理論を考案し、さらに高速で処理し画像化する方法を開発した。二人は二〇〇三年にノーベル生理学医学賞を受賞した。

人体のMRI画像は、一九七七年にアメリカのダマディアン(一九三六〜)が撮影に成功した。MRIでは、軟部組織の濃度の差異がよく表現される。また、X線を用いずに断面画像を得ることができるのが利点である(**図12-4**)。

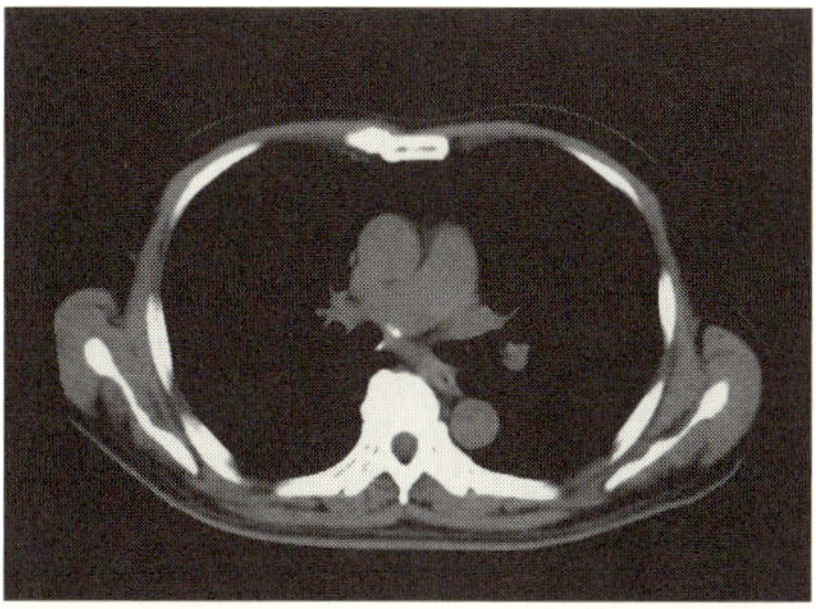

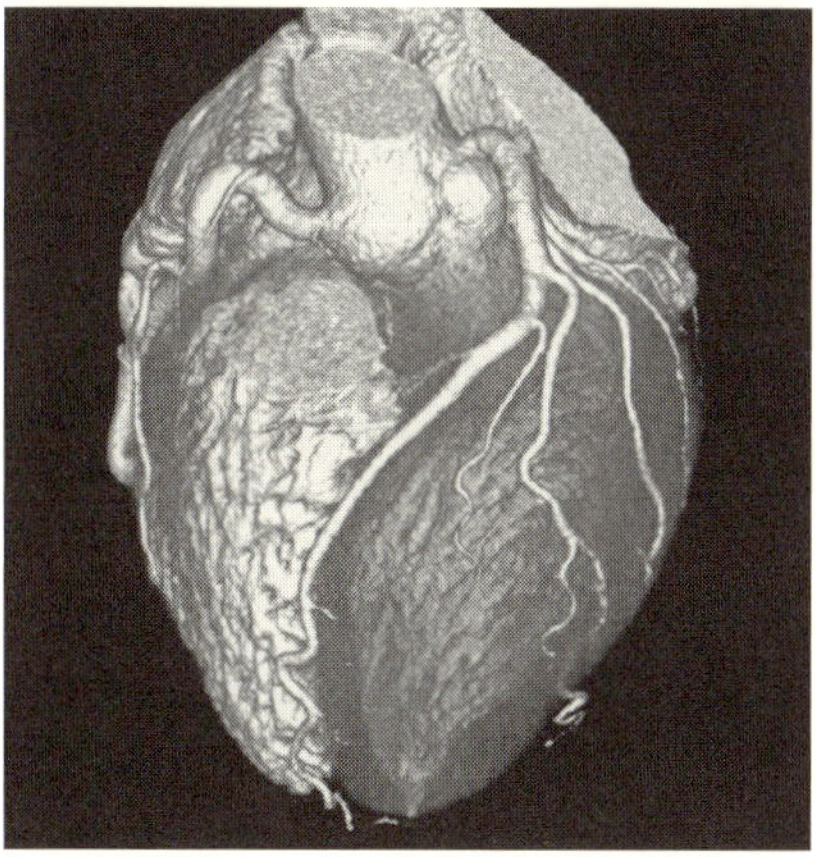

図12-3　CTによる胸部の水平断画像(上)とMDCTによる心臓の3次元画像(下)
上図は心臓のやや上を通る断面で，中央に大動脈弓と肺動脈幹，椎骨の右横に上大静脈の灰色の陰影が見えている．骨は明るい白色で，胸郭をつくる胸椎，肋骨，胸骨の他に，肩甲骨が見えている．下図はMDCTで撮影した多数の水平断面像から心臓の形状を3次元的に再構成している．代田浩之・松永江律子提供．

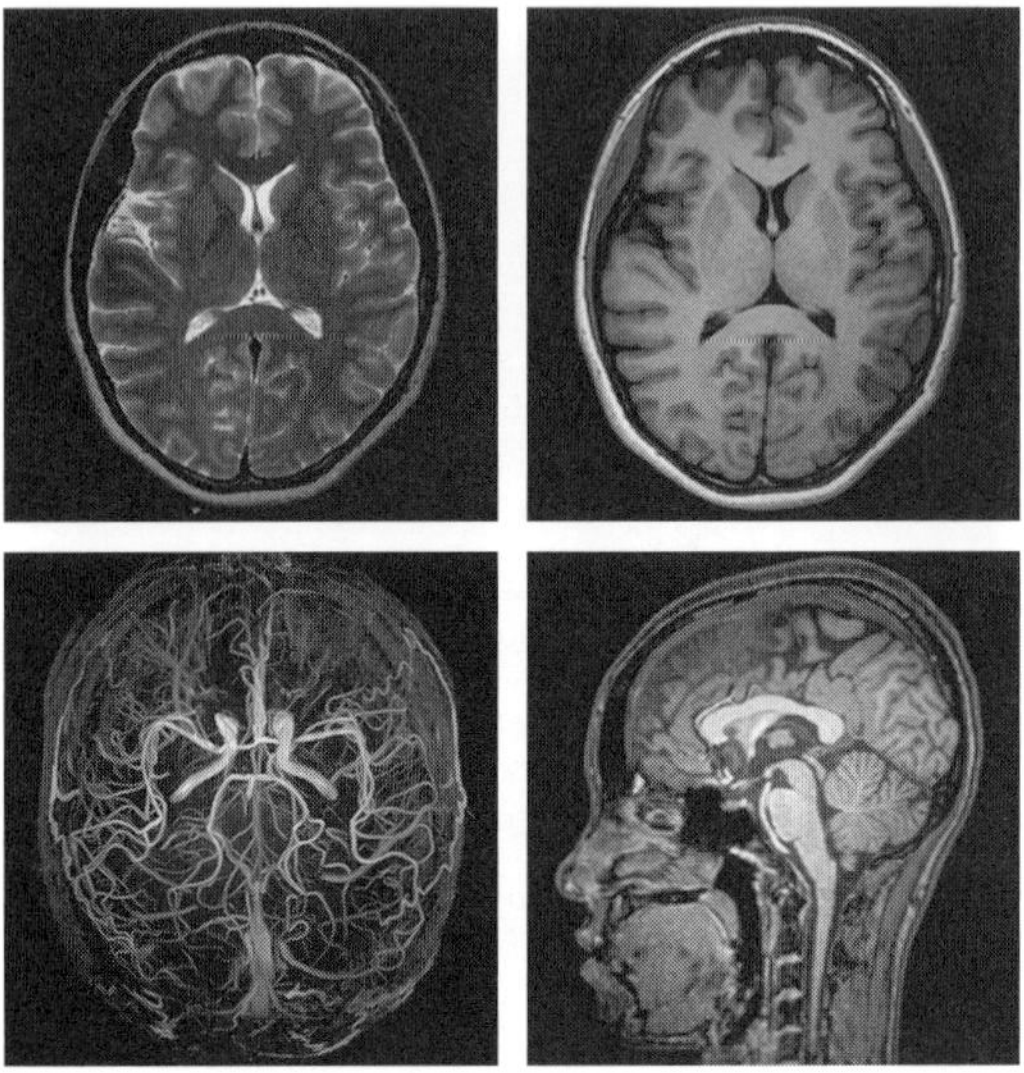

図 12-4　頭部の MRI 画像
頭部水平断の T1 強調像（右上）と T2 強調像（左上），正中矢状断の T1 強調像（右下）と磁気共鳴血管画像（MRA. MRI を用いて血管像を描出する方法）による脳の動脈の 3 次元像（左下）．青木茂樹提供．

消化管の病気の診断には、胃腸の粘膜を観察する内視鏡が広く用いられている。胃腸に管を差し込んで、粘膜を見ようとする努力は一九世紀から行われたが、実用的なものとはならなかった。実用的な内視鏡として広く用いられるようになったのは、微細なガラス線維を束ねた光ファイバーを用いたファイバー内視鏡である。アメリカのハーショヴィッツ（一九二五〜二〇一三）が一九五七年にファイバー内視鏡の試作品をつくり、一九六〇年に市販されて臨床例に用いられた。一九八〇年代には超小型のテレビカメラを内蔵した電子スコープ内視鏡が開発・市販され、現在では広く用いられている（**図12−5**）。

ＣＴとＭＲＩはともに人体の断面画像を撮影する方法で、どちらも画像診断に幅広く用いられている。それぞれ一長一短がある。ＣＴでは、検査が短時間で済み、広範囲の画像を高い精度で撮影できるので、動きのある領域、出血などで急を要するときに威力を発揮する。しかし骨が混ざっている部位では画像に悪影響がある。また放射線被曝があることも欠点である。ＭＲＩは放射線の被曝がなく、軟部組織の濃度の差異を描写することができる。欠点は装置が大がかりで撮影に時間がかかること、強力な磁気を使うために体内に金属があると撮影が困難ないし不可能になることである。

腹部内臓では、胃腸など消化管の検査にはもっぱら内視鏡が用いられるが、肝臓、脾臓、腎臓などの実質臓器では、ＣＴもＭＲＩも用いられる。一方、子宮や卵巣、前立腺などの骨に囲まれている骨盤内臓では、ＭＲＩがよく用いられる。脊椎や関節など、整形外科領域の検査でも、ＭＲＩが

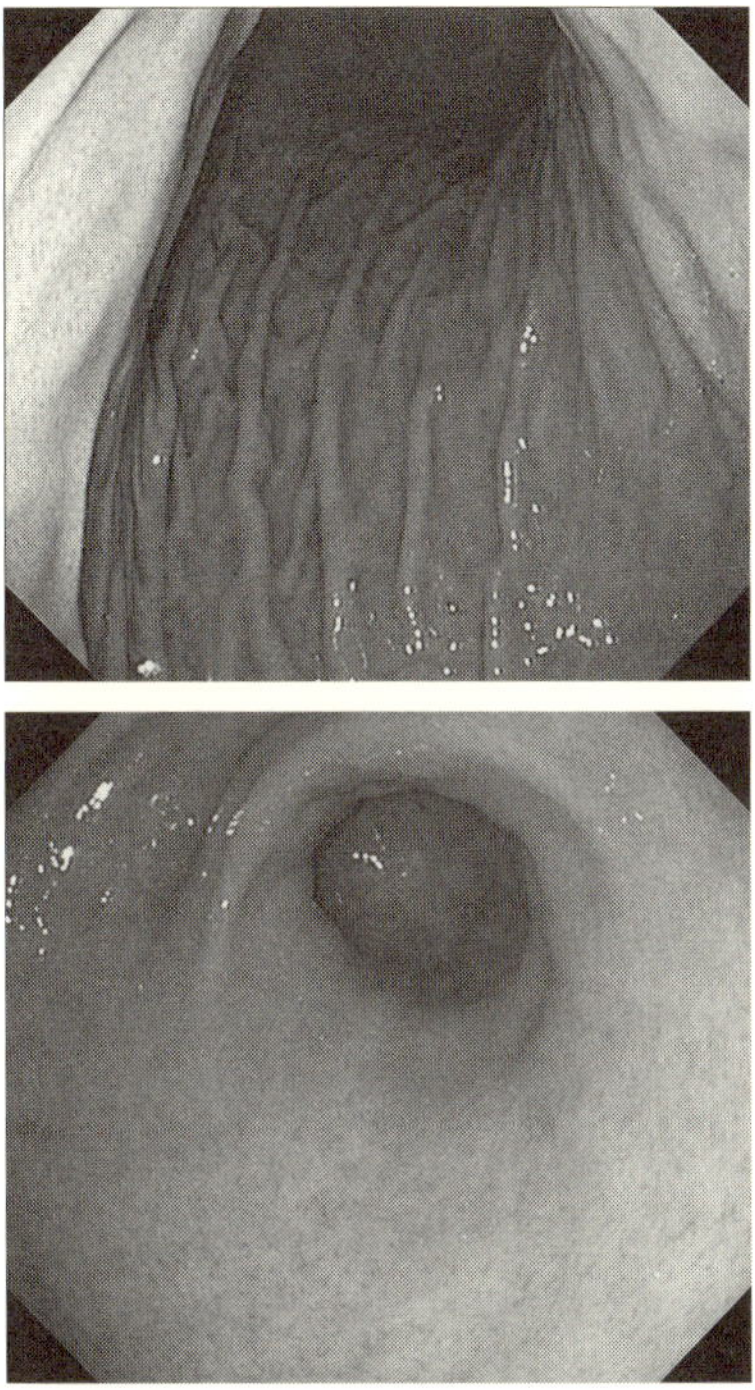

図 12-5　内視鏡による胃粘膜像
上図は胃体部を見おろしたところで，胃粘膜のひだが盛り上がって見える．下図は十二指腸に向かう幽門部付近の粘膜で，ひだは見られない．渡辺純夫・長田太郎提供．

よく用いられる。

ＣＴやＭＲＩなどの画像診断法の進歩と普及により、臓器の病変の位置と形状、血管の走行と分布などが断面画像や立体画像として見えるようになり、病気のとらえ方が大きく変わったように思われる。かつて病気の診断には、ある程度の不確かさがつきまとっていた。一九八〇年代以降にＣＴとＭＲＩが普及し、病変の有無が画像として見えるようになると、病気の診断はより具体的で確実なものになった。病気はもはや、治るかどうかわからない不確かなものではなく、必ず診断がついて治療されるべきものであると、多くの人が期待して病院を訪れるようになった。画像診断法の進歩と普及によってもたらされた、実在感あふれる体内の画像は、人体についてのイメージだけでなく、医療と社会の関係までも大きく変えてしまったのである。

プラスティネーション標本の衝撃

医療画像によって生きている人体の画像が流布するようになる一方で、解剖体の画像や解剖標本そのものも、人の目に触れるようになってきた。

一九世紀末に写真製版の技術が登場して、あらゆる画像を印刷することが可能になっても、解剖図譜には画家が描いた解剖図が用いられていた。解剖体を写生した図を用いたり、骨の写真を用いたりすることはあっても、通常の解剖体ないし、解剖標本の写真が解剖学書に用いられることは長い間なかった。写真では、解剖体の構造を識別・判断するのに困難が伴うのが大きな理由だろう。

日本の横地千仭《よこちちひろ》とドイツのヨハネス・ローエンによる『カラーアトラス人体 解剖と機能』（一九七〇）は、解剖標本と写真に工夫を凝らして、構造の視認性を大幅に改善した。解剖が広い範囲にわたってきわめてきれいに行われており、構造の位置を判断しやすいように広い範囲が撮影されている。解剖写真の美しさにおいても卓越している（図12-6）。一九八五年に大幅に拡充されて『解剖学カラーアトラス』となり、英語版、ドイツ語版、日本語版が出され、英語第七版（二〇一〇）、日本語第七版（二〇一二）まで出版されており、いまや写真による解剖図譜の定番となっている。

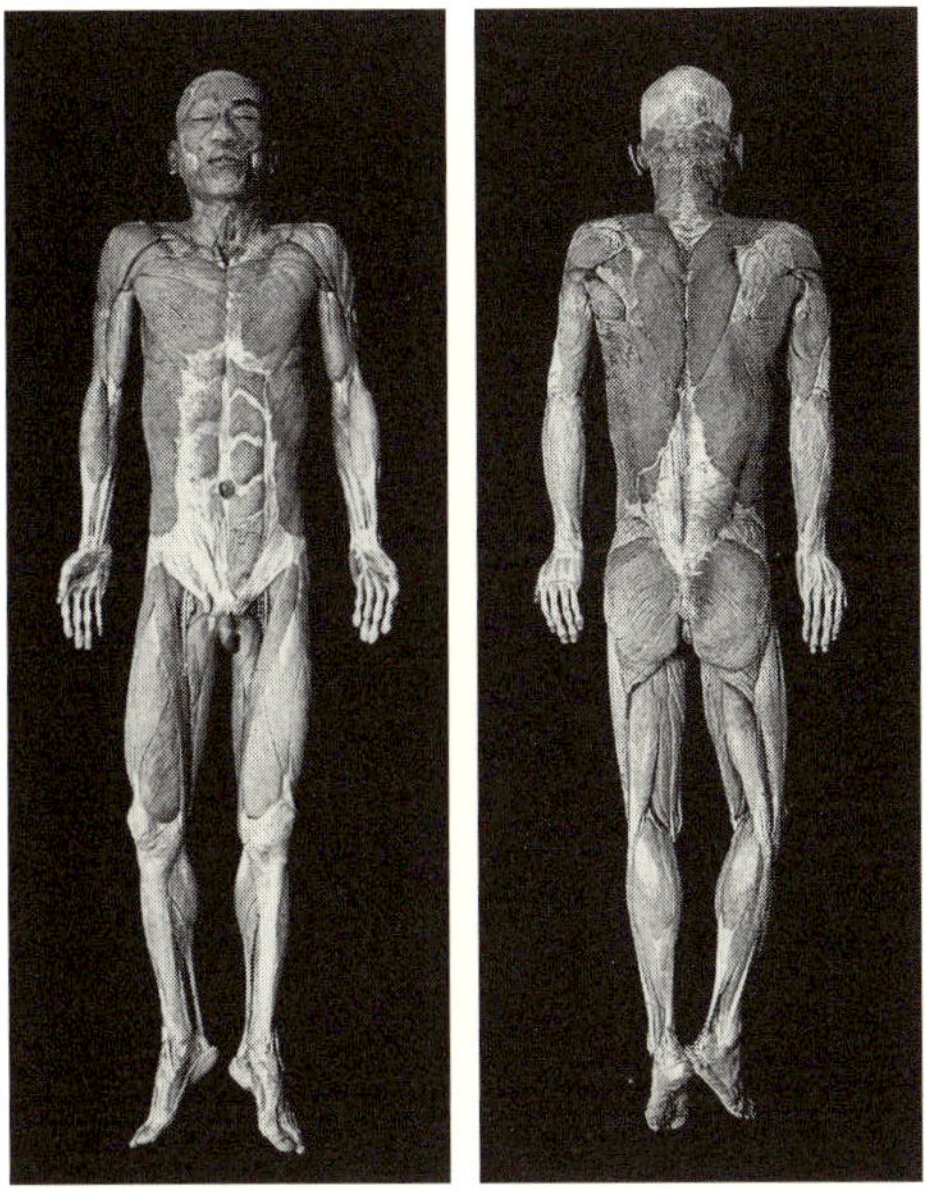

図12-6　横地千仭，ローエン『カラーアトラス人体 解剖と機能』第2版（1979）から全身表層の筋，写真
全身の表層の筋を示す．前面（左）と後面（右）．

人体についてのさらに衝撃的な画像が登場した。一九八九年から米国国立医学図書館が始めた「ヴィジブル・ヒューマン・プロジェクト」で、人体全身の断面画像データをつくろうというもので、男性版が一九九四年に、女性版が一九九五年に完成して公開されている。死体がゼラチンとともに凍結され、端から一ミリずつ削り取っては断面の画像を撮影し、全身の水平断

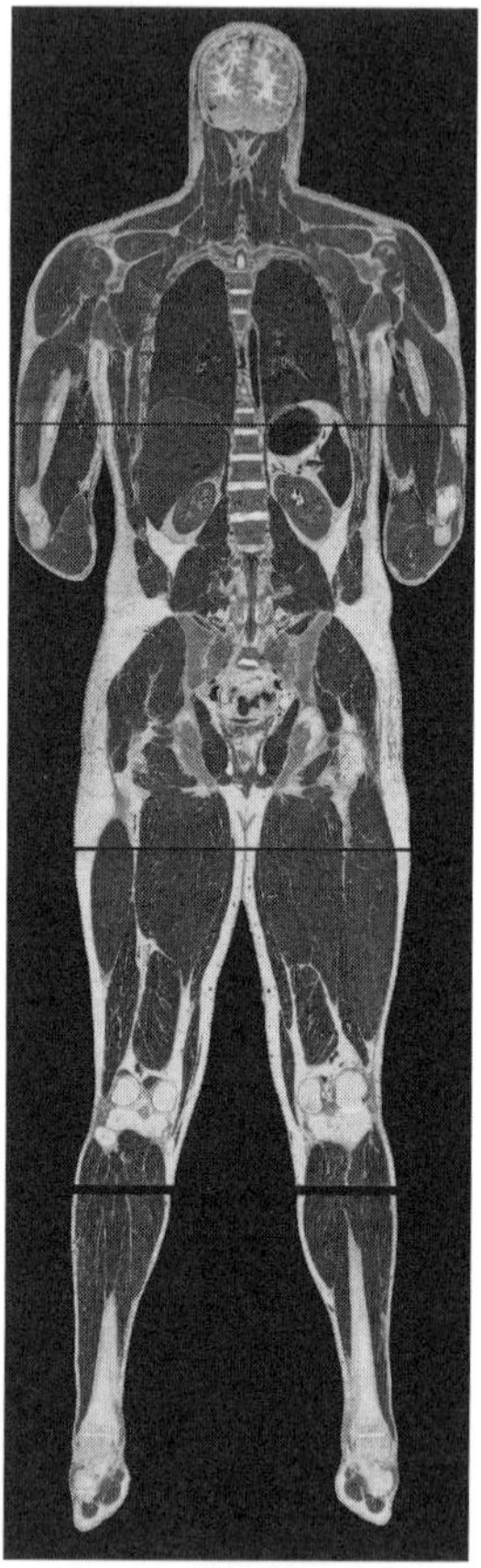

図12-7　人体（男性）の冠状断，電子画像
薄クリーム色の皮下脂肪に包まれて，隆々とした筋肉が茶色に，脳，肺，肝臓，腎臓の断面が見える．

の画像データを得ている。この画像データから臓器の形状を再構成することも、別の方向の断面の画像を再構成することも可能である（**図12-7**）。男性は三八歳の死刑囚で、遺体を医学研究に用いることに同意して、一九九三年八月五日に処刑されたものである。女性は五九歳の一般人で、心疾患で死亡し、夫の同意によりプロジェクトに用いられた。

人体解剖標本そのものを加工して、空気中で安定して保管できるようにするプラスティネーションという技術を、一九七七年にドイツのフォン・ハーゲンス（一九四五～）が開発した。彼は世界中にこの技術を供与し、多くの大学で医学教育の目的でプラスティネーションの解剖標本がつくられた（**図12-8**）。フォン・ハーゲンスは一九九三年にプラスティネーション研究所を設立し、独自に遺体を入手して、多量のプラスティネーション標本を製作するようになった。一九九五年に日本解剖学会・国立科学博物館・読売新聞社がフォン・ハーゲンスの標本を借り受けて「人体の世界」という展示会を開催し、人体に対する社会の関心を高めた。その後、フォン・ハーゲンスによる「ボディー・ワールド」や、商業ベースの解剖標本展示会が世界各国で開催されるようになった。しかしこれら商業ベースの展示会には倫理的・法的な問題が指摘され、日本での展示会は二〇一二年に打ち切られた。

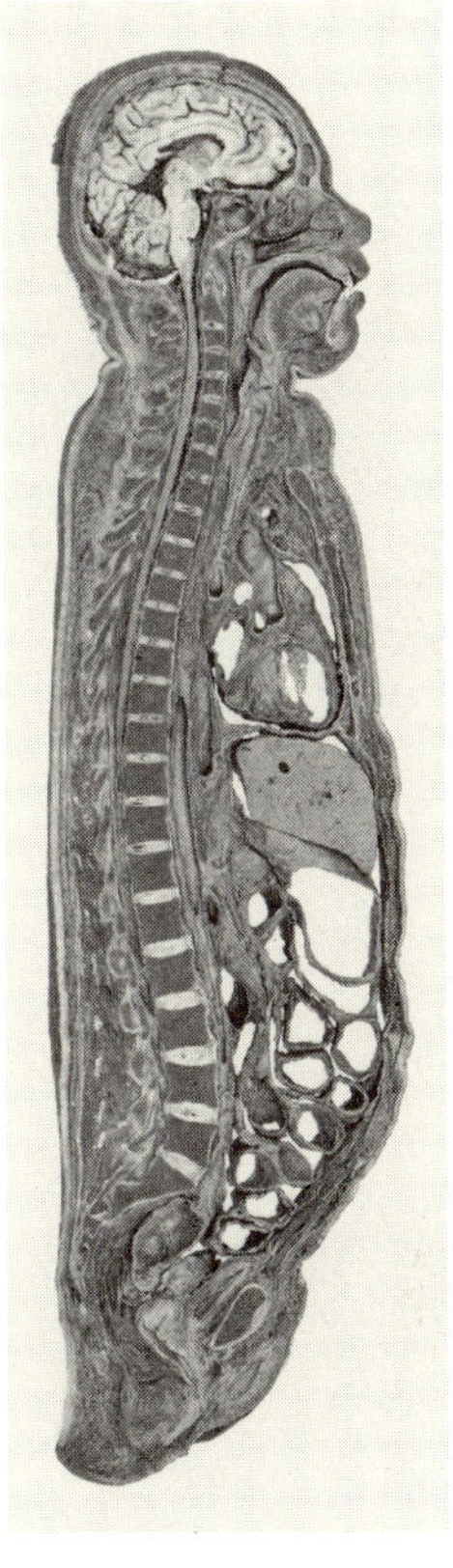

図 12-8　人体の矢状断，プラスティネーション標本
体幹の正中断面の解剖標本を，プラスティネーションの技術で加工したもの．脳を含む頭蓋と脊柱の断面が含まれる．顔では口腔と舌，胸部では心臓，腹部では肝臓と胃と腸の断面が見えている．順天堂大学医学部解剖学教室提供．

Ⅳ

日本人の人体イメージ

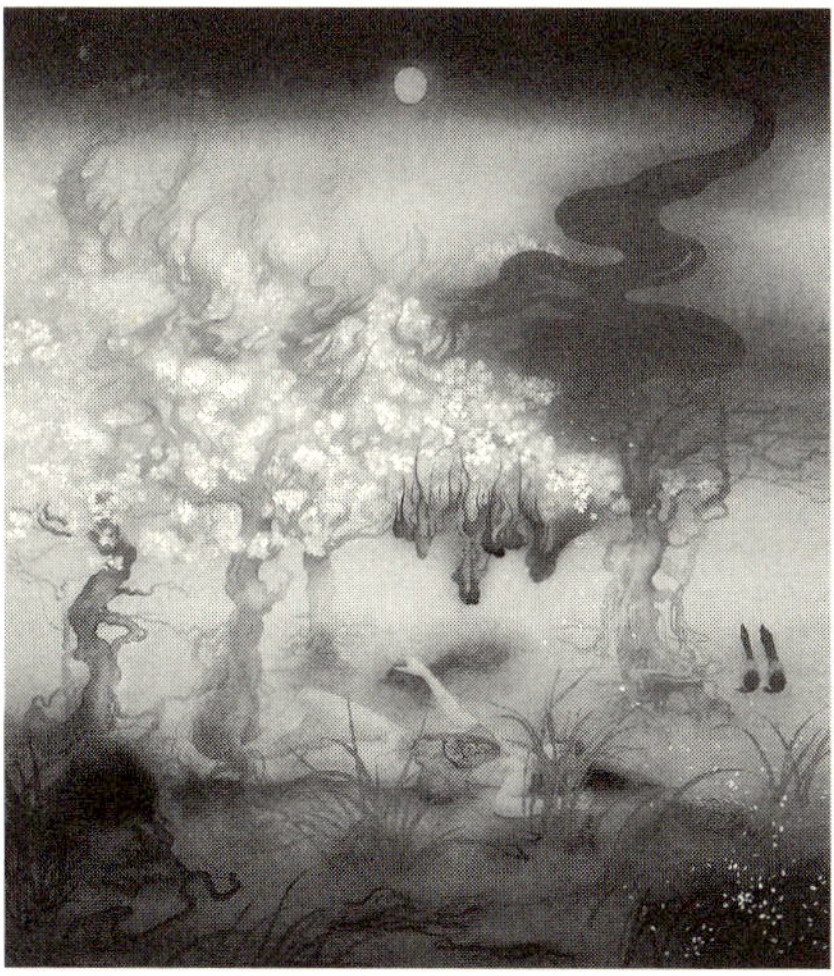

松井冬子「喪の寄り道」(2010)
作者の松井は油絵と日本画を学び，女性に焦点を当てた幽霊画，九相図，解体される人体や動物を題材にした作品を発表している．この絵には，亡くなった大切な人に対して喪を過ぎても愛おしむ思いに折り合いをつけられない日本人特有の心情が描かれている．

日本では死は生から逸脱する過程として表象され、死体を解剖することは残酷なことであった。山脇東洋による『蔵志』以後に腑分けが広く行われ、さまざまな解剖絵図が描かれた。人体解剖実習のための遺体は、戦前までは病院から隠密裏に入手していたが、戦後になると死体解剖保存法という法律的な裏づけができ、現在では解剖体のほとんどが献体によってまかなわれている。

第13章　死を描く
——中世ヨーロッパの「死の舞踏」と日本の「九相図」

ポーズをとる骨格人

人体の構造を描く解剖図の歴史は、ヴェサリウスの『ファブリカ』(一五四三)から始まると言っても過言ではない。その中では、風景の中に立ち上がってポーズをとる骨格人の三枚の図と筋肉人の一四枚の図が、圧倒的な存在感を示していることを、第3章でみてきた。その後の解剖図譜においても、木版画から銅版画へ、そしてリトグラフへと印刷の技法が変わっても、全身の骨格と筋肉が描かれるかぎりは、何らかの風景の中で、まるで生きているかのようにポーズをとって描かれるのが通例であった。ヴェサリウスと同時代のエティエンヌや、一七世紀のカッセリウスやベレッティーニなどのバロック解剖図においては、胸腹部の内臓の解剖図さえも、解剖されるからだが風景の中でポーズをつくっていたことを思い出そう(第5章)。

ヴェサリウスとその後の解剖学者たちは実際に、このように、解剖体を立たせた状態で解剖していたわけではない。『ファブリカ』をはじめ、解剖学書の扉には、しばしば解剖の場面が描かれているが、解剖体は必ず解剖台の上に横たえられている。レンブラントらの画家たちが描く解剖学者たちも、解剖台に横たわる解剖体を前にしている。それにもかかわらず、全身の骨格や筋肉の解剖図、さらには内臓の解剖図さえも、生きているかのようなポーズをとる人体の中に描かれるのは、不思議なことである。

解剖図が本格的に描かれるようになる一六世紀の頃までに、まるで生きているかのようにポーズをとる骸骨や死者の絵がヨーロッパで教会や墓地の壁画としてよく描かれた。「死の舞踏」と呼ばれるモチーフで骸骨や死者の姿をした「死」が、さまざまな職業の人びとの行列を、墓場に導く風景である。その後消失したものも少なくないが、一六世紀にはヨーロッパ各地に広まっていた。絵画で扱われ、版画にして出版されたものもある。この死の舞踏のモチーフと骨格人や筋肉人の解剖図には、共通するものがあるように思われる。

死の舞踏

死の舞踏の絵画で最初期のものとして、パリのイノサン墓地の壁に描かれたフレスコ画があげられる(一四二四)。パリの中心部にあり、ヴェサリウスが学生時代に骨を拾いに行った墓地である。墓地が飽和状態になったために一七八〇年に新たな埋葬が禁止され、遺体は発掘して他所に移されて、一七八七年に野菜市場になった。納骨所の壁面を飾っていた壁画は失われたが、マルシャンが一四八五年にその模写を木版画にして出版しており、内容を知ることができる(図13-1)。死者と生者が一組になった図の下に、死者と生者が対話する詩文が掲載されている。最初の図では、修道士

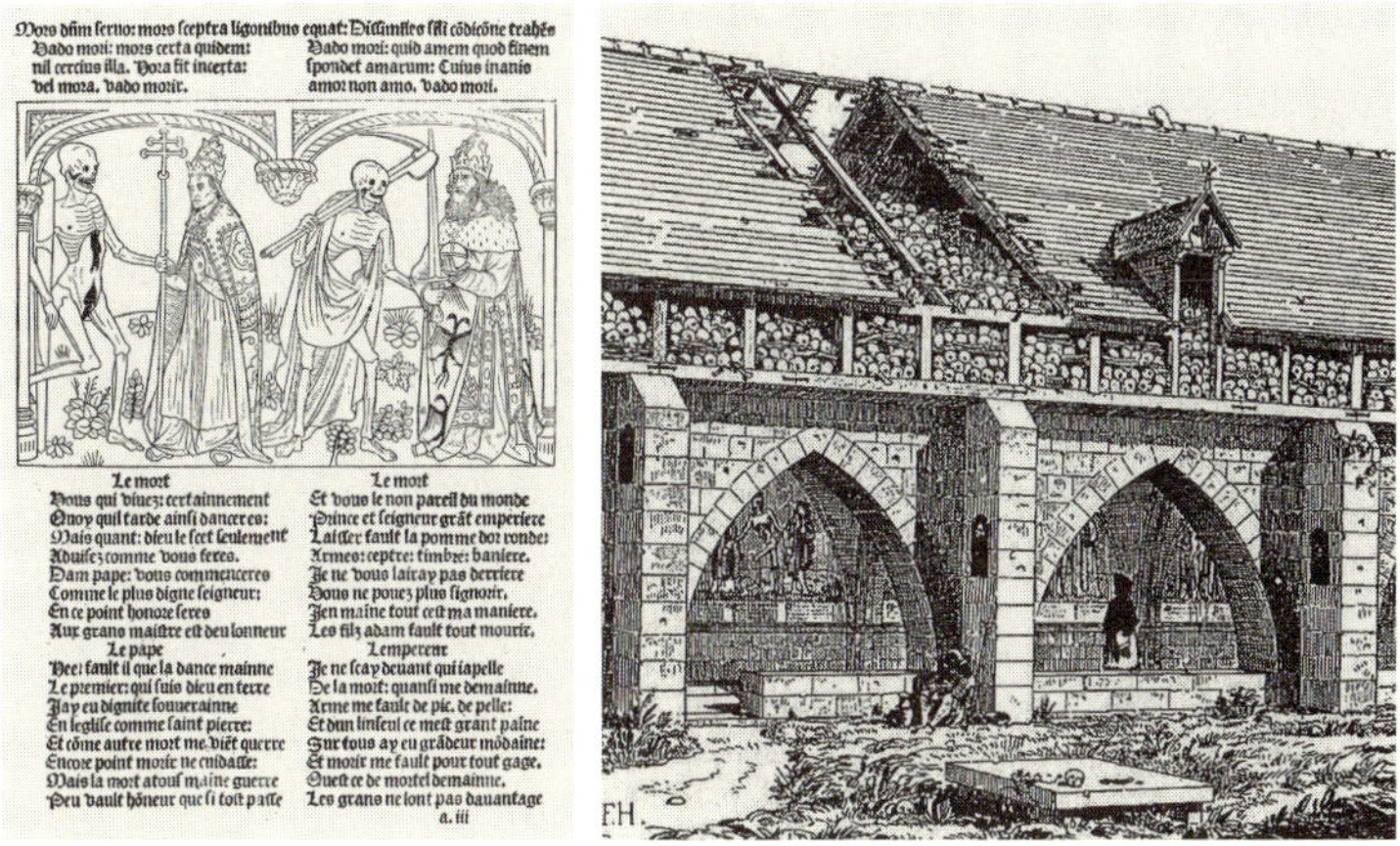
Mors dnm servo: mors sceptra ligonibus equat: Dissimiles sibi codicone trahens
Vado mori: mors certa quidem:
nil certius illa. Hora sit incerta:
vel mora. vado morir.
Vado mori: quid amem quod finem
spondet amarum: Cuius inanis
amor non amo. vado mori.
Le mort
Vous qui vivez: certainnement
Quoy quil tarde ainsi dancerez:
Mais quant: dieu le scet seulement
Advisez comme vous ferez.
Dam pape: vous commencerez
Comme le plus digne seigneur:
En ce point honore serez
Aux grans maistre est deu lonneur
Le pape
Hee: fault il que la dance mainne
Le premier: qui suis dieu en terre
Jay eu dignite souverainne
En leglise comme saint pierre:
Et come autre mort me vient querre
Encore point morir ne cuidasse:
Mais la mort a tous maine guerre
Peu vault honeur que si tost passe
Le mort
Et vous le non pareil du monde
Prince et seigneur grat empeirere
Laisser fault la pomme dor ronde:
Armes: ceptre: timbre: baniere.
Je ne vous lairay pas derriere
Vous ne pouez plus signorir.
Jen maine tout cest ma maniere.
Les filz adam fault tout mourir.
Lempereur
Je ne scay devant qui iapelle
De la mort: quansi me demainne.
Arme me fault de pic. de pelle:
Et dun linseul ce mest grant paine
Sur tous ay eu grandeur mondaine:
Et morir me fault pour tout gage.
Quest ce de mortel demainne.
Les grans ne lont pas davantage
a. iii
F.H.

図 13-1　パリ，イノサン墓地の納骨所（15 世紀の版画，右）とマルシャン版「死の舞踏」（1486，左）
右図は 18 世紀末までパリの中心部にあったイノサン墓地の納骨所を描いた 15 世紀の版画．1 階の壁面に死の舞踏の図が見えており，2 階には頭蓋骨が積み重ねられている．左図はその壁画と韻文を再現してマルシャンが 1486 年に出版した本から，行列の冒頭の教皇と皇帝の図．

が書見台の前に座って死の舞踏の始まりを告げる。それに続く図では、死者の手に引かれて、最初の教皇から、皇帝、枢機卿など聖職者と世俗の三〇人が行列をつくっている。

死の舞踏の絵画で最もよく知られたのは、リューベックの聖マリア教会の壁画であろう。一五世紀に北ドイツで活躍した芸術家ベルント・ノトケが一四六三年に描いたものである。一七世紀末頃には傷みがひどくなったために、画家のヴォルトマンが依頼を受けて、一七〇一年に模写をしたものが後世に伝えられた。ヴォルトマンは有名な画家ではなかったが、かなりよく忠実な模写をしたことが、描かれている人物の衣装や風景の建物からわかる。しかし、模写された壁画も、第二次大戦中の空襲で焼失してしまったの

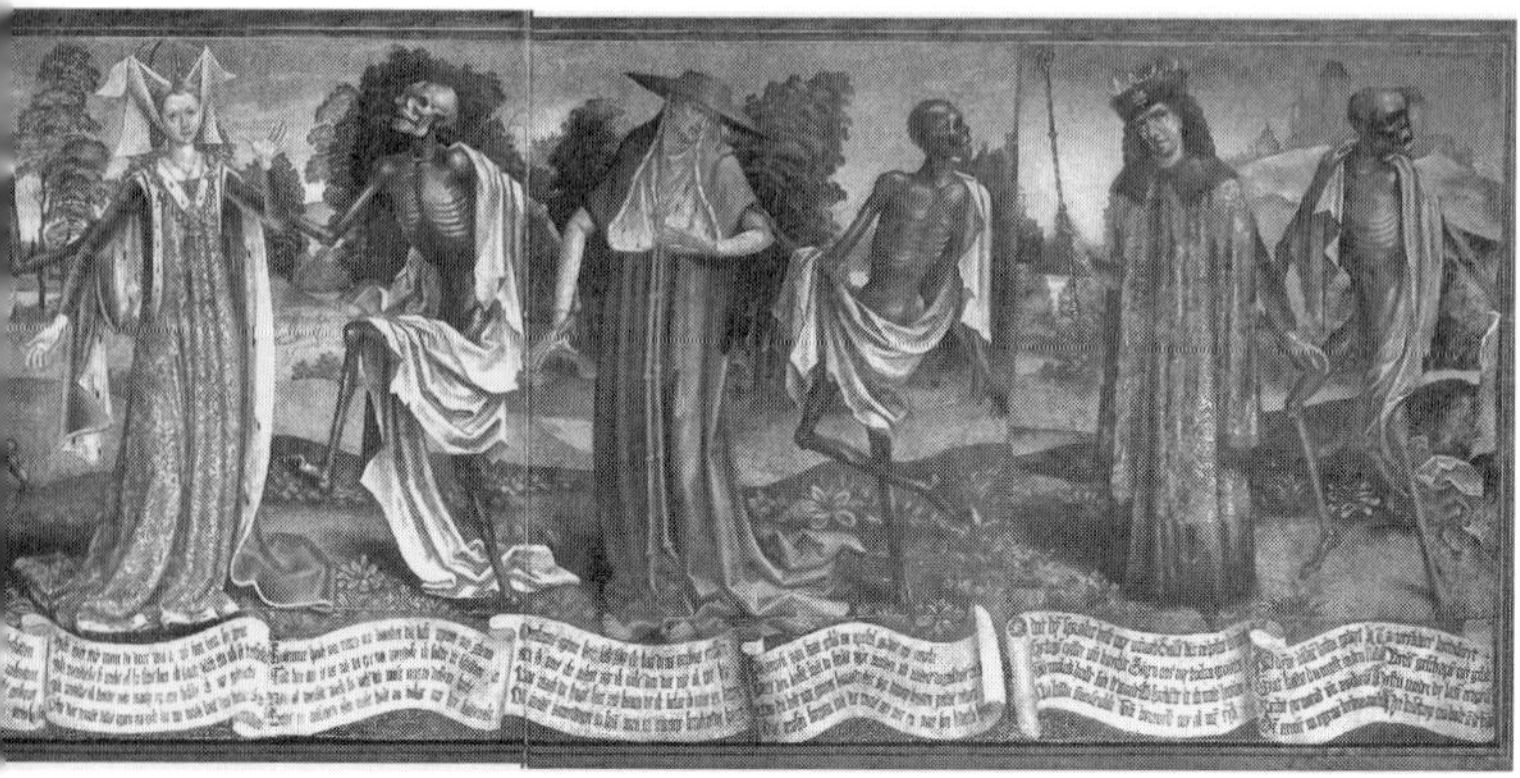

図 13-2　タリン，聖ニコラス教会の死の舞踏の壁画，ノトケ作（15 世紀後半）
エストニアのタリンの聖ニコラス教会に現存しているフレスコ画．15 世紀末に描かれた壮麗な死の舞踏の図を今に伝える貴重な作品である．

で今では見ることはできないが、焼失前に白黒写真が撮影されており、その写真から壁画の内容を見ることができる。また一九世紀にミルデが模写をしたものがリトグラフで一八六二年に市販されており、色使いについて参考になる。

また幸いなことに、ノトケが別の場所で描いた死の舞踏が、一部ではあるが現存している。エストニアの首都タリンの聖ニコラス教会にある死の舞踏である。現存するのは全長三〇メートルの壁画の最初の部分だけだが、重厚な画風をよく伝えている（**図 13-2**）。この冒頭部分の図柄は、リューベックの死の舞踏とよく一致している。フルートを吹きながら踊る死者が行列を先導しており、それに続いて第一の死者が棺を肩に担いで左手で教皇の衣装の裾を引き、第二の死者が右手で教皇の杖をもち左手で皇帝の手を引いている。続いてそれぞれ死者の手に引かれて皇妃、枢機卿、国王、司教、公爵、修道院長、騎士、修道士、市長、教会役員、貴族、医師、高利

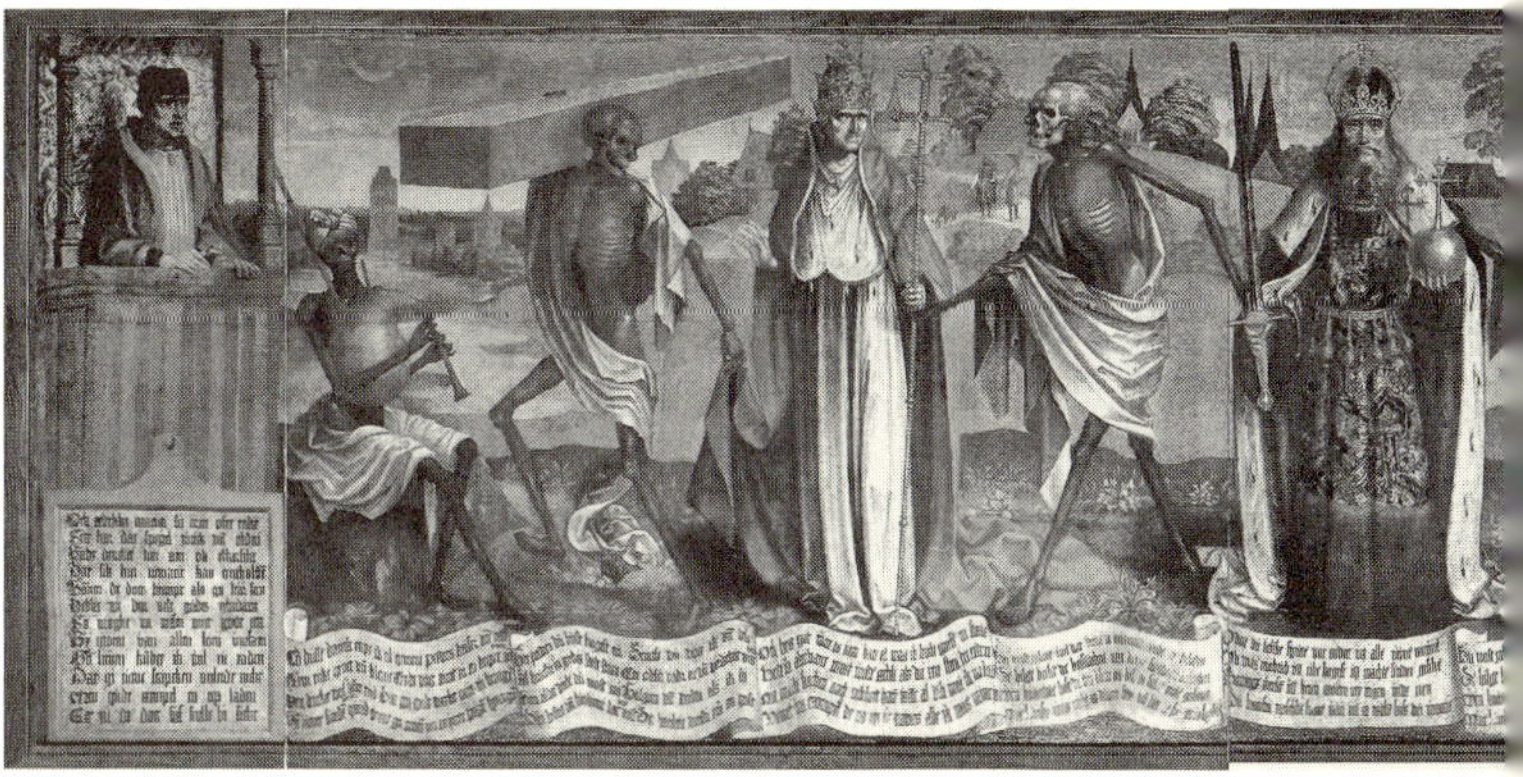

貸し、司祭、代官、寺男、商人、隠修士、農民、若者、乙女、幼児と、合計二四人の生者が行列をつくっている。

ベルリンのマリア教会にも、一五世紀末に遡る死の舞踏のフレスコ画がある。宗教改革の頃に石灰で上塗りをされて長らく忘れられていたが、一八六一年に再発見された。しかし湿気のために色が褪せてしまい、壁画の状態はきわめて悪い。ドレスデンの三博士教会には、一五三四年頃に製作された死の舞踏のレリーフが現存している。長さ一二・五メートル、高さ一・二メートルで、二四人の生者と三人の死者が描かれている。元々は都市門の正面に掲げられたものだが、一七〇一年火事により損傷し、一七〇五年修復されて墓地に移され、一七三二年に三博士教会が建設されて、そこに収められた。

イタリア北部の小村クルゾーネのディシプリーニ礼拝堂の外壁には、一四八五年頃と推定される死の舞踏の壁画が残されている（**図13-3**）。ヨーロッパ各

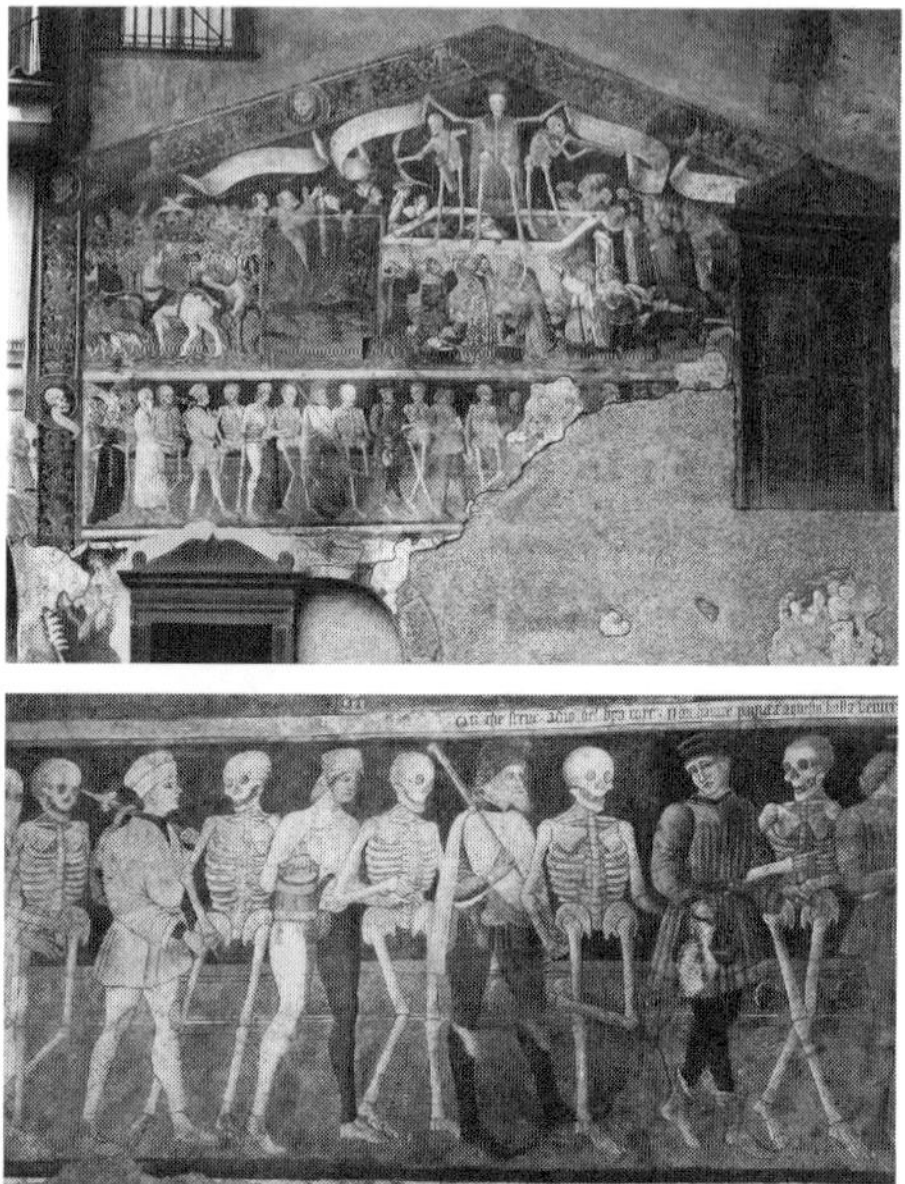

図 13-3　クルゾーネ，ディシプリーニ礼拝堂の死の舞踏の壁画（15 世紀後半）
壁画の上部は死の勝利が描かれ，下部に死の舞踏が描かれている．下図は上図下部の拡大図．

地の教会に描かれた死の舞踏の壁画の多くが、放置されたまま朽ち果てたり、上書きをされて消されたり、改修のために削り取られたりして失われた。そんな中で、目立たない小さな村の教会の外壁に、無名の画家によって描かれた死の舞踏のフレスコ画が、完全に近い状態で保存されているのは貴重である。壁画の上部には死の勝利の絵が描かれ、石棺の上に立った死者が勝ち誇ったように周りの生者たちを見おろし、矢や銃で威嚇している。下部は死の舞踏の行列で、先頭の部分には教皇と皇帝が描かれていたと思われるが失われ、頭布と赤いローブを着た学者、手に羊皮紙をもつ文人、腰に金袋をもつ商人、棍棒をもつ兵士、水差しをもつ若者、袋を担ぐ巡礼者、白い覆面と長衣を着た鞭打ち修行者、手鏡をもつ若い娘が行列をつくっている。

フランスのオーヴェルニュにあるシェーズ・デュー修道院には、一四七〇年頃と思われる死の舞踏のフレスコ画がある。長さ二六メートル、高さ一・四メートルで、無名の画家により赤く塗られた背景の上に、生者が死者と交互にシルエットで描かれている。生者は教皇から始まり、皇帝、枢機卿、国王など、聖俗が交互に計二三人が描かれている。

フランスのシャルトル近くにあるメレ＝ル＝グルネのサントリオン教会にも一五〇〇年頃のものとされる死の舞踏の壁画が残されている。一八人の生者が死者と交互に描かれたものである。人物の多くとフレスコ画の下に書かれた韻文は、マルシャン版の『死の舞踏』を写したものである。

メメント・モリ――自分が必ず死ぬことを忘れるな

死者と生者が行列をつくるのが死の舞踏の本来の図像であるが、これ以外にも「死」はさまざまな形で描かれた。ドイツの医師シェデル（一四四〇～一五一四）の『年代記』（一四九三）は、世界の歴史を七つの時代に区分して解説した本で、その最後の「世界の終わりと最後の審判の概要」の中に、ドイツの画家ヴォルゲムート（一四三四～一五一九）の描いた死の舞踏の版画が収められている（**図13-4**）。ハンス・バルドゥング（一四八四～一五四五）はドイツ・ルネサンスを代表するデューラーの弟子で、ストラスブールを中心に活躍した画家だが、「死と乙女」や「三つの世代と死」など、死者の姿をした「死」を描いた作品をいくつも残している（**図13-5**）。

ドイツの画家ホルバイン（一四九七～一五四三）は、死の舞踏を描いた一連の木版画を製作した。有名なホルバインの作で、かつ人気のある画題ということで注目され、印刷業者が版権を争うほどの

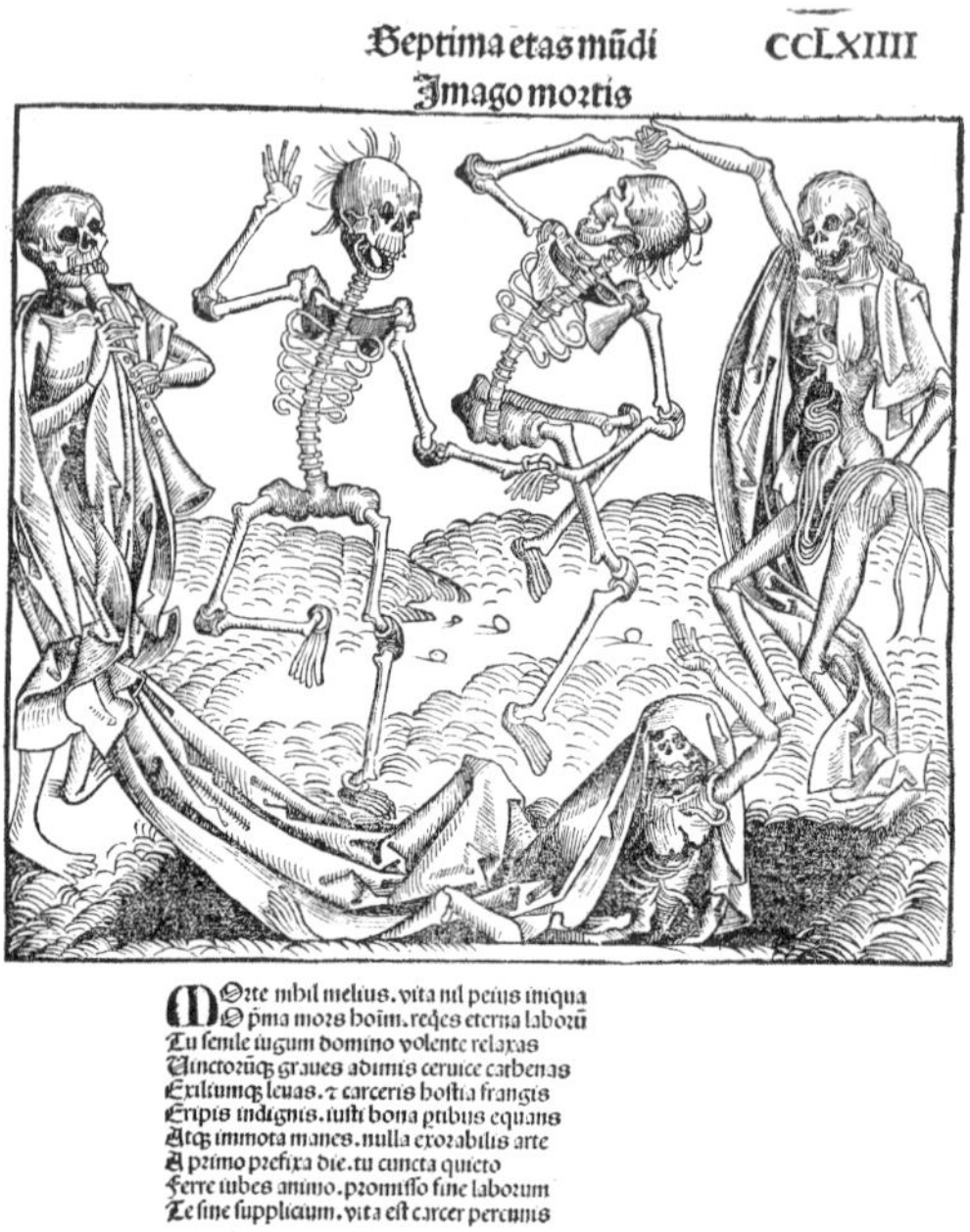
Septima etas mūdi
Imago mortis
CCLXIIII
Morte nihil melius. vita nil peius iniqua
O p̄ma mors hoīm. reqes eterna laborū
Tu senile iugum domino volente relaxas
Vinctorūq3 graues adimis ceruice cathenas
Exiliumq3 leuas. τ carceris hostia frangis
Eripis indignis. iusti bona ptibus equans
Atq3 immota manes. nulla exorabilis arte
A primo prefixa die. tu cuncta quieto
Ferre iubes animo. promisso fine laborum
Te sine supplicium. vita est carcer perennis

図 13-4　シェデル『年代記』(1493)から「死の舞踏」
『年代記』の第７期に収められた．最後の審判の直前に，墓から死者が立ち上がって，解放を祝って舞い踊っている．

人気となり、一五三八年にリヨンの業者から『死の様相の図像と物語』として出版された。四一枚の図版のそれぞれは、創世記から始まる聖書の話を描きながら、そこに骸骨の死に神が登場して人びとを死に導いていく。死の舞踏をひとつながりの行列ではなく、個別の絵に分けて描いており、その後の死の舞踏の芸術に大きな影響を与えた。

死の舞踏のモチーフが絵画や彫刻としてヨーロッパに広まった背景には、一四世紀に流行して多くの死者を出した黒死病（ペスト）の影響があるとしばしば指摘される。黒死病の流行に対しては有効な予防策や治療法がなく、身分や貧富に関係なく誰彼となくかかり、人口の三割もの人が亡くなった。イタリアのボッカチョ（一三一三〜七五）が一三五〇年頃に著した『デカメロン』では、黒死病から逃れるために男女一〇人が邸宅に引きこもり、退屈しのぎに各人が一〇話ずつ計一〇〇の話を物語っている。死は誰にでも、ある日突然に訪れるものとして恐れられた。この時期に「メメント・モリ memento mori」という警句がよく使われた。「自分が必ず死ぬことを忘れるな」という趣旨の古代ローマに遡る言葉で、生きている今を楽しめと解されることもあったが、自分が死すべきものであることを思い起こさせる言葉としてよく用いられた。一五世紀以後にヨーロッパで教会の壁画や芸術作品に描かれた死の舞踏は、この意味での「メメント・モリ」を表現したものである。

　疫病や戦乱などの理不尽な死に直面すると、人は死すべきもので、現世は空しいものだと考えたくなる。世の東西を問わず、同じようなことを人びとは考えた。しかし、死の舞踏のように、死を一つの存在としてとらえて擬人化して描くのは、ヨーロッパに独特の嗜好であったように思われる。

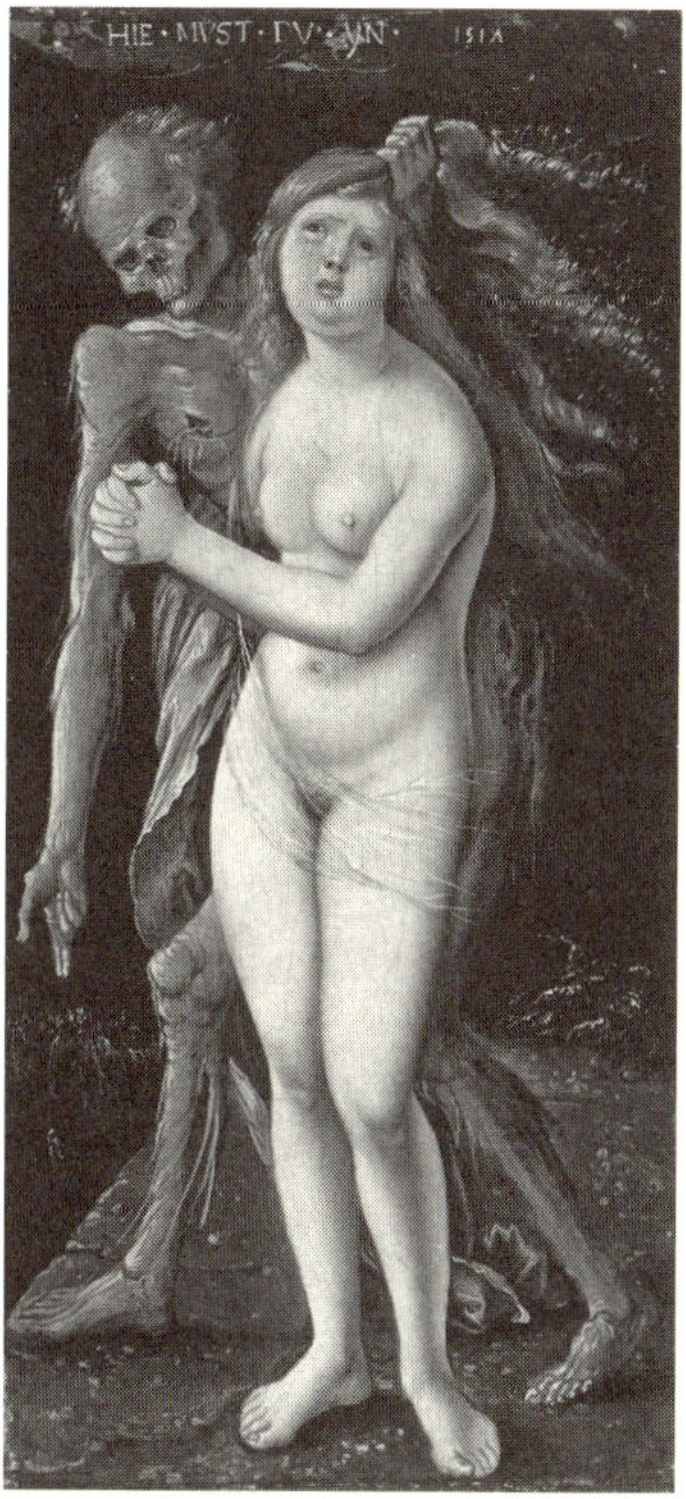

図13-5　バルドゥング「死と乙女」(1517)
「死と乙女」は死の舞踏から派生した画題で，ルネサンス期によく描かれた．死者が裸の若い乙女の頭髪をつかみ，死に引き込もうとしている．このテーマは18世紀末から再び取り上げられ，シューベルトの弦楽四重奏曲第14番や歌曲の主題にもなっている．バーゼル市立美術館蔵．

ギリシャ神話では、死に神タナトスは翼をもった若者として描かれ、人びとを冥界の神ハーデースのところに連れて行く。一五世紀以後に死に神は、大鎌をもつ骸骨として、しばしば黒外套と黒頭巾を被った姿で描かれる。ヨーロッパにおいて死は擬人化され、特定の姿形をもつ存在として造形された。

日本の九相図

これに対し日本では、死を一つの存在として意識したり、擬人化して描いたりすることはなかった。日本でも古代には、天然痘などの疫病が流行して多くの死者が出たし、中世には戦乱のために多くの人が傷つき殺された。仏教においても浄土宗や浄土真宗では、生前の功徳や念仏により死後に阿弥陀仏の浄土とされる極楽に往生することを強調する。死が誰にも訪れること、生が空しいことを説くために、日本では死体が変化する過程を示す「九相図《くそうず》」が描かれた。ここでは、生から死への移行が死後の肉体の変化の過程として描かれている。

鎌倉時代から江戸時代にかけて、野にうち捨てられた死体が腐敗し、白骨となって朽ち果てていく様を描いた絵画が描かれた。死体の変遷が九の場面に分けて描かれるので九相図と呼ばれている。その源流は仏教にあり、仏教経典が出典となっている。九相の種類は作品により異なり、また九相観を説く経典によっても一定ではない。仏書の『大智度論《だいちどろん》』（大乗仏教の百科全書ともいえる）と『摩訶《まか》止観《しかん》』（天台宗の観心《かんじん》を説き修行の根拠となる）では①脹《ちょう》相（身体が膨張する）、②壊《え》相（皮肉が破れる）、③

血塗《けちず》相（裂け目から血があふれる）、④膿爛《のうらん》相（肉が膿み腐って流れる）、⑤青瘀《しょうお》相（肉が乾き青黒くなる）、⑥噉《たん》相（肉が動物に食われる）、⑦散《さん》相（身体が四散する）、⑧骨《こつ》相（骨がばらばらになる）、⑨焼《しょう》相（火葬された骨）、と死後変化の段階を区別している。

滋賀県の聖衆来迎寺《しょうじゅらいごうじ》に残されている国宝「六道絵」は、平安中期の天台宗の学僧である源信《げんしん》の著した仏書『往生要集《おうじょうようしゅう》』に基づいて一三世紀後半に描かれたものである。仏教で説く六道（地獄道、餓鬼道、畜生道、阿修羅道、人道、天道）を描いた一五幅の掛け軸である。この中の「人道不浄相図」は現存する最古の九相図で、死体が朽ちてばらばらの骨になる様が、上から順に九つの場面で描かれている。第一に新死相が加えられ、焼相は描かれていない（**図13-6**）。

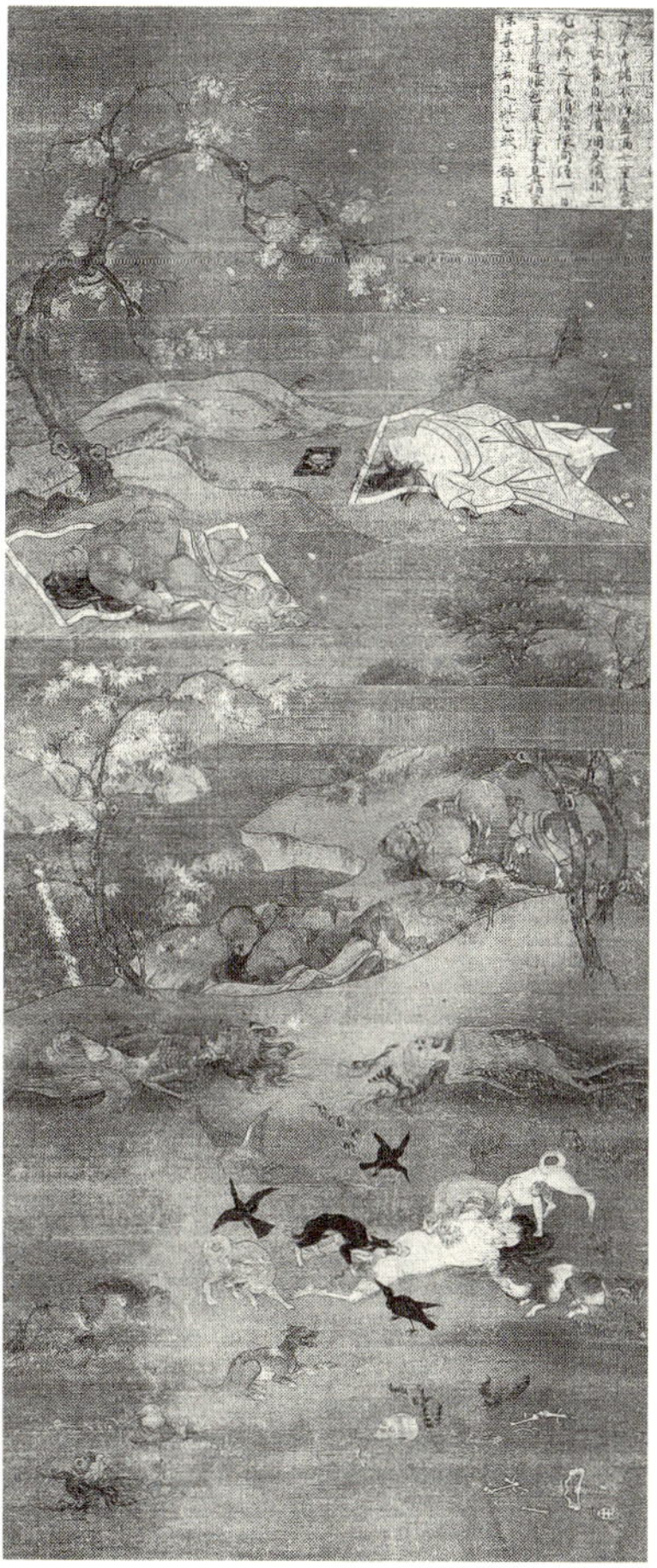

図 13-6 「六道絵」から人道不浄相図，鎌倉時代
右上から下に向かって①新死相，②肪脹相，③膿血相，④逢乱相，⑤噉食相，⑥青相，⑦白骨連相，⑧骨散相，⑨古墳相．滋賀県，聖衆来迎寺蔵，国宝．

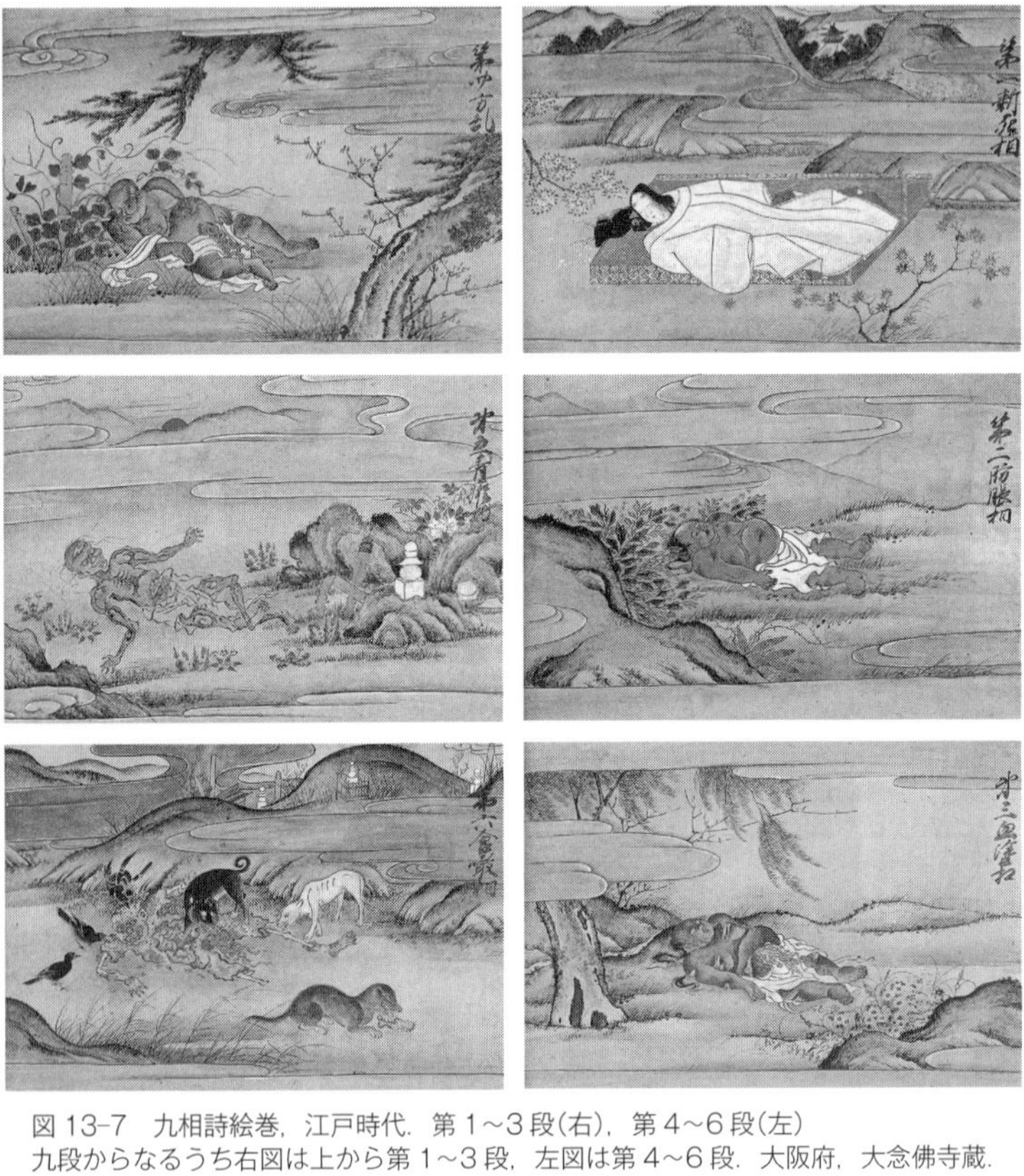

図 13-7　九相詩絵巻，江戸時代．第 1～3 段(右)，第 4～6 段(左)
九段からなるうち右図は上から第 1～3 段，左図は第 4～6 段．大阪府，大念佛寺蔵．

大阪府の大念佛寺には、大永七（一五二七）年銘の「九相詩絵巻」がある。一九紙をつないだ巻物で、序文に続いて九つの場面の絵と詞を交互につなげている。絵は漢画の技法で描かれ、狩野派の作風である。詞には北宋の詩人・文筆家の蘇東坡《そとうば》（蘇軾《そしょく》、一〇三六～一一〇一）作と伝えられる『九相詩』と、九相についての和歌が書かれている（**図13-7**）。第一段の新死相では白い衣装を掛けられた臨終の美女が描かれる。第二段の肪脹相では死体が腐敗で黒ずみ膨れあがっている。第三段の血塗相では破れた皮膚から血液や内臓がはみ出している。第四段の方乱相では死体の溶解が始まっている。第五段の青瘀相では死体が青黒く縮み始めている。第六段の食噉《しょくたん》相では死体が鳥獣に食い荒らされている。第七段の白骨連相では肉や皮脂がなくなって骨だけになる。第八段の白骨散相では骨がばらばらに散らばっている。第九段の成灰相では遺灰が墓に収められている。

死体が変貌する様子を見て観相（人の容貌・骨格を見て、その性質・運命・吉凶を判断）することを九相観という。仏僧の修行の一つであり、現生の肉体が不浄で無常なものであることを知り、悟りの妨げとなる煩悩を払うために行われる。仏僧は男性であることが多いので、九相図では必ず女性が描かれる。美人として名高い小野小町が画題とされることもある。

第14章　腑分けの刑死体を描く——江戸時代の解剖図

『頓医抄』『万安方』——日本最古の医書

日本の医書で、現存する最古のものは、丹波康頼の『医《い》心方《しんぽう》』三〇巻である。漢文で書かれ、永観二(九八四)年に朝廷に献上された。唐代に存在した多数の中国医書を引用しており、中国において失われた医書の内容を知る手がかりとして、重要な書物である。

『医心方』には体表から触知できる骨の隆起についてかなり詳しい記述がある。五臓六腑や血脈についても言及しているが、具体的な記述はない。この頃までの中国と日本の医学において、人体についての知識は外から観察できる範囲にかぎられている。人体を解剖して、体内を観察することはなかったようだ。

梶原性全《かじわらしょうぜん》(一二六六〜一三三七)は鎌倉時代に活躍した僧医で、古代から宋代までの中国の医学書を渉猟し、『頓医抄《とんいしょう》』五〇巻と『万安方《まんあんほう》』六二巻を著した。どちらも中国医学の知識を総覧・整理した医学書である。前者は聞き知った世の秘宝と家伝を、広く人びとに知らせることを目的に和文で書かれ、後者は子弟と子孫に伝える医学典範として漢文で書かれた。一三〇三年につくられた和文の医書である。京都大学図書館蔵の『頓医抄』の巻四四に、五臓六腑の解剖と経脈の経路について

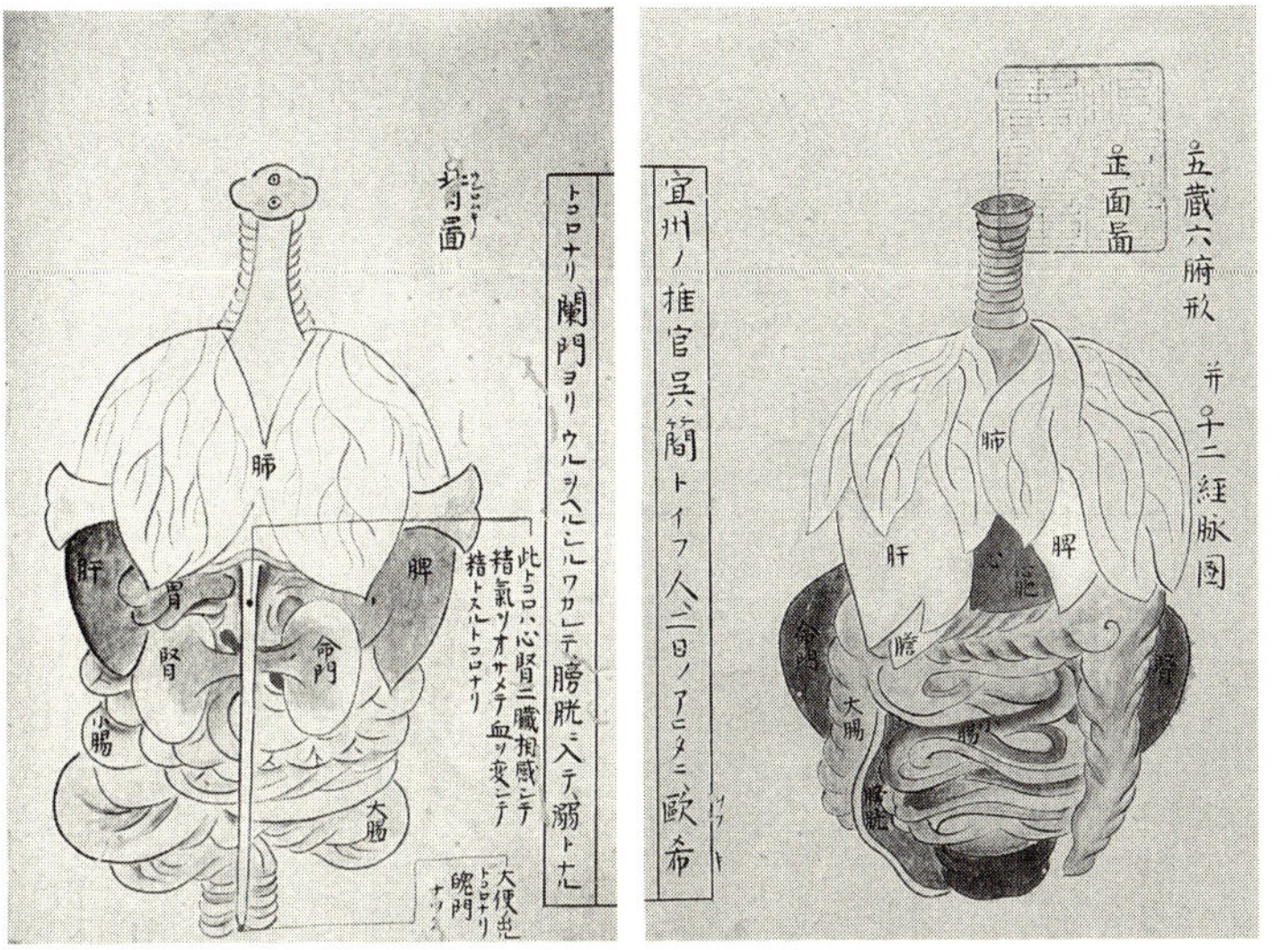

図 14-1　梶原性全『頓医抄』の五臓六腑図から第 1 図(右)と第 3 図(左)
第 1 図(右)は，胸腹部内臓の前面図で，『欧希範五臓図』に由来する．肺，心臓，肝臓，脾臓，胆嚢，小腸，大腸，膀胱，腎臓が描かれている．胸部内臓と腹部内臓を隔てる横隔膜は描かれていない．第 3 図(左)は，胸腹部内臓の後面図で，ノドに二つの孔と横隔膜が描かれている．国立公文書館内閣文庫蔵．

の記事と、六葉の解剖図が含まれている。国立公文書館所蔵の『万安方』巻五四にも同様の図九葉が掲載されており、『頓医抄』から転載されたものである。

『万安方』の第一図と第二図は、いずれも胸腹部内臓の前面図であるが、内臓の形状に微妙な差異がある。第三図は胸腹部内臓の後面図、第四図は胸腹部内臓の側面図、第五図は胸部内臓の側面図、第六図は横隔膜の側面図、第七図から第九図は腹部内臓の図である。臓器の位置や形状が、大まかではあるが具体的に描かれており、実際に人体を解剖しなければ描けない図である（**図14-1**）。中国では北宋の時代に医学目的で人体解剖が行われた解剖図が描かれたことが知られているが、現存する中国の医学書にはこのような具体的な解剖図は残されていない。

北宋の一〇四五年に、欧希範《おうきはん》ら五六人の反逆人が処刑され、二日間をかけて人体解剖が行われ、宋景らの画工によって解剖図が残されたという記録がある。こうして『欧希範五臓図』ができあったが、その後、消息を絶ったとされている。一二世紀初頭に北宋の医師楊介《ようかい》が、『欧希範五臓図』を修正する目的で人体解剖を行い、その所見をまとめて一一一三年に『存真環中図《そんしんかんちゅうず》』を著したという記録があるが、これも明（一三六八～一六四四）末頃には失われた。『頓医抄』と『万安方』は、この失われた『欧希範五臓図』と『存真環中図』の解剖図を伝えているのである。

胸腹部内臓を前面から描いた『万安方』の第二図の、第一図との微妙な違いは、胸部内臓と腹部内臓の間に横隔膜が描かれていることと、ノドの断面に「咽」と「喉」という二つの孔が描かれていること、解剖に基づく新たな知識が付け加えられていることである。この新たな知見は第三図以下の解剖図にも含まれている。このことから第一図は『欧希範五臓図』に由来し、第二図以下は楊介の『存真環中図』に由来するものと考えられる。

『蔵志』——はじめての人体解剖の記録

世の東西を問わず、人体解剖は古くから処刑体を用いて行われた。日本では、古代の律令において刑罰の一つとして死罪が定められ、絞《こう》と斬《ざん》の二種類の処刑が行われた。奈良時代になると、仏教や儒教の影響により、死罪を避けて流罪に減刑することが多くなり、平安時代には慣習として、死刑を全面的に停止することになった。しかし、平安末期から武士が台頭し戦乱が広がるようになると、再び各地で死刑が行われるようになり、鎌倉時代以降には死刑の制度も整備されるようになった。つまり、日本では少なくとも鎌倉時代以降、公式に死刑が行われていたということになるが、ヨーロッパで行われたように、刑死体を用いて解剖するということは、長らく行われなかったようだ。刑死体を用いて人体解剖を行い、それを記録に残したのは、江戸時代の山脇東洋がはじめてであった。

山脇東洋（一七〇五～六二）が、官許を得てはじめて刑死体の解剖を行い、その記録を『蔵志《ぞうし》』として発表したのは一七五九年のことである。東洋は、若い頃から書物の上での疑問を解くために、カワウソの解剖を行っていたが、小腸と大腸の区別が見つからないことに悩んだ。一七五四年におそらく東洋の勧めがあって、東洋の門人と友人たちが京都所司代に刑屍《けいし》解剖を願い出て、屈嘉《くつか》という三八歳の男の刑死体を解剖することが許された。

『蔵志』では、序文二〇ページ、本文一二ページと四葉の解剖図に続いて、紙数の大部分が付録になっていて、東洋が種々の機会につくった文章を収めている。付録の冒頭に四ページの「祭夢《さいむ》覚《がく》文《ぶん》」で、解剖された屈嘉の霊が厚く葬られたこと、解剖して体内を見ることによって、東洋の大きな夢が頓に覚された（急に実現した）ので、屈嘉に夢覚という戒名を与えたことが記されている。刑死体とはいえ、死後の身体を解剖することは、日本の習俗では受け入れがたい残酷な行為であり、弔いによって霊を慰める必要を感じていたのである。現在でも日本の大学の医学部では、解剖体の

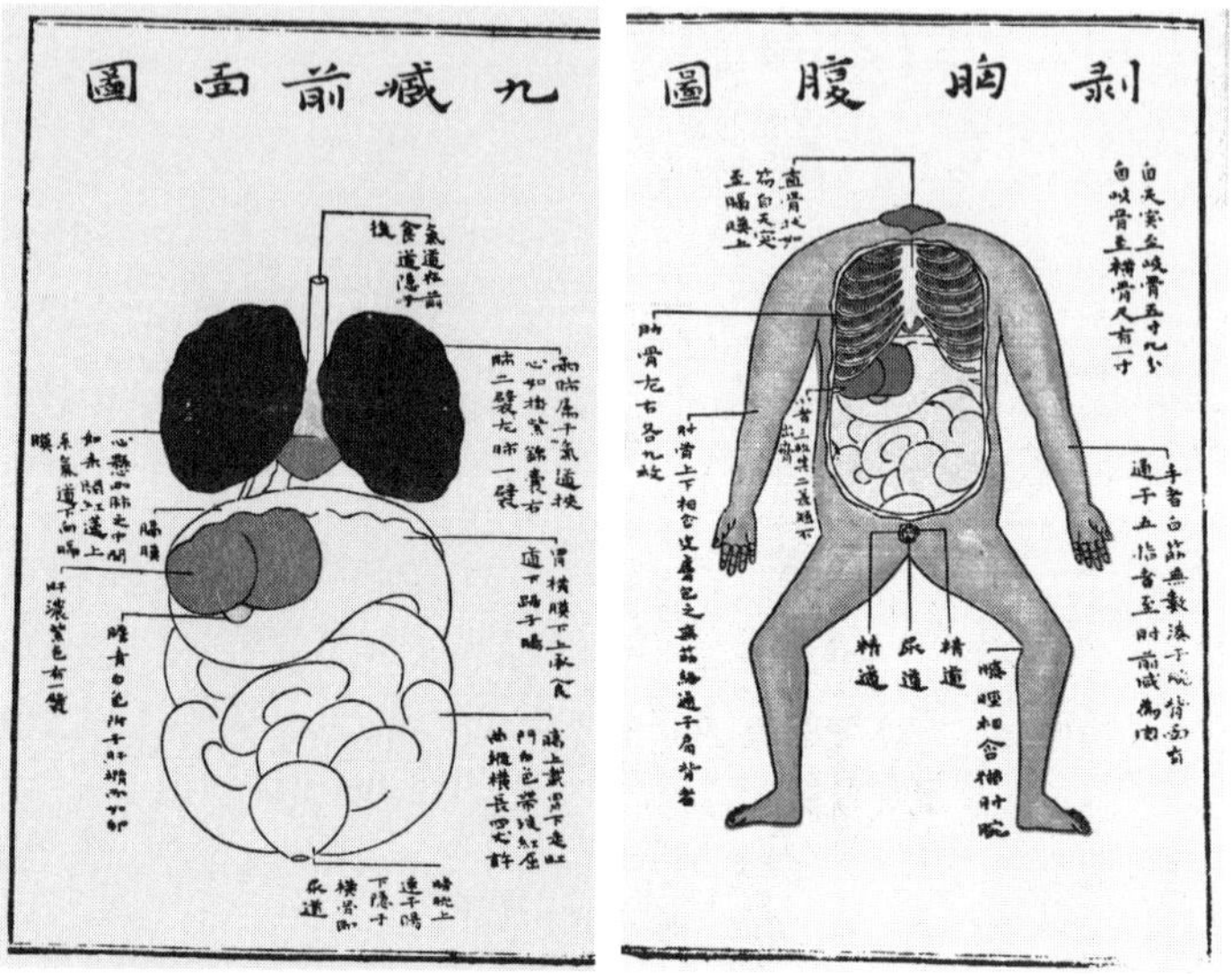

図 14-2　『蔵志』1759(宝暦 9)年から山脇東洋による腑分けの解剖図
右図は第 1 図，左図は第 2 図．複製，筆者蔵．

ための慰霊祭が毎年行われている（第16章）。

『蔵志』には四葉の解剖図が含まれている（**図14-2**）。第一図は胸腹壁が切り取られた死体で内臓が見えている。斬首のため首はない。第二図は胸腹部内臓の前面、第三図はその背面である。第四図は脊柱と心臓を描いている。内臓の位置と形が大まかに描かれているが、東洋が疑問に感じていた小腸と大腸の区別は見落とされている。東洋が描いた解剖図の水準は、解剖が行われる以前のものと大して違いはない。しかし『蔵志』の意義は、本文と図に示された解剖内容が今日の解剖学と合致するかどうかではなく、疑問点を実際に検証しようとする実験精神こそにある。東洋の解剖に触発されて、腑分けを見学し、また自ら解剖を行う人たちが次々と現れた。『解体新書』のきっかけとなった骨《こつ》ケ原の腑分けもそのような中で行われたのである。

『解体新書』の影響

栗山孝庵（一七二八～九一）は山脇東洋の高弟で長州藩の藩医であった。萩の刑場で数度にわたり処刑体を得て解剖を行い、『九臓図志』（一七五八）、『女体解剖図志』（一七五九）などの解剖図巻を残した。

河口信任《しんにん》（一七三六～一八一一）は古河藩の藩医である。藩主が京都所司代になったのに同行し、一七七〇年に京都西郊で刑死体を得て自ら解剖を行った。そのときの所見を『解屍編《かいしへん》』として一七七二年に出版した。信任は長崎遊学を経験してオランダ医学を学んだが、解剖内容にその影響がみられる。解剖の所見と解剖図は詳しくなり、肺が二ないし三葉に分かれること、肝臓が左右の葉に分かれ間に間膜が挟まること、小腸と大腸の区別を認めている。ただし心臓に出入りする血管の記述が不可解であるなど、古来の説に引きずられた誤りも多く含まれている（**図14-3**）。

大坂の医師で暦学の大家の麻田剛立《ごうりゅう》（一七三四～九九）は、犬猫の生体解剖や諸動物の解剖を行い、数々の知見を得た。剛立は解剖の知見を著作としては残さなかったが、手紙や講義を通して人に知られるようになった。江戸中期の儒医三浦梅園（一七二三～八九）の『造物余譚《ぞうぶつよたん》』には剛立の解剖学を示す四つの手紙が収録されている。江戸後期の儒学者中井履軒《なかいりけん》（一七三二～一八一七）の『越俎弄《えっそろう》

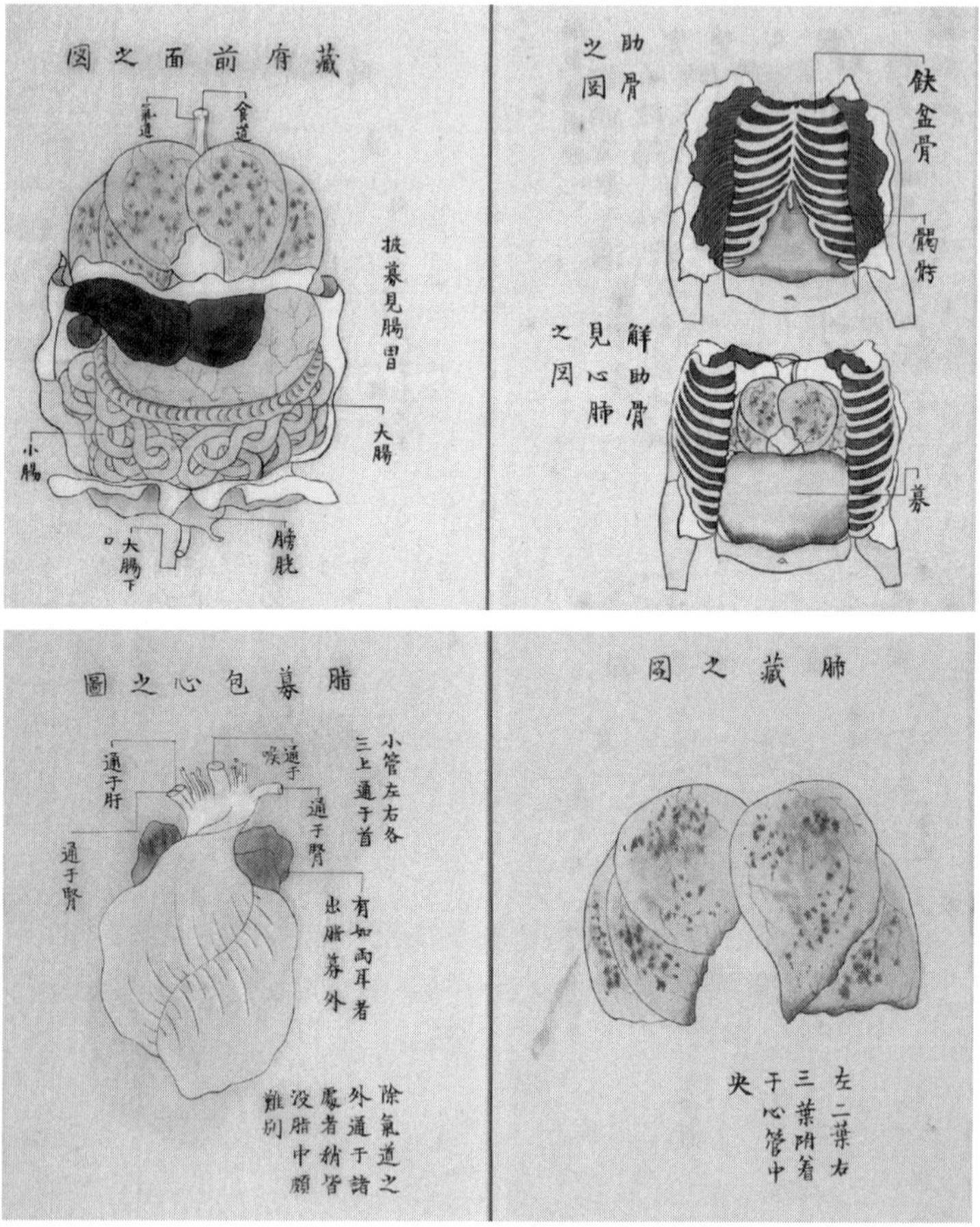

図 14-3　『解屍編』1772(明和 9)年から河口信任による腑分けの解剖図
左上は胸腹部内臓の前面図．右上は胸郭と胸部内臓の前面図．左下は取り出した心臓の前面図．右下は取り出した左右の肺の前面図．東北大学図書館蔵．

筆《ひつ》』(一七七三)は、剛立の行った動物解剖や講義を見聞して、その概略を記したものである。

『解体新書』が出版されるきっかけとなった腑分けは、一七七一年三月四日に江戸郊外千住の骨ヶ原で行われた。この解剖の場に立ち会った中津藩医の前野良沢(一七二三〜一八〇三)と小浜藩医の杉田玄白(一七三三〜一八一七)が、たまたま同じオランダの解剖学書を携えていて、その解剖図の正確さに驚き、協力して翻訳を始めたのである。『解体新書』が契機となって、西洋の医学や科学の書物が次々と翻訳、あるいは紹介され、鎖国下の日本に西洋の文物が広まった。

小石元俊(一七四三〜一八〇九)は関西の蘭学者で、『解体新書』を読んで感銘を受け、一七八六年から一年間江戸に出て、杉田玄白や、蘭医で仙台藩侍医の大槻玄沢《げんたく》(一七五七〜一八二七)とも交流があった。また解剖経験が豊富で当時の人体解剖の第一人者であった。一七八三年に京都の伏見で平次郎という名の四〇歳の窃盗犯の処刑体を解剖し、『平次郎臓図』を著した。解剖の経過を写生した解剖図であり、解剖途中の死体や取り出された臓器が写実的に描かれている。しかし、『解体新書』の影響は少なく、尿管を見逃すなどの誤りもある(**図14-4**)。

平次郎の解剖の一五年後の一七九八年に、京都において三雲環善(一七六二〜一八〇五)と、山脇東洋の孫の東海(一七五七〜一八三四)が、小石元俊の指導の下、左兵衛という三四歳の男の刑死体を解剖した。この解剖をもとに『施薬院解男体臓図』がつくられた。施薬院は三雲の本姓である。図は吉村蘭州(一七三九〜一八一六)など一流の画家が描いた。図の数は五九点で、『平次郎臓図』に比べてはるかに精密に描かれている。また大坂の蘭学者の橋本宗吉(一七六三〜一八三六)が、オランダ語で器官の名称を記入している。『平次郎臓図』から一五年を経て、元俊の人体構造についての理解

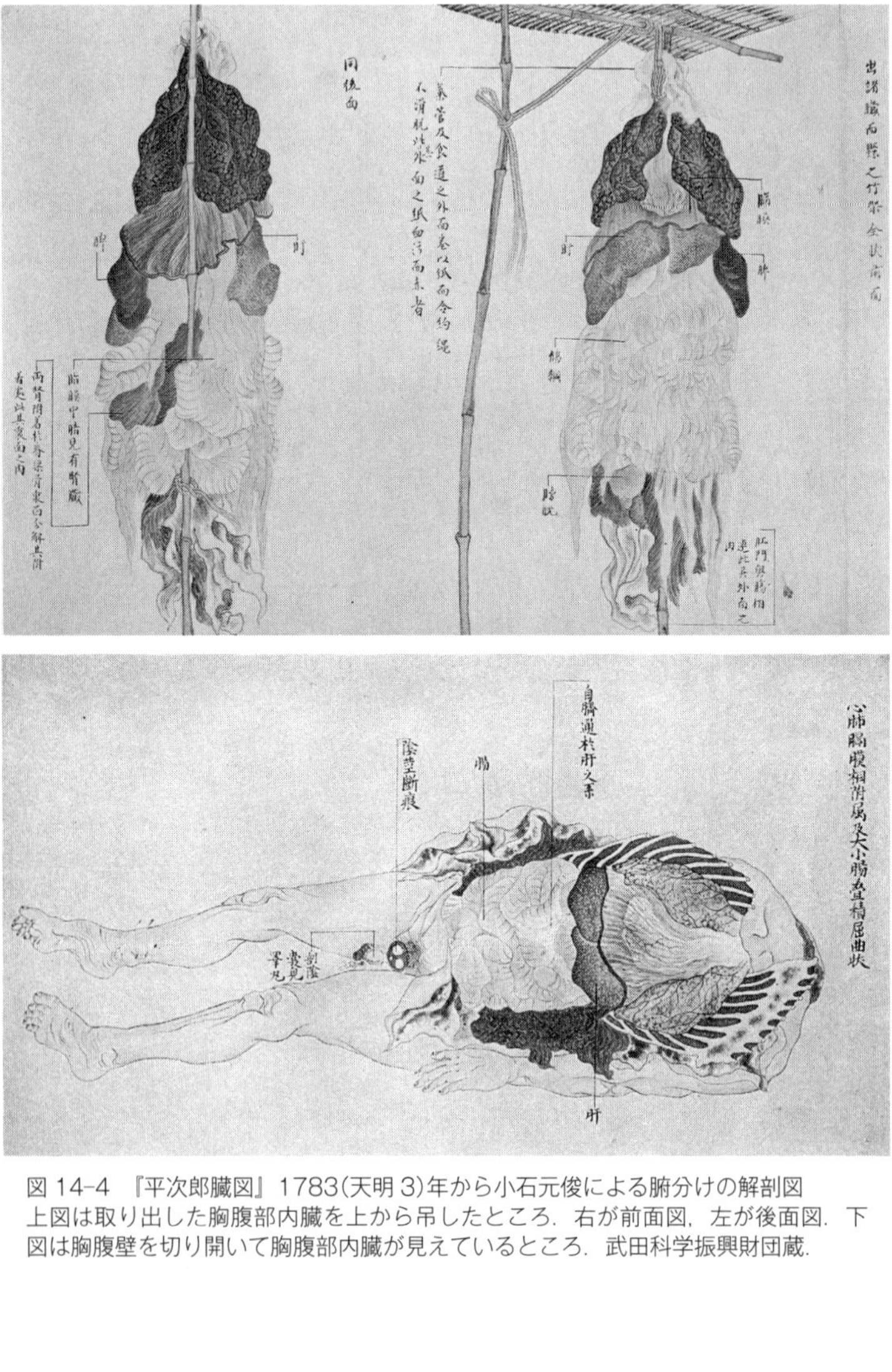

図 14-4　『平次郎臓図』1783(天明 3)年から小石元俊による腑分けの解剖図
上図は取り出した胸腹部内臓を上から吊したところ．右が前面図，左が後面図．下図は胸腹壁を切り開いて胸腹部内臓が見えているところ．武田科学振興財団蔵．

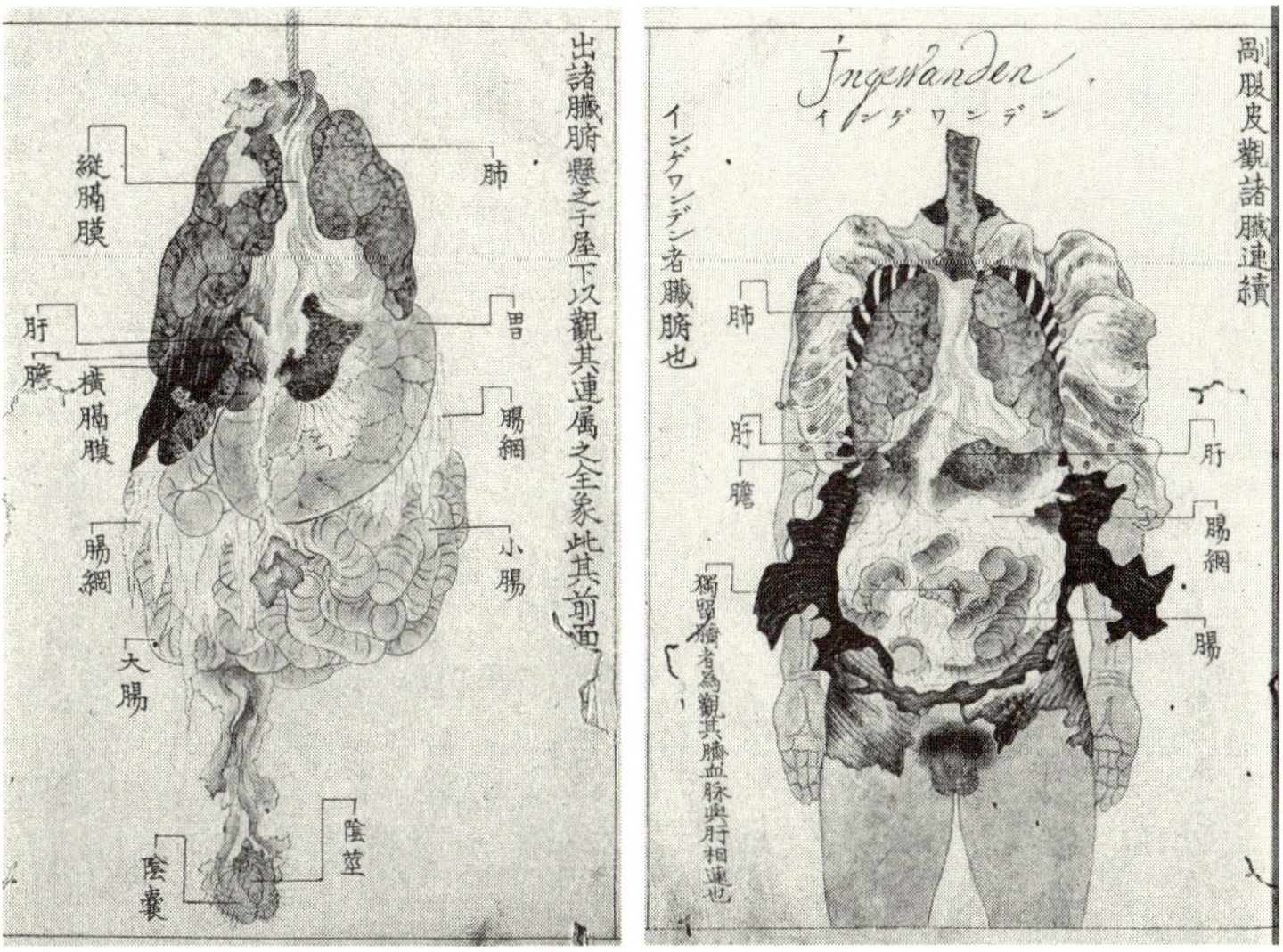

図14-5　『施薬院解男体臓図』1798（寛政10）年から小石元俊による腑分けの解剖図
右図は胸腹壁を切り開いて胸腹部内臓が見えているところ．左図は取り出した胸腹部内臓を上から吊している．早稲田大学図書館蔵．

が格段に進歩したこと、また『解体新書』により伝えられた西洋解剖学が大きな影響を与えたことがうかがわれる（**図14-5**）。

『解体新書』以後、西洋の解剖書が相次いで翻訳されるなか、漢方と西洋の医学を折衷して、洋学の教える解剖学の事実から、漢方の古書の内容を説明しようとする試みも行われた。その代表格は漢方医の三《み》谷公《たにこう》器《き》（一七七五～一八二三）の『解体発蒙』（一八二三）である。『解体新書』と『医範提綱』を参照し、西洋の解剖学をもとに人体の構造を記述し、それを漢方医学が説く五臓六腑に対応させている。西洋の解剖学のあらましは、すべて『黄帝内経《こうていだいけい》』（中国最古の医学書、4ページ）に説かれていて、何も新しいものはないという主旨を述べている。臓器を描いた多色刷り木版印刷の見事な解剖図が含まれている。三谷は腑分けに参加した経験もあるが、これらの解剖図は腑分けを写生したものではない。図の多くは『平次郎臓図』や『施薬院解男体臓図』から引用したものや、西洋の解剖学書の図を元にしたものである。

南小柿《みながき》寧一《やすかず》(一七八五〜一八二五)の『解剖存真図』(一八一九)は、江戸時代の解剖図の最高傑作と評されるものである(**図14-6・14-7**)。南小柿は淀藩の藩医で画才があり、自ら絵筆をとってこの解剖図をつくり上げた。『解剖存真図』には八三の図が含まれるが、完成するまでに四〇回以上の腑分けに立ち会って写生をし、足りないところは『施薬院解男体臓図』や『解体新書』や西洋解剖図から図を引用している。上巻では、第一〜二四図が頭部と神経系、第二五・二六図が体壁、第二七〜二九図が上肢、第三〇〜三三図が下肢、第三四〜四三図が全身の骨を描いている。下巻では、第四四〜五二図が胸部内臓と循環系、第五三〜七五図が腹部内臓、第七六〜八三図が骨盤と生殖器を描いている。最後にサルの妊娠子宮の解剖図を載せている。冒頭には蘭医で幕府奥医師の桂川甫賢《ほけん》(一七九七〜一八四五)による漢文の序と蘭文の署名(Dr. Botanicus)、ドイツの医師・博物学者のシーボルト(一七九六〜一八六六)による蘭文の「この解剖図はきわめて勉励なので大いなる称賛を得る」という讃詞と署名がある。末尾には、いずれも蘭医の大槻玄沢、大槻玄幹(一七八五〜一八三八)、佐々《ささ》木《き》中沢《ちゅうたく》(一七九〇〜一八四六)の漢文の跋(あとがき)と、宇田川玄真(一七七〇〜一八三五)、杉田立卿(一七八六〜一八四六)の蘭文の跋があり、絢爛たる解剖図録である。

佐々木中沢は一関出身で、江戸で蘭学を学び、仙台藩医学校の教諭になった。一八二二年に仙台

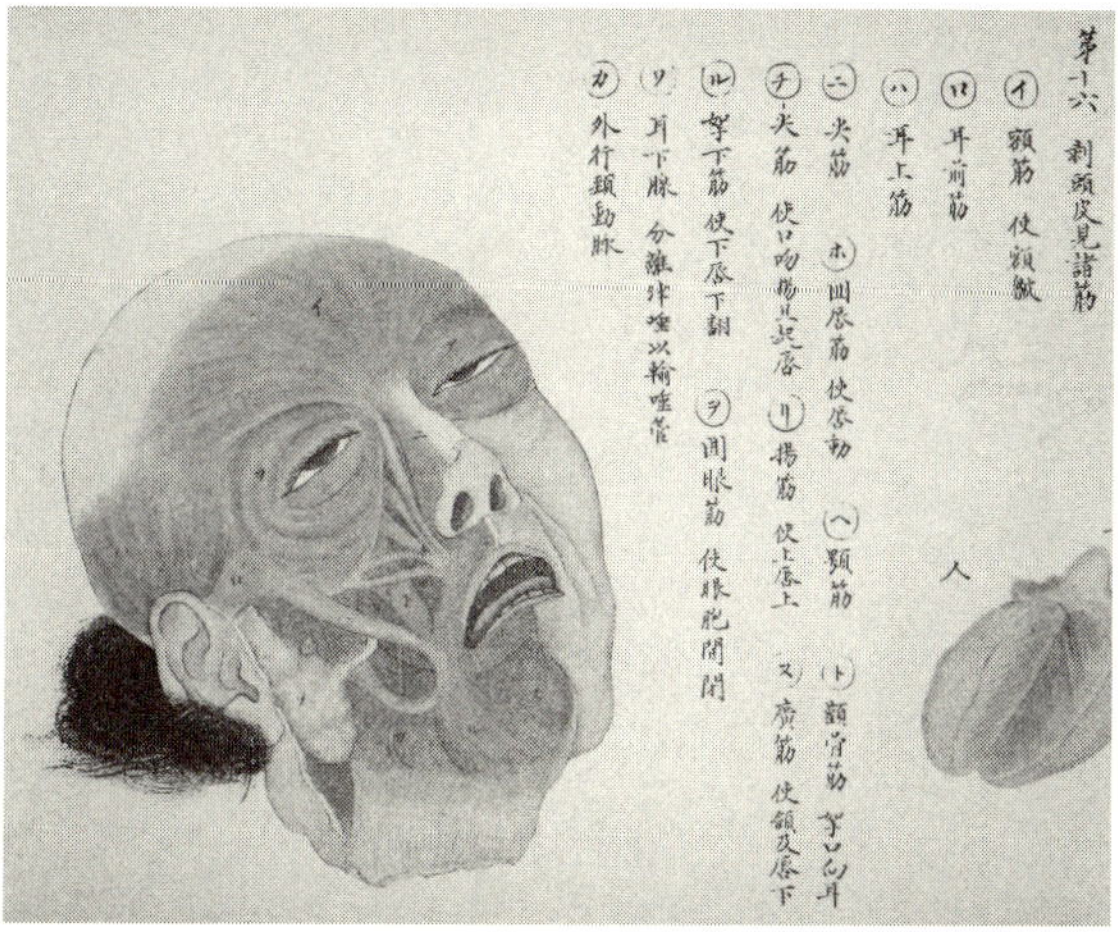

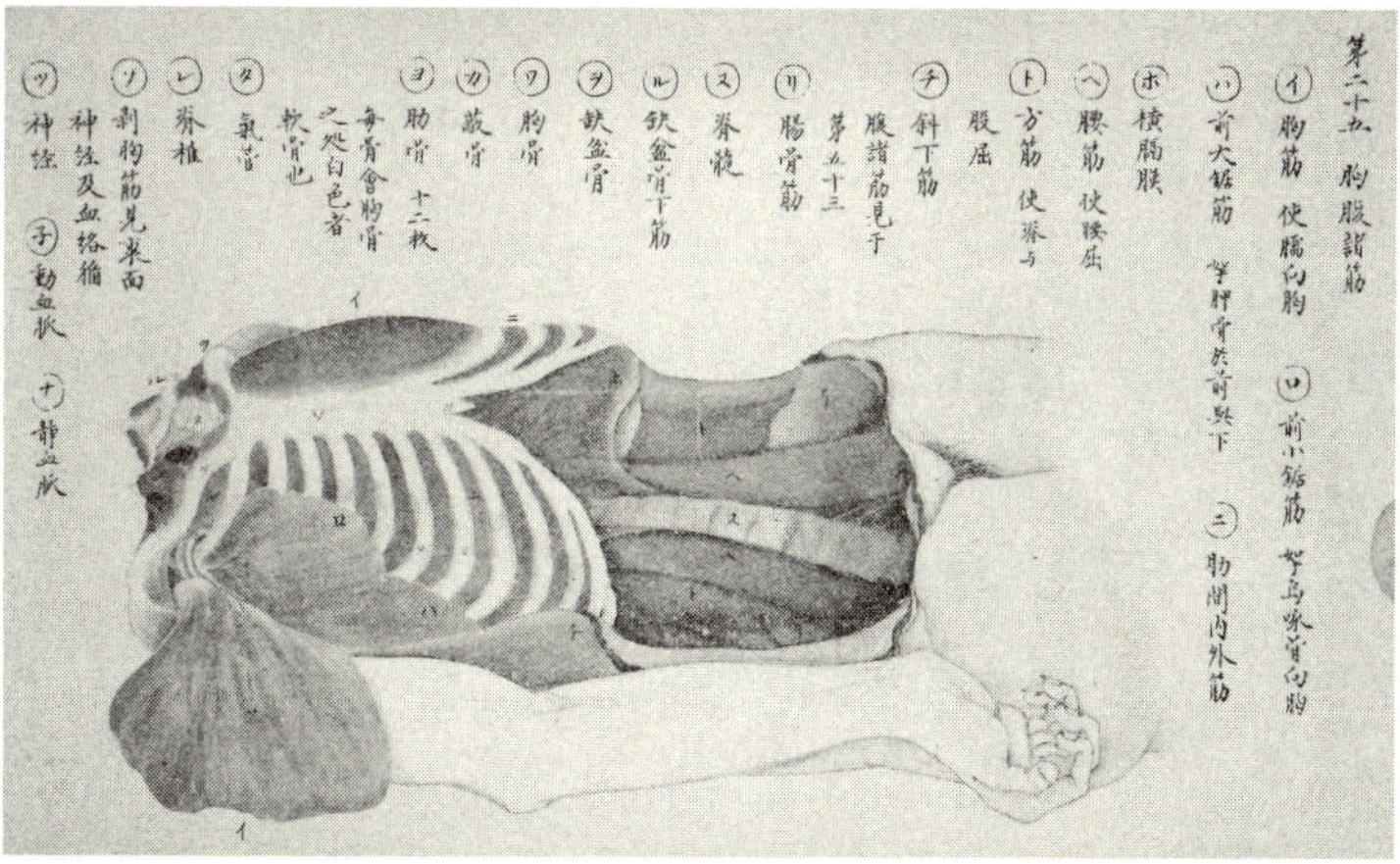

図 14-6　『解剖存真図』1819(文政 2)年から南小柿寧一による腑分けの解剖図
上図は切り離した頭部で顔面を解剖したところで，表情筋や耳下腺が見えている．
下図は胸腹壁の筋を解剖したところ．複製，筆者蔵．

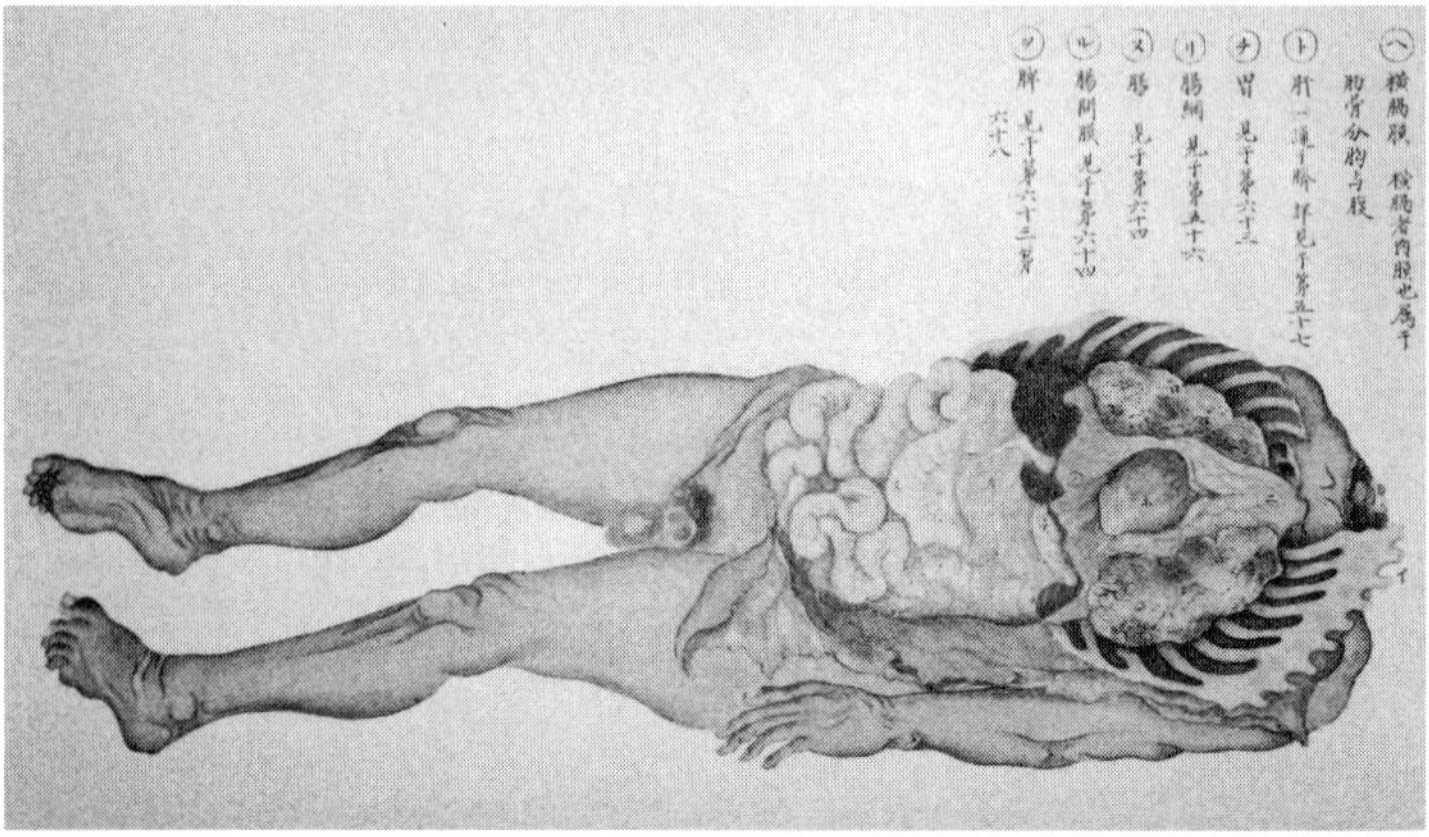

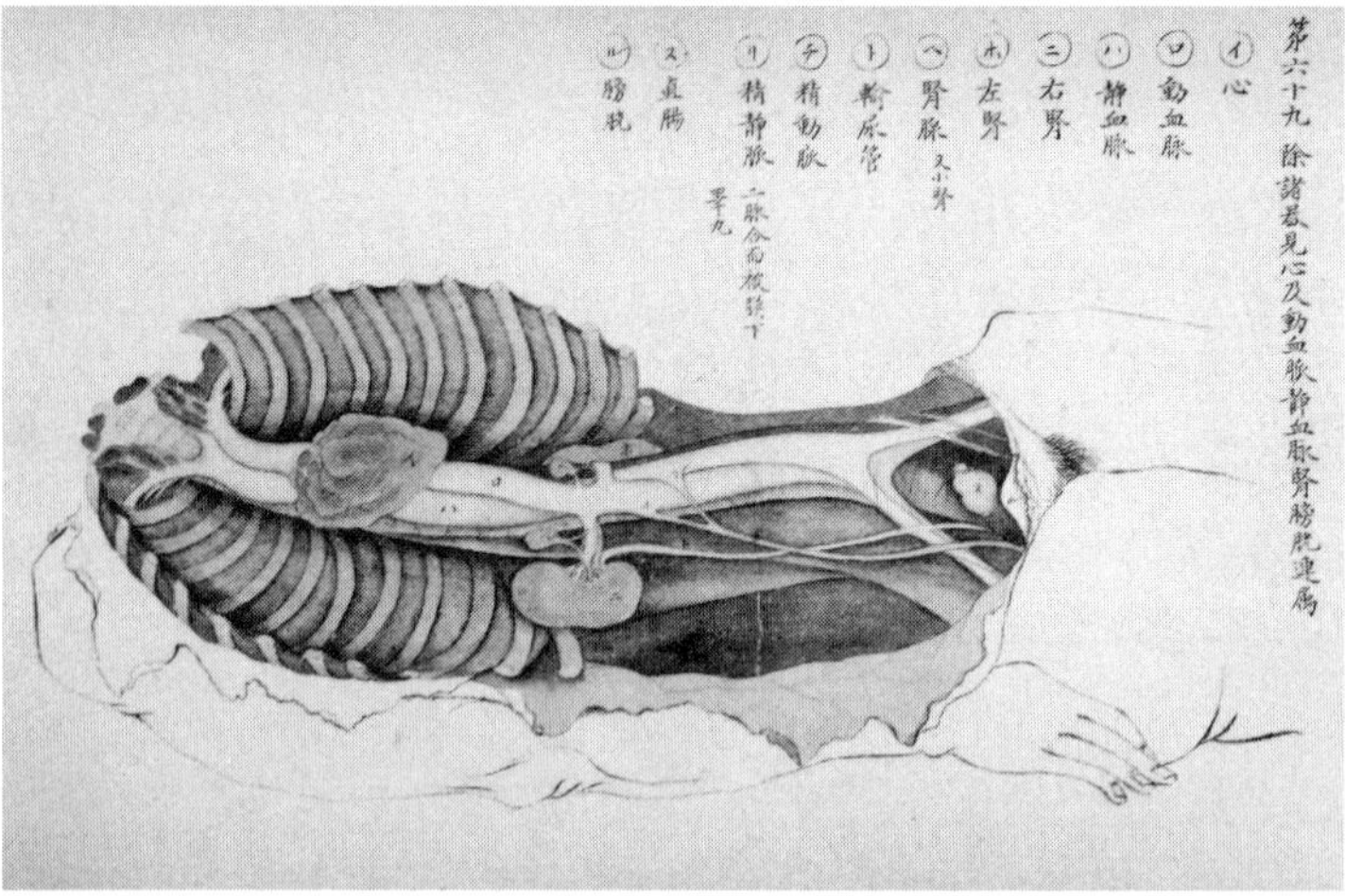

図 14-7　『解剖存真図』1819(文政 2)年から南小柿寧一による腑分けの解剖図
上図は胸腹壁を切り開いて，胸腹部内臓の全体が見えているところ．下図は胸腹部の内臓を取り除いて，心臓と大動脈と大静脈が見えているところ．複製，筆者蔵．

の北郊で磔刑に処せられた女性の死体を解剖した。夏の気候で死体が腐敗しやすいのを考慮して一日で解剖を終え、女性生殖器のみを描いた『存真図腋』（一八二二）を著した。南小柿の『解剖存真図』の不足を補うという意味で存真図腋という表題にした（**図14-8**）。この解剖は、仙台の医師たち

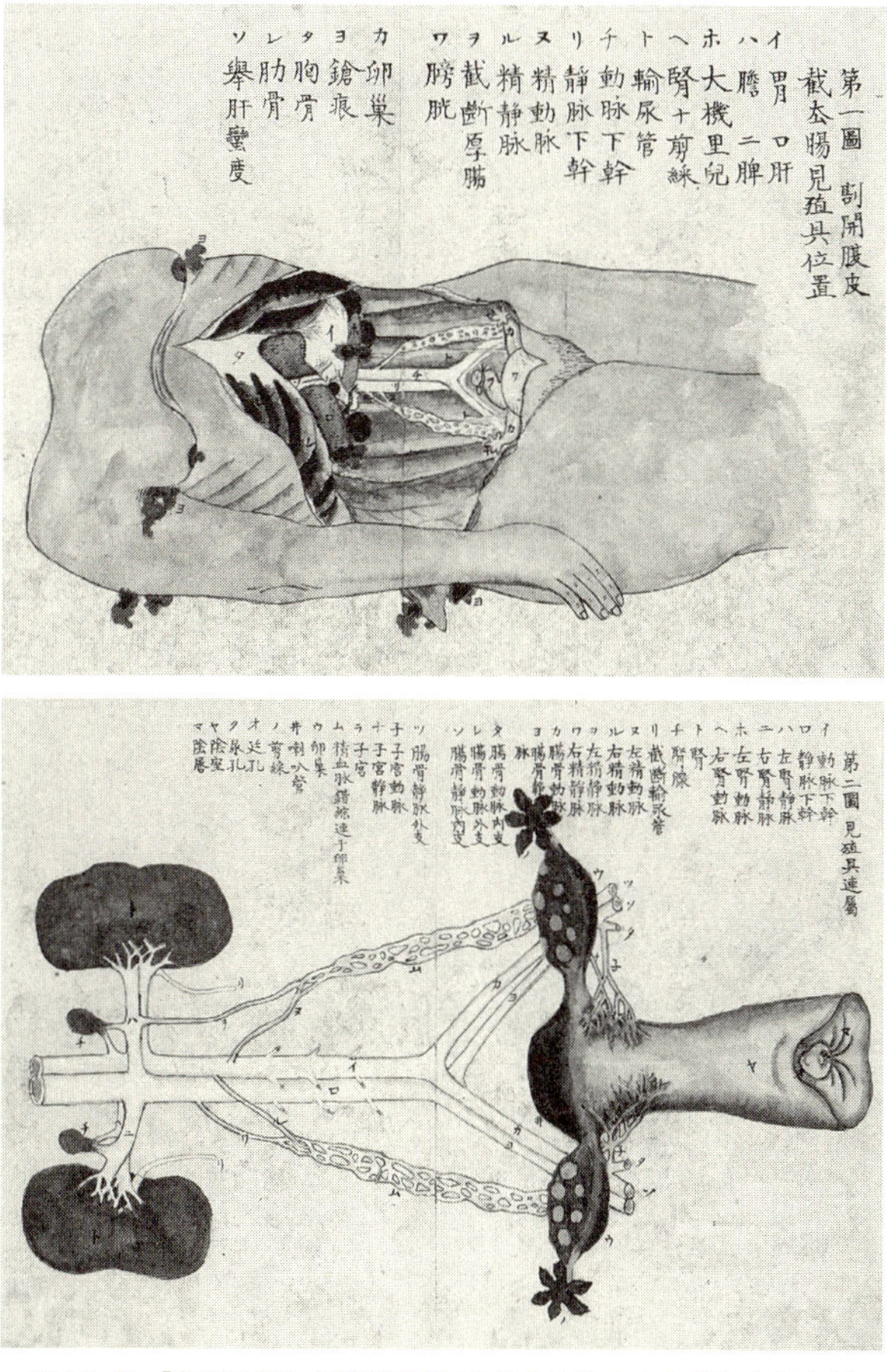

図14-8　『存真図腋』1822（文政5）年から佐々木中沢による女屍腑分けの解剖図
上図は女性の腹部を解剖して，後腹壁の臓器と大血管が見えているところ．下は腎臓と女性生殖器を取り出して描いている．東北大学図書館蔵．

に大きな衝撃を与えて、漢方医たちからの反対の声が激しく起こった。そのため版下の形で長らく伊達家の書庫に収められ、公刊されることがなかった。

西洋と日本の人体イメージの違いを反映した解剖図

このように、江戸時代には、山脇東洋の『蔵志』以後、その影響を受けて刑死体の腑分けが行われ、解剖体を写生した解剖図が描かれた。腑分けの経験の積み重ねや、『解体新書』など西洋解剖学書の影響を受けて、描かれる解剖図は次第に精緻かつ正確なものになっていった。しかし江戸時代の腑分け解剖図には、西洋の解剖図とは異なる特徴が認められるように思う。死体が解体されていく過程がありのままに描写されることである。

西洋の解剖図ではしばしば、骨格人や筋肉人、あるいは内臓を部分的に解剖された人体が立位でポーズをとっていることを思い出そう。江戸時代の解剖図には、生きている人間を想起させるそのような解剖図はない。解剖体は、首のない状態で地面の上に横たえられたり、内臓が取り出されて上から吊されたり、あるいは切り離された首が解剖されている。また、解剖されて取り出された臓器の柔らかい質感や、固有の色調がよく表現されており、銅版画を用いた西洋の解剖図の硬質な表現とは明らかに一線を画している。その差異は、西洋と日本の人体へのイメージの、何がしかの違いを反映したものであるに違いない。

第15章 江戸時代の蘭学から明治のドイツ医学へ
——西洋から医学を学ぶ

『解体新書』——単なる翻訳を超えた書

江戸幕府は一六三〇年代に一連の鎖国令を布告して海外との交流・貿易を制限した。その後、出島におけるオランダとの交易がヨーロッパとの唯一の接点になった。第八代将軍徳川吉宗(一六八四〜一七五一)が洋書の輸入を一部解禁し、一部の大名が西洋の文物に傾倒してオランダ語の学習や書籍の輸入を支援し、蘭学が盛んになった。こうした最中に現れた『解体新書』はオランダ語解剖学書の翻訳であり、その後オランダ語の科学書が次々と翻訳されるきっかけになった。

『解体新書』の元になった解剖学書は、ダンチヒのクルムスがドイツ語で表した『解剖学表』(一七二二)のオランダ語訳であった(89ページ)。中津藩医の前野良沢と小浜藩医の杉田玄白が、それぞれこのオランダ語解剖学書を入手し、それを携えて、一七七一年に行われた腑分けに立ち会ったことも前述した(189ページ)。二人は解剖されて見える人体内部の構造と『解剖学表』の図を見比べ、その正確さに驚嘆してこの解剖学書の翻訳を、その日に決意した。この経緯について玄白が後に『蘭学事始』の中で書き記し、解剖学書の書名を『ターヘル・アナトミア』と記している。

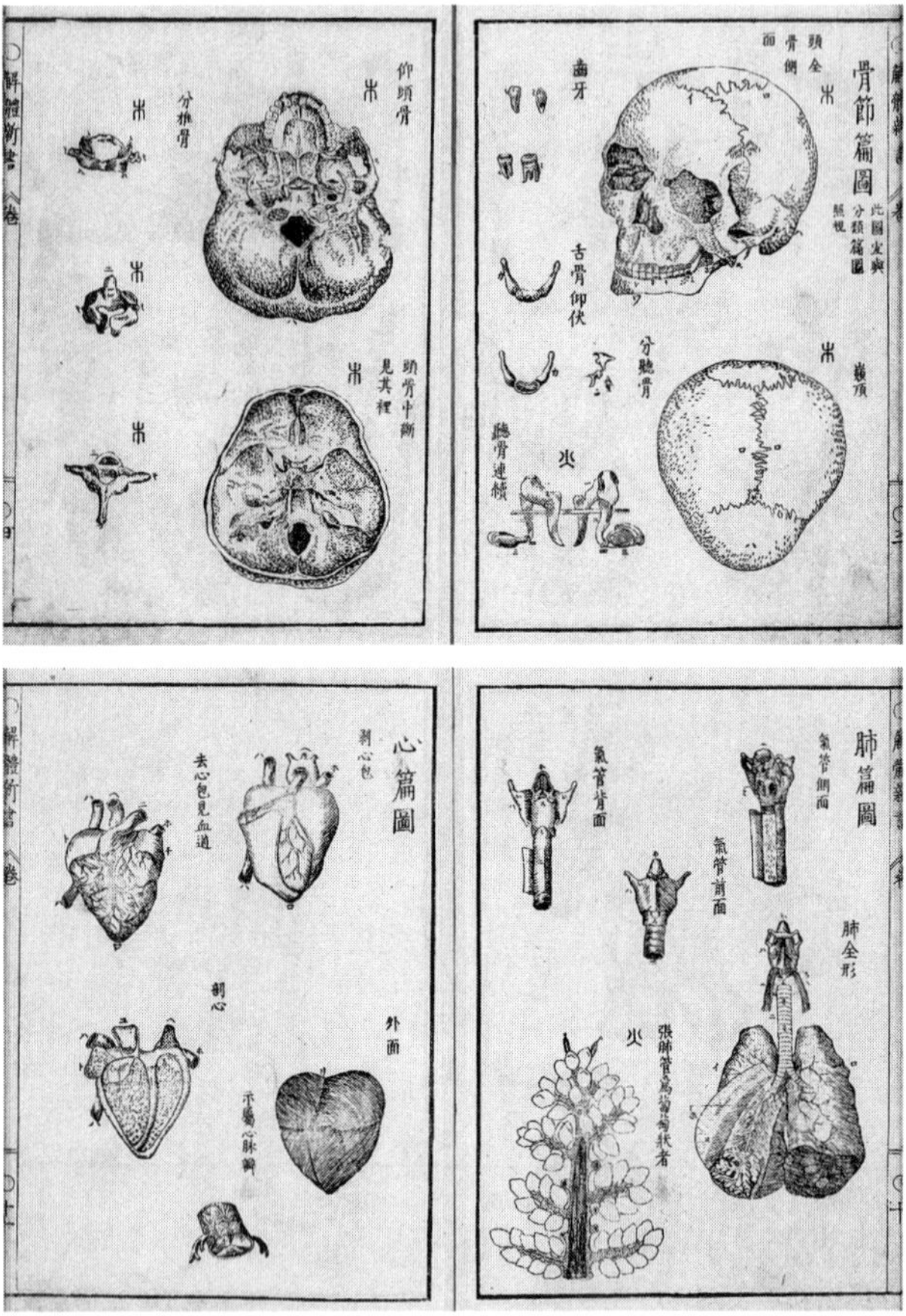

図 15-1　『解体新書』(1774)「序図」から頭の骨(上)，肺と心臓(下)
上図は，クルムス『解剖学表』第５表「骨，各論」から頭の骨の図だけを集めたもの．右端の頭蓋の前外側面と上面の二つの図は図柄が異なり，別の本を参照して描かれている．下図は，第 14 表「肺」と第 15 表「心臓」の図を写したもの．気管支枝と肺胞を示した中央下の図は，ブランカールトの『改新解剖学』オランダ語版に似た図がある．東北大学図書館蔵．

翻訳事業は良沢と玄白の他、数人が加わって行われた。最もオランダ語に詳しい良沢ですら、その語学力は七〇〇語の単語を知る程度であり、玄白はアルファベットさえ充分に知らなかった。そのため翻訳には非常に苦労し、「たとへば、眉（ウェインブラーウ）といふものは目の上に生じたる毛なりとあるやうなる一句も、彷彿として、長き春の一日には明《あき》らめられず、日暮るゝまで考へ詰め、互ひににらみ合ひて、僅か一二寸ばかりの文章、一行も解し得ることならぬことにてありしなり」（緒方富雄校注『蘭学事始』岩波文庫より）というほどであった。

玄白がこの翻訳出版を強力に推進し、二年後の一七七三年には翻訳がほぼ完成し、予告編として『解体約図』を発行した。五枚の木版刷りからなるチラシのようなもので、全身の骨格や血管の図を掲げ、西洋解剖学の大要を紹介している。

『解体新書』は一七七四年に出版された。全五冊からなり、一冊が序で、凡例と図を載せ、残り四冊が本文である。原書の『解剖学表』をすべて訳したものではなく、二八の表の最初にある箇条書きの摘要のみを訳し、解説の部分は省略している。その一方で「翼（玄白）按ずるに」から始まる注記が挿入されていて、単なる翻訳を超えている。各表の解剖図は小田野直武（一七五〇〜八〇）の木版画により再現され、他の解剖書からの図がいくつか加えられている（**図15-1**）。

蘭学の広まり

『解体新書』以後、オランダ語を通して西洋の学問を取り入れようとする蘭学が広まった。長崎のオランダ語通詞《つうじ》（通訳）からのオランダ語の学習から始まり、江戸の大槻玄沢の芝蘭《しらん》堂や大坂の蘭医、緒方洪庵（一八一〇〜六三）の適塾などの蘭学塾で、多くの弟子がオランダ語を学んだ。医学、天文学、物理学、化学などの自然科学、測量術、砲術、製鉄などの技術、西洋史、地理、外国事情などの人文科学の書物が翻訳されたり著されたりした。とくに平賀源内（一七二八〜八〇）は、もともと本草学や儒学を学んだが、杉田玄白らとの交流からオランダの博物学に関心をもち、オランダ製の静電気発生機エレキテルを修理して紹介し、秩父や秋田で鉱山開発の指導を行った。志築忠雄（一七六〇〜一八〇六）は長崎で通詞を務めたが若くして職を辞し、オランダ語の書物の翻訳や著述に没頭して、天文学、物理学、地理誌など広範囲の著述を行った。

玄白は『解体新書』に誤訳が多いことを知っていて、弟子の大槻玄沢に改訂を指示し、一七九八年頃にはできあがっていた。しかし、『重訂解体新書』一三冊として刊行されたのは一八二六年である。

宇田川玄真は玄白と玄沢の弟子で、『医範提綱』全三冊（一八〇五）を著した。『医範提綱』は平易な言葉で西洋の概略を述べ、生理学や病気の原因にまで言及していて、当時の医師に広く用いられた。今日の解剖学用語には『医範提綱』に由来するものが少なくない。たとえば『解体新書』では「薄腸」、「厚腸」と訳していたのを、『医範提綱』では「小腸」、「大腸」とした。また「膵」と「腺」の字を新たにつくった。『医範提綱』の付図として『医範提綱内象銅版図』が一八〇八年に出版された。オランダの医師ブランカールトが著した『改新解剖学』（78ページ）のオランダ語版（一六八六）の図を集めたもので、亜欧堂田善《あおうどうでんぜん》（一七四八〜一八二二）による銅版画で印刷された（**図15-2**）。

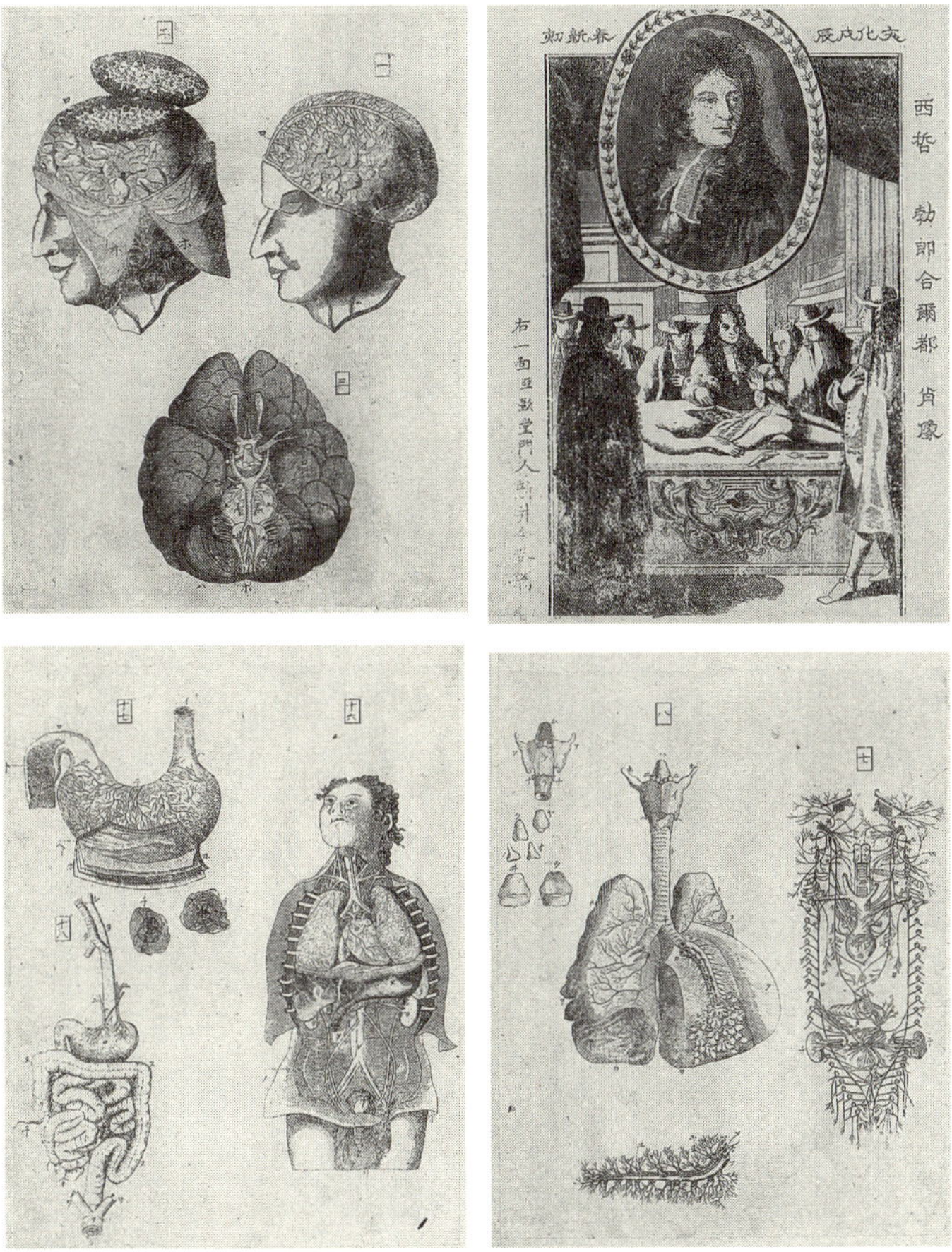

図 15-2　『医範提綱内象銅版図』(1808)から扉(右上)，脳(左上)，肺(右下)，胃腸(左下)
扉絵(右上)は『改新解剖学』オランダ語版から取られ，著者ブランカールトの肖像画が加えられている．解剖図の配列は『医範提綱』の内容にあわせているために，ブランカールトの解剖学書とは順番が違っている．国立国会図書館蔵．

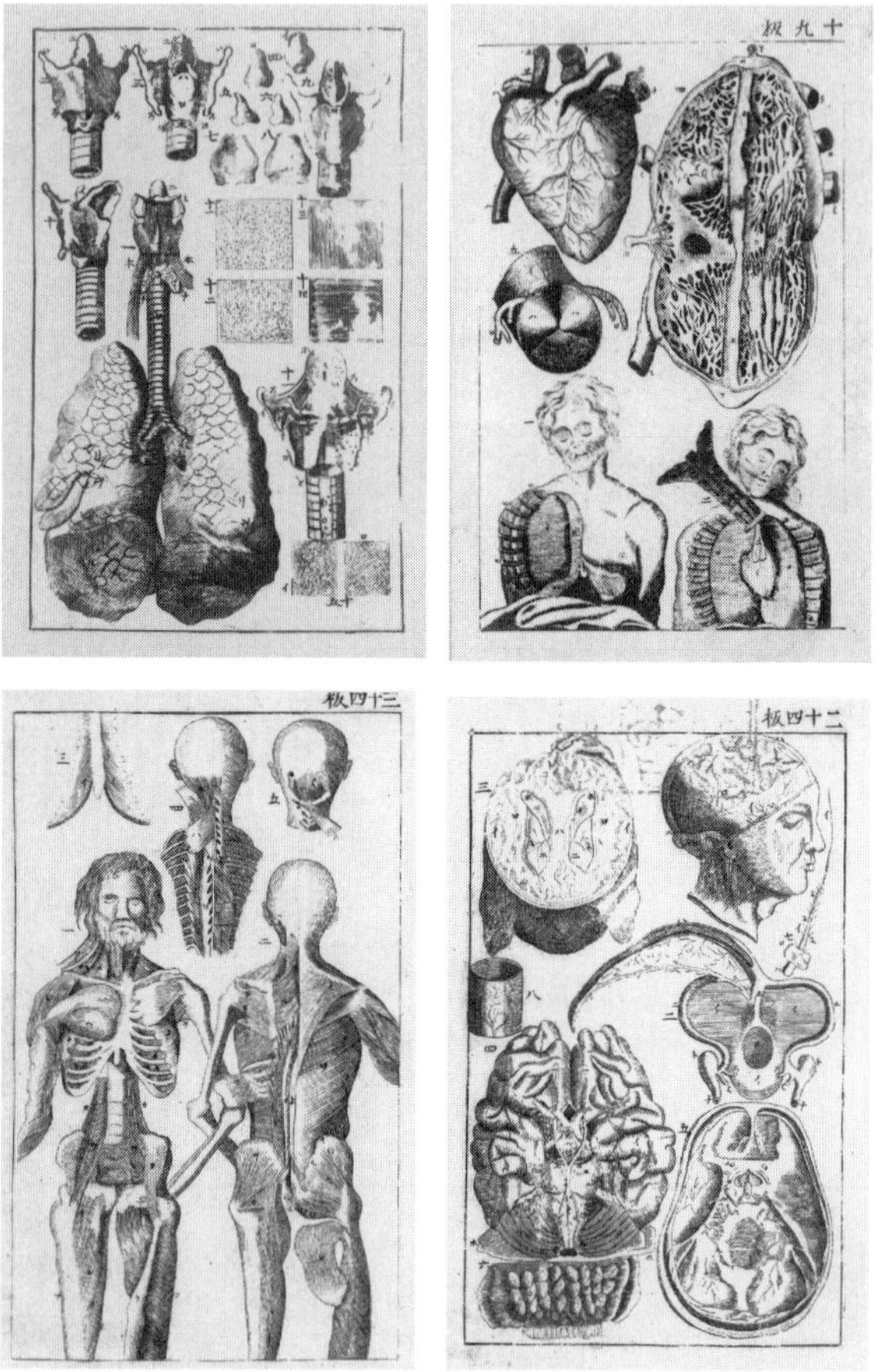

図 15-3 『把而翕湮解剖図譜』下編(1822)から心臓(右上)，肺(左上)，脳(右下)，体壁の筋(左下)
パルフィン『人体外科解剖』は 7 章からなり，①等質部分，②腹部，③胸部，④頭部，⑤骨，⑥筋，⑦脈管を扱う．上編では腹部まで，下編では胸部以後の図を示している．国立国会図書館蔵．

日本で最初の銅版解剖図である。たびたび版を重ねたが、表題も一定ではなく、版によって扉絵や解剖図の影の入れ方に違いがある。田善は福島の須賀川の富豪の次男で、兄の染物屋を手伝いながら画を学んだ。白河藩主の松平定信(一七五八〜一八二九)に仕えて、洋風画を描くようになり、また独自に銅版画の技術を工夫して銅版画の製作も行った。

江戸時代にはもう一つ、西洋解剖図の翻刻が出版された。斎藤方策《ほうさく》(一七七一〜一八四九)と中環《なかたまき》(一七八三〜一八三五)による『把而翁湮《ぱるへいん》解剖図譜』(一八二二)の下編が出版され、上編は後に出版された。これはベルギーの外科医パルフィン(一六五〇〜一七三〇)が著した『人体外科解剖』のオランダ語版(一七三三)から図と説明だけを抜粋したもので、銅版画は環の従兄弟の中伊三郎が製作した(**図15-3**)。伊三郎は京都の銅版画家で、どのようにして銅版画の技術を修得したかは不明だが、大坂の蘭学者の橋本宗吉から学んだのではないかとされている。伊三郎は『重訂解体新書』の付図も銅版画で製作した。

シーボルトとポンペ

書物のみによる医学の学習には限界がある。西洋医学を身につけた医師による講義や実地指導によらなければ、本格的な西洋医学の導入は困難である。鎖国下で日本人に初めて医学を教えた西洋の医師はシーボルトである。シーボルトはドイツ人で、ヴュルツブルクで医学を学び医師となったが、東洋研究を志してオランダに移り、オランダの商館医として長崎の出島に赴任した。一八二三年から二八年まで日本に滞在し、その間に出島の外に鳴滝塾《なるたきじゅく》を開いて多くの医者や学生に医学の講義をした。また活発に日本研究を行った。二六年にはオランダ商館長の江戸参府に随行して日本の自然を研究し、江戸の学者たちとも交流した。しかし二八年に帰国する際に、先発した船が難破して積み荷の多くが流出し、その中に幕府禁制の日本地図が見つかり、シーボルトは国外追放処分となり、シーボルトと交流のあった多くの日本人が投獄、あるいは処刑された。オランダに帰国後は、日本研究をまとめた大著『日本』全七巻を出版するなどして、日本を西洋に紹介した。

日本で初めて西洋医学を体系的に教えたのは、オランダ海軍の医官ポンペ(一八二九～一九〇八)である。幕末に江戸幕府により招かれ、一八五七年から五年間にわたり長崎で多くの日本人に医学を教えた。自然科学から基礎医学、臨床医学へと進む体系的なカリキュラムをつくり、人体解剖実習や病床での臨床実地指導も行った。ポンペのもとで学んだ医師たちは、明治の医学界のリーダーとして近代西洋医学の定着に貢献した。

医学教育の広まり

明治初年には藩のつくった医学校が全国に少なくとも三三校あり、西洋医学の教育が行われていた。外国人教師を雇うところもあり、解剖学の教材として紙製の人体模型が輸入されて用いられた。オランダ語の「人工人体 kunstlijk」から「キュンストレーキ」と呼ばれている。その多くは失われたが、現在でも長崎、福井(二体、**図15-4**)、金沢、福岡に現存している。しかし地方の医学校の多くは明治四（一八七一）年の廃藩置県によって存立の基盤を失い、閉鎖を余儀なくされた。

学校制度を定めた学制が明治五（一八七二）年に公布され、医事衛生制度を定めた医制が明治七（一八七四）年に公布されて、医師開業試験が始まるとともに、公立と私立の医学校が全国に多数設立された。明治一二（一八七九）年に内務省から医師試験規則が出されて全国で統一的な試験が行われるようになると、小規模な私立の医学校の多くは閉鎖され、公立医学校が急速に増えた。これらの医学校で用いられた解剖学の教科書は、英語から翻訳されたものが多かった。岡澤貞一郎の『解剖必携』和装六冊（一八七四）や邨上典表《むらかみてんひょう》の『華氏解剖摘要』和装九冊（一八七七）などいくつかある。とくに人気の高い松村矩明《のりあき》の『解剖訓蒙』和装二〇冊（一八七二）はアメリカのレイディの『人体解剖

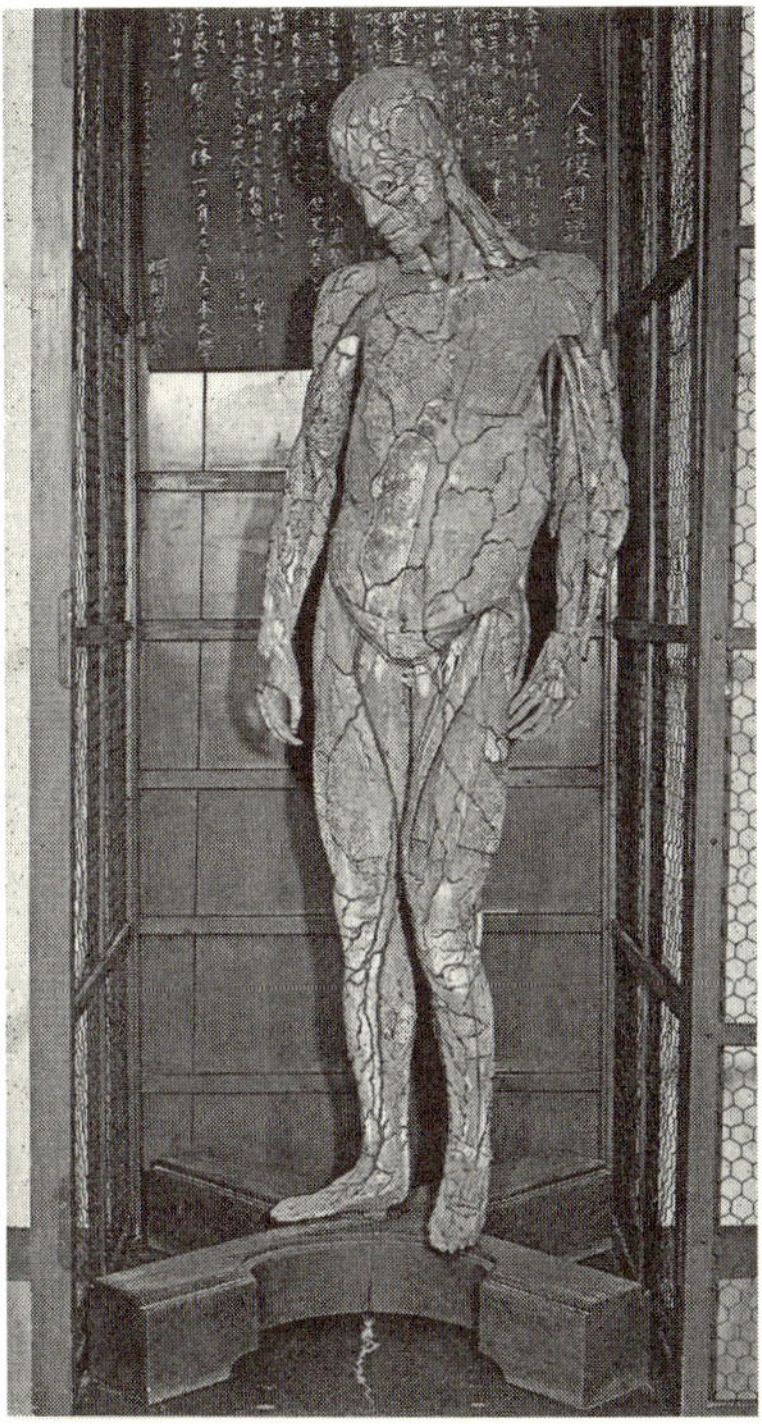

図 15-4　キュンストレーキ
1860 年に福井藩が購入した男性のキュンストレーキで，医学所の済世館で解剖学を学ぶために使用されたと思われる．1869 年にはもう 1 体，女性のキュンストレーキが購入された．福井市立郷土歴史博物館蔵．

基礎提要』（一八六一）を訳したものである。その図がよくなかったので、松村はグレイ『解剖学』（131ページ）第五版（一八六九）にある解剖図を翻訳し、『虞列伊氏《ぐれいし》解剖訓蒙図《かいぼうくんもうず》』（一八七二）として出版した（**図15－5**）。

明治政府は新しい西洋医学教育をドイツから学ぶことにし、一八七一年にドイツ人教師のミュルレル（一八二四～九三）とホフマン（一八三七～九四）が大学東校《だいがくとうこう》（現在の東京大学医学部）に着任した。二人は大学東校での医学教育を全面的に改めた。それまで在籍していた学生をすべて辞めさせ、改めて試験を行って学力の優れた学生のみに入学を許した。それまでの、多数の医学生が集まって外国語の原書を翻訳し、教師が質問に答えるという、蘭学塾のやり方を引き継いだ学習方法を改め、少数の語学力のある学生がドイツ語での講義を聴いて学ぶ形にした。最初の医学生は一八七六年に卒業し、その後一八七九年から毎年数十名の学生が卒業して、全国の公立医学校・病院に教師や医師として着任した。公立医学校は一八八一年には三七校になった。一八八二年の医学校通則によって、医学校は甲・乙の二種に分けられた。甲種医学校は修業年限が四年で、東京大学医学部の卒業生三名以上の教師が必要とされたが、卒業生は無試験で免状を与えられることになった。甲種医学校は一八八五年に二一校となった。こうして日本各地の医学校に、西洋の解剖学とドイツ語で医学教育を受けた学生が教師として赴任し、ドイツの医学は急速に日本全国に広まった。解剖学をベースにした西洋医学が普及することによって、明治の人びとは新しい医療と人体のイメージを受け入れたのである。

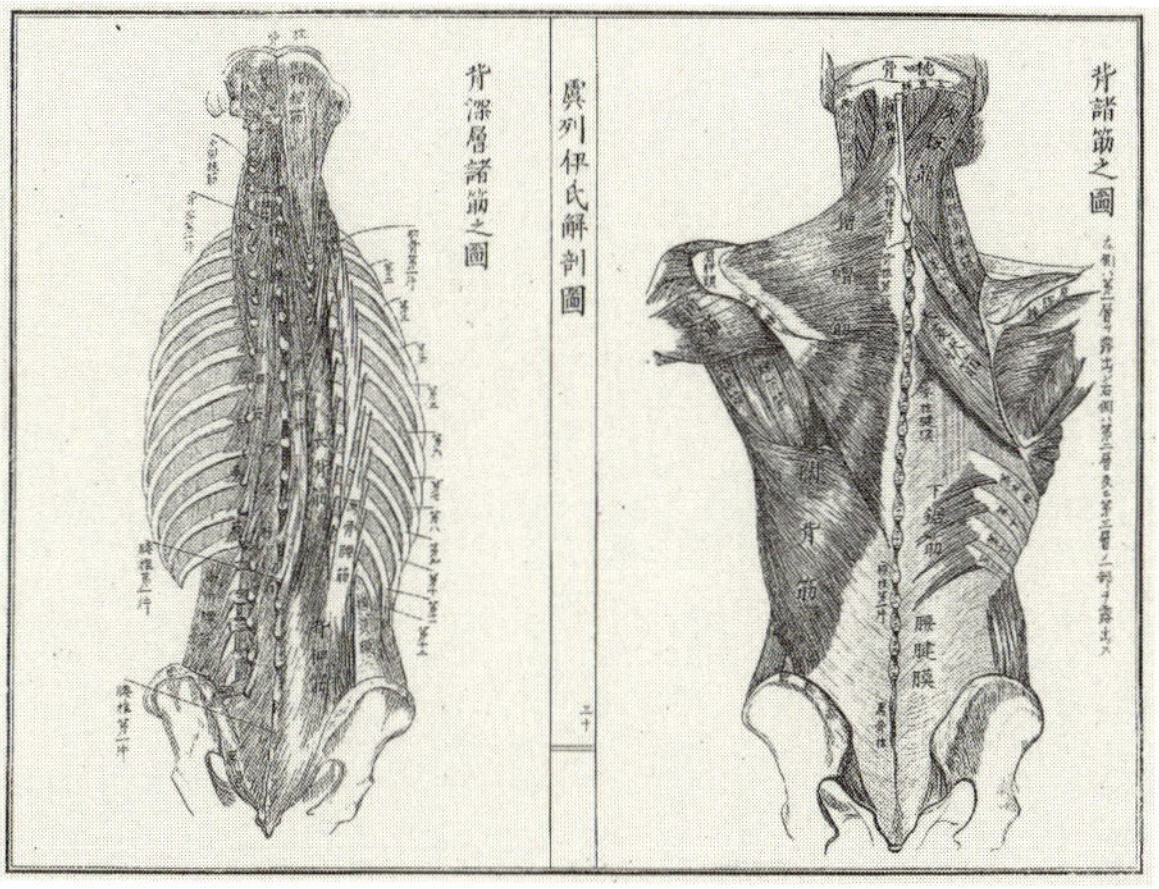

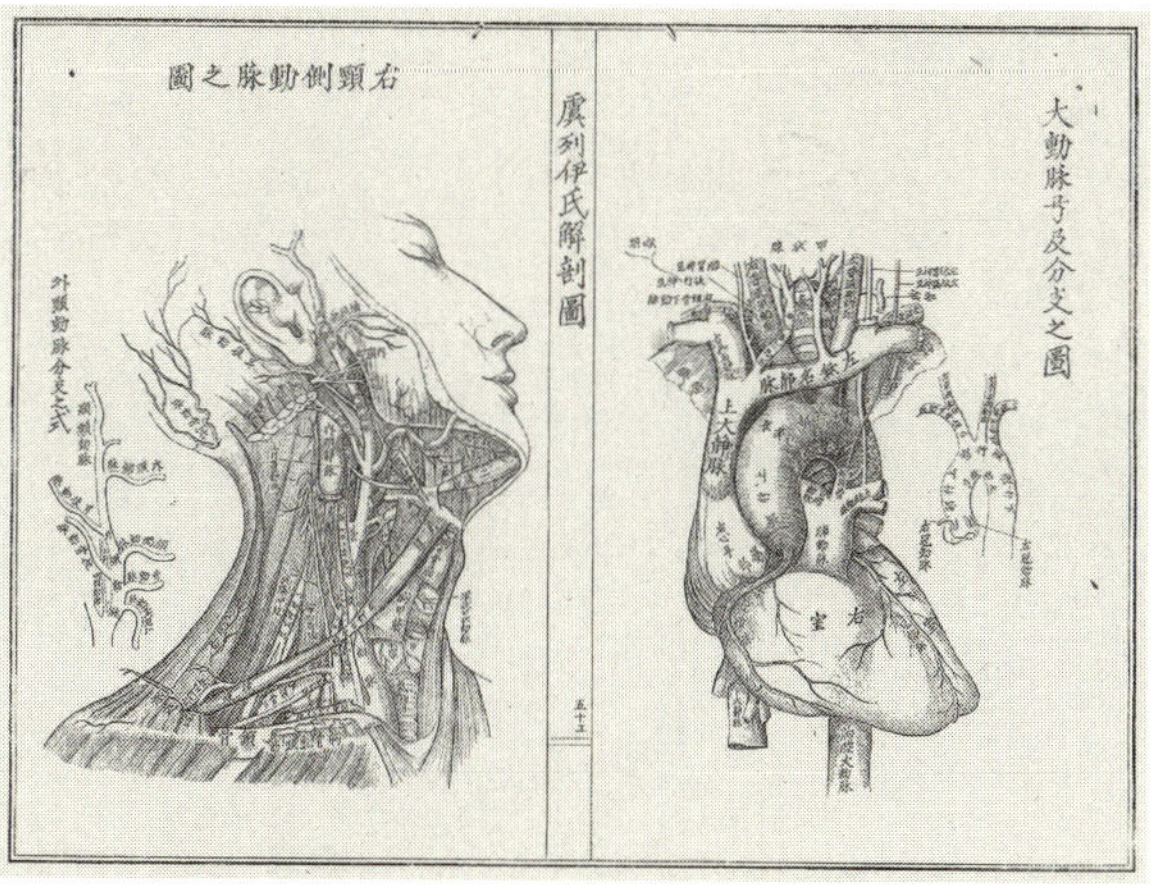

図 15-5 『虞列伊氏解剖訓蒙図』(1872)から背筋(上)，心臓と頸部の動脈(下)
原書のグレイ『解剖学』の木口木版画による解剖図を，銅版画により再現している．図の配列と選択は，『解剖訓蒙』の原書であるレイディの『人体解剖基礎提要』にしたがっている．滋賀医科大学附属図書館蔵．

日本独自の解剖学書を編纂する機運の高まり

一八七七〜八七年頃にはドイツ人教師の講義をもとにした解剖学書が出版された。田口和美の『解剖攬要《らんよう》』和装一三巻一四冊（一八七七〜八二）、奈良坂源一郎の『解剖大全』全三巻（一八八三）などである。これらの著作には図がないため、解剖図譜がよく参照された。人気を博した解剖図譜に『海都満氏《はいつまんし》解剖図譜』（一八八四）がある。ドイツのハイツマンの『人体記述局所解剖学』（一八七〇〜七五）の図を翻訳・掲載したものである（**図15-6**）。ハイツマンの解剖書は、木口木版画による精細な解剖図で人気を集めた。

一八八六年に財政問題に端を発して学校制度は大きく変更され、全国の公立医学校は大きな影響を受けた。二一校あった公立の甲種医学校のうち五校は官立の高等中学校医学部になり、三校は存続したが、残りの一三校の甲種医学校と九校の乙種医学校はその頃までに廃校となった。医学校は少数に集約統合されて、より水準の高い医学教育が行われるようになった。一八八七年頃からはドイツ語の教科書を参考にした図入りの解剖学書が出版されるようになった。今田束《つかね》の『実用解剖学』全三巻（一八八七）、二村領次郎《ふたむらりょうじろう》の『近世解剖学』全二巻（一九〇七〜〇八）などがある。とくに石川喜直の『人体解剖学』全五巻（一九〇三〜〇四）は、ドイツのトルト（一八四〇〜一九二〇）の『学生と医師のための解剖図譜』全六冊（一八九六〜九七）の図を多数掲載して人気を博した（**図15-7**）。トルトの解剖書は、木口木版画による精細な解剖図を多数収録し、解剖図譜の定番として人気を集め、

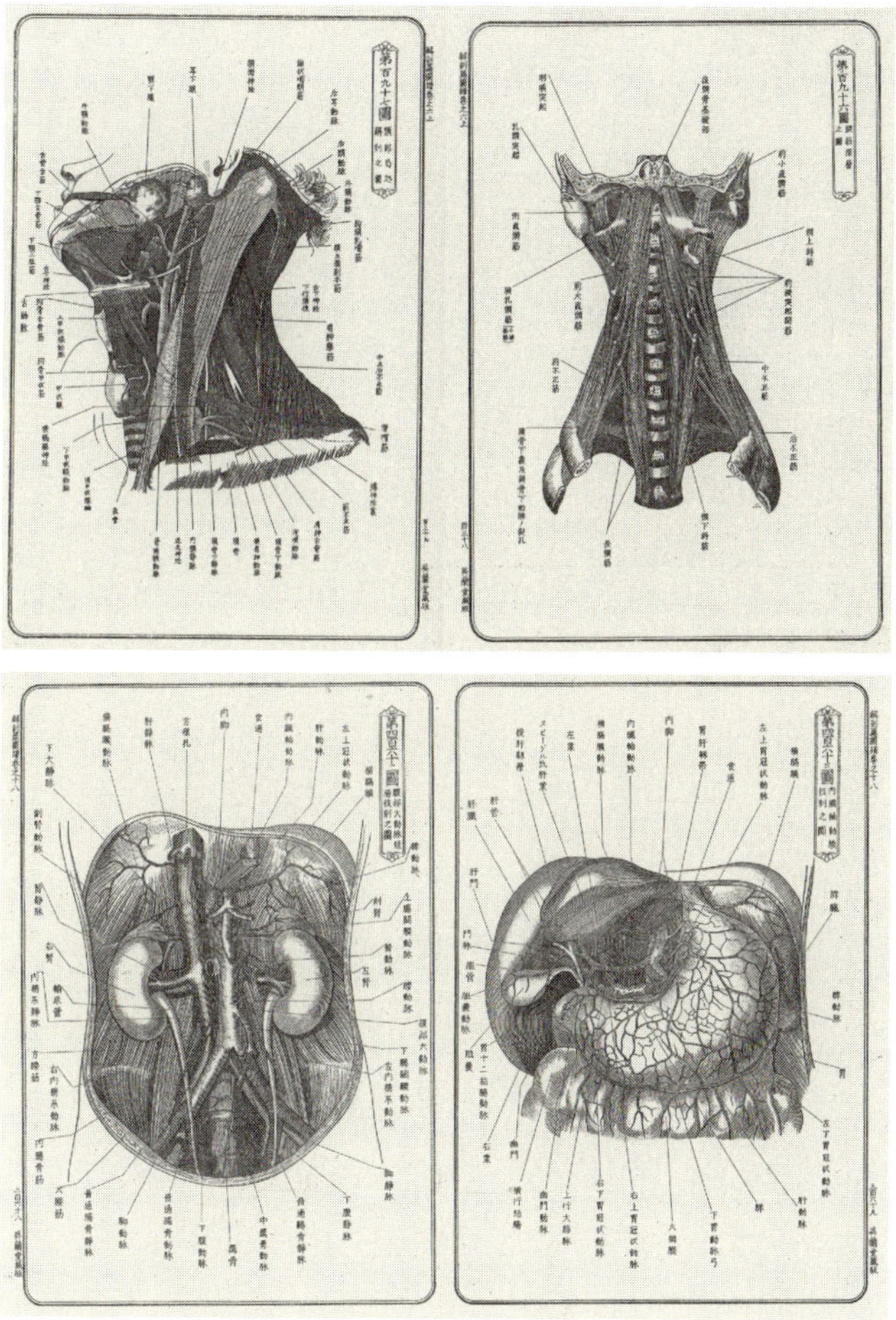

図 15-6 『海都満氏解剖図譜』(1884)から頸部の筋(上)，腹部内臓(下)
原書のハイツマンの『人体記述局所解剖学』の木口木版画による解剖図を，銅版画により再現している．筆者蔵．

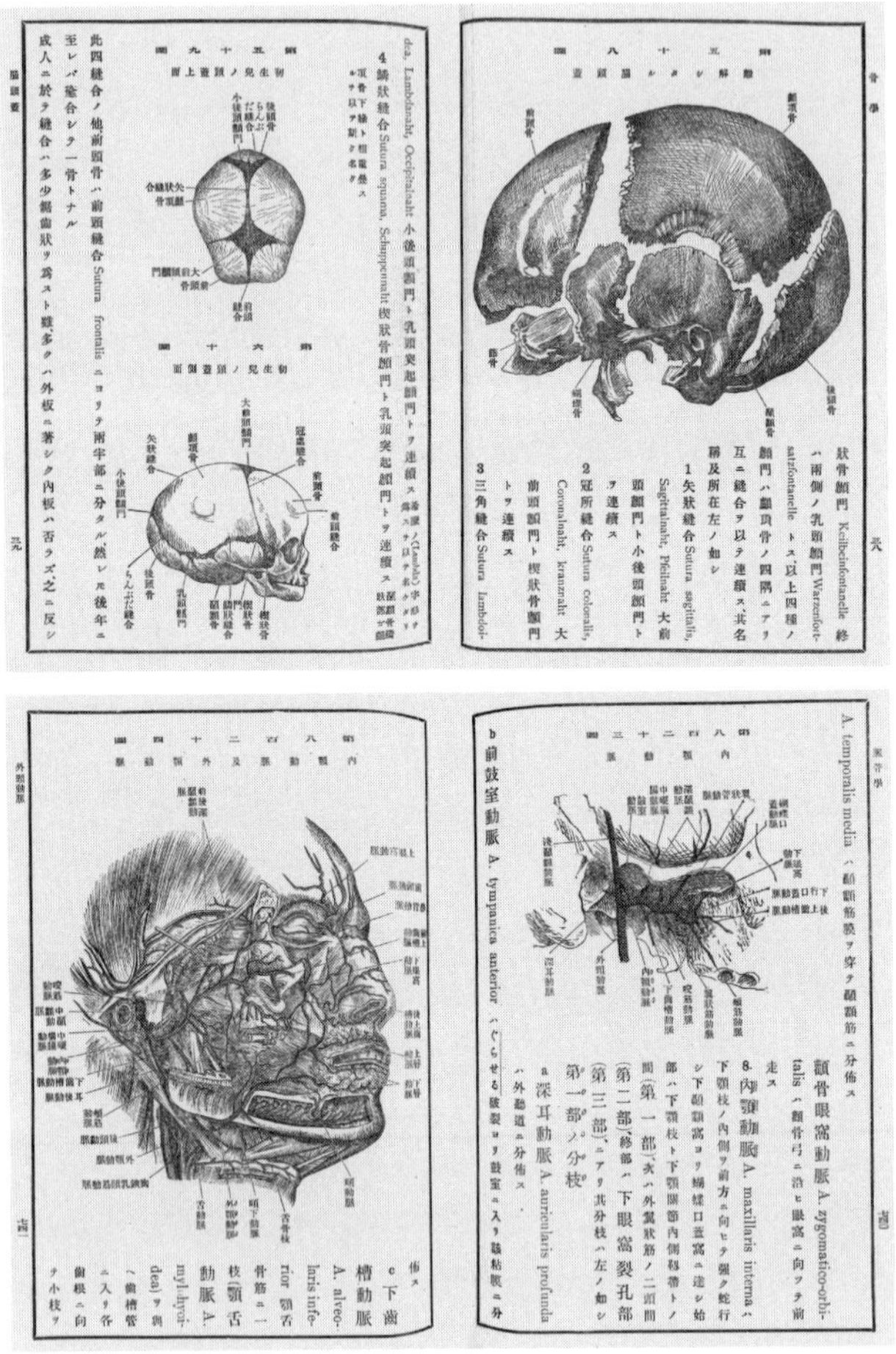

図 15-7　石川喜直『人体解剖学』全５巻(1903-04)から頭部の骨格(上)，頭部の動脈(下)
図のほとんどはトルトの『学生と医師のための解剖図譜』から取られている．原書の木口木版画による解剖図を，木口木版画により再現して本文の中に配置している．筆者蔵．

トルトの没後も一九七九年の第二七版まで改訂を続けた。

医学教育の最高学府として東京の帝国大学医科大学（一八八六）に加えて、一八九九年に京都に、一九〇三年に福岡に帝国大学医科大学が設立された。こうして日本で高度な医学研究が広がるにしたがって、西洋の教科書を真似るのではなく、日本独自の解剖学書を編纂する機運も高まってきた。京都帝国大学の鈴木文太郎による『人体系統解剖学』全五巻（一九一八～二二）はそのような日本独自の解剖学書を目指して編まれた。序文には次のように書かれている。

解剖学の書にして現下我邦に行わるるもの数多ありと雖も、未だ我学界の真価を提唱するものなく、猶お翻訳剽窃の域を脱する能わざるを恨事とす、而して本書あるの所以も亦ここに存す、今本書にしてよくその欠陥を補い、日本人体形の如何なるかを示し、以て我医学の基礎となり参考の資となるあらば、著者の素懐も亦これに過ぎざらん

（旧字と片仮名を新字と平仮名に、旧仮名づかいを新仮名づかいに改めた）

大澤岳太郎《がくたろう》（一八六三～一九二〇）の『新撰解剖学』初版全四巻（一九〇五～一一）は、本文が縦書きで木口木版画による図を用いていた。大澤の没後に西成甫《せいほ》（一八八五～一九七八）と進藤篤一《とくいち》（一八八四～一九六六）が改訂して一九三二年以後に刊行された版は横書きになり、また解剖図を一新して、日本人の材料による解剖図を新たに描き起こして写真製版により印刷している（**図15-8**）。それまでは縦書きであったが、この頃から、解剖学書や医学書は横書きで印刷されるようになった。

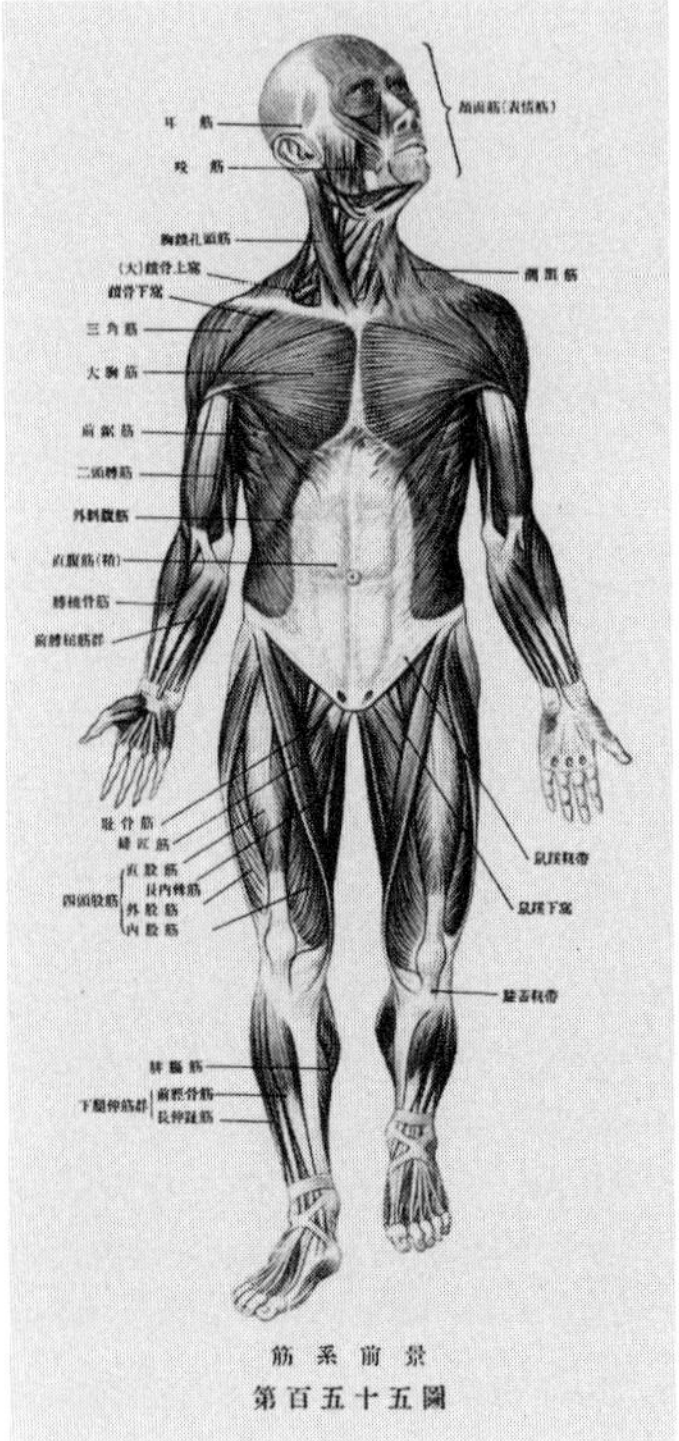

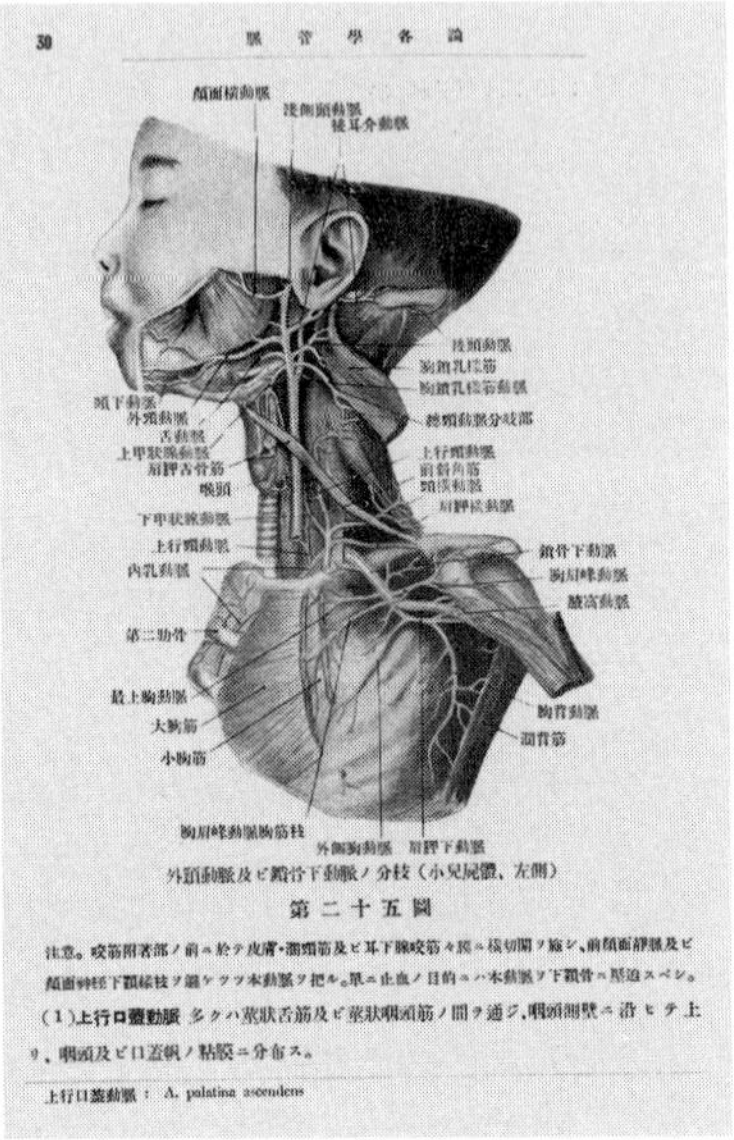

図 15-8　『大澤新撰解剖学』改訂版(1932-35)から全身の筋(左)，頭部の動脈(右)
解剖図はもはや欧米の医学書からの模写ではなく，日本人の解剖体を用いて新たに描き起こされている．写真製版のため，中間調がよく表現されている．筆者蔵．

第16章　遺体と解剖体の境目——欧米と日本の解剖体事情

解剖体や解剖場面を描く西欧

死体を解剖して人体の内部を観察することは、古今東西を問わず、きわめて非日常なものである。ついやりたくなるような楽しさや心地よさよりも、不安や恐怖を感じてためらうことの方が多い。しかし有意義なものであるという確信を得たときには、ある種の覚悟と準備をもって行われる。人体をはじめて解剖したと伝えられる、紀元前三世紀頃の古代アレキサンドリアのヘロフィルスとエラシストラトスであるが、彼らの著作は失われて伝存していない。また、アレキサンドリアでもやがて人体解剖は行われなくなり、二世紀のガレノスは人体の代わりにサルなどの動物を解剖していたが、アレキサンドリアには抜きんでた解剖学の知識や人体の骨格標本が伝わっていると述べている(第1章)。

ここまで述べてきたことの復習になるが、ヨーロッパでは一三〜一四世紀頃から人体解剖が再び行われるようになった。一四世紀のモンディーノは人体を解剖して『解剖学』という著作を一三一六年に著している。この頃以後、大学の医学部での教育のために人体解剖が定期的に行われるようになった。解剖に用いられる遺体は、処刑された刑死体であった。遺体の確保には困難が伴い、解剖学を担当する教授は、裁判官を相手に遺体入手の交渉をすることもあった。このように緊張をはらみながらも、ヨーロッパでは明確な目的意識と覚悟をもって人体解剖が公式に行われ、一六世紀からは解剖学書という形で記録にも残されるようになった。そしてヴェサリウスの『ファブリカ』(一五四三)とその圧倒的な迫力をもつ解剖図によって、人体解剖は「ブレイク」し、多くの人が関心をもつ最先端の科学になった。

一方、日本を含め東洋での人体解剖は、ヨーロッパに比べてかなり遅れて始まり、しかも遠慮がちなものであり続けた。中国では一一世紀から一二世紀の宋の時代に処刑された反逆人を解剖して内臓の図が描かれたが、国内では失われ、日本に伝わって辛うじて残されている。日本では一八世紀に山脇東洋がはじめて官許を得て刑死体の解剖を行った(185ページ)。

さらに死体の扱いに関しては、欧米と日本の間には明確な差異がある。その理由の一つには、人体解剖の歴史の深さの違いもあるだろう。しかしそれだけでなく、死体に対するある種の感覚の違いが、欧米と日本の間にあるように思われるのである。

まず、欧米では人体を解剖する場面がしばしば描かれるという事実がある。ヨーロッパの中世において書籍は装飾を施した手写本としてつくられ、しばしば細密画が挿入されている。そのような細密画の中に、人体を解剖する場面がすでに描かれている(**図16-1**)。この頃から人体解剖が行われていたというだけでなく、人体解剖は密かに隠すべきものではなく、その存在が意識され描かれるべきものであったということがうかがわれる。

一六世紀から活版印刷と木版画により図入りの書籍が出されるようになり、そこで出版されたヴエサリウスの『ファブリカ』の扉絵には、自らメスを持って人体を解剖するヴェサリウスの姿が描かれていた（33ページ**図3-2**）。これ以後、人体解剖の場面は解剖学書の扉絵に好んで用いられる図像の一つになった。ヴェサリウスに学んだローマのコロンボによる『解剖学』（一五五九）の扉では、コロンボ自らが観衆の前で死体の腹部を切り開いている。パリのリオラン（一五八〇～一六五七）の『人体誌と骨学』（一六二六）の扉では七人の解剖学者が腹を切り開かれた死体を囲み、中央に立つリオランが腸を指さしている。ヴェスリングの『解剖学類聚』（一六四七、70ページ）のように解剖示説をしている円形の解剖劇場を描くものや、ディーメルブリュックの『人体解剖学』（一六七二、77ページ）のように、解剖体だけを描くものなど図柄はさまざまだが、解剖学書の扉絵に、解剖体は好

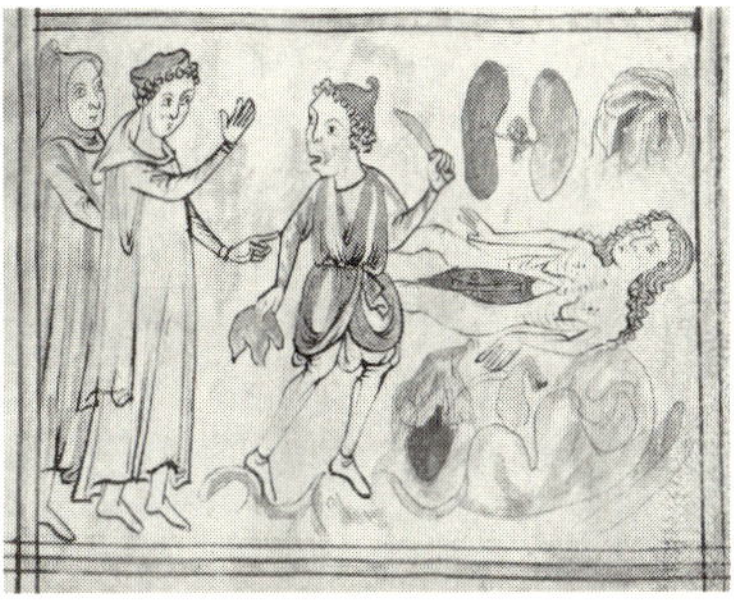

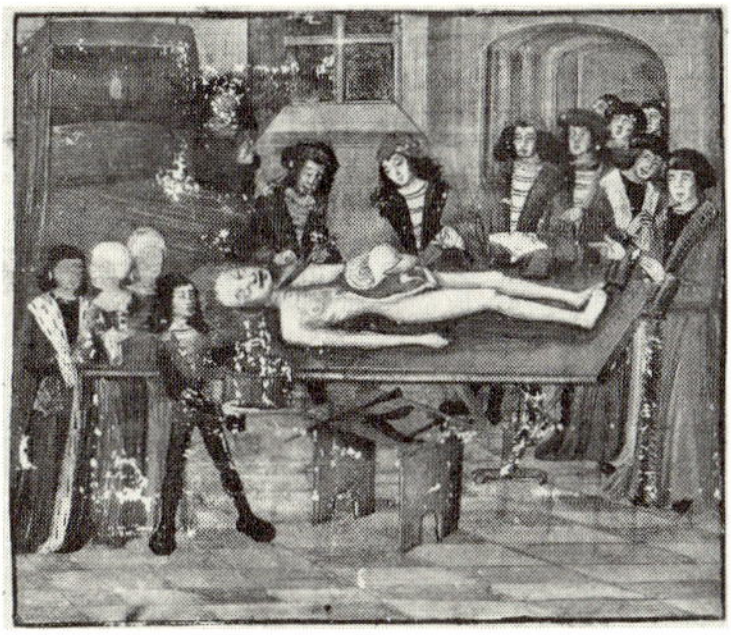

図16-1　13世紀中頃に描かれた女性の解剖の情景（上）と15世紀に描かれた女性の解剖の情景（下）
上は解剖の情景を描いた最も初期の図．解剖学者の指示により，執刀者がメスを持ち解剖をしている．ボドリアン図書館蔵．下はショーリアクの『大外科学』の手稿本に収められた図．死体の頭部近くに立つ執刀者がメスを持って頸から骨盤まで切り開き，腹部近くに立つ人が内臓を持ち上げている．その右で本を左手に持つのが解剖学者でかつ示説者を務めている．モンペリエ大学図書館蔵．

んで描かれた。

一七世紀にはフランドルの画家たちが人体を解剖する医師の群像を描き、その中でもレンブラントの「テュルプ博士の解剖学講義」はとくに有名である（61ページ**図5-2左**）。一八世紀にはイギリスでは、大学外の解剖学校で多くの学生が人体解剖を学び、墓荒らしなどで非合法に集められた死体を解剖しており、その場面が絵や戯画として残されている（**図16-2**）。一九世紀初頭のイギリスでは、医学校に死体を提供するために墓荒らしが横行し、死体を守るために墓を柵で囲んだり施錠をしたりといった対策が行われた。またエジンバラのバークとヘアは、自分の宿に泊まった客を殺害して医学校に死体を売ったことが発覚し、死刑となった。イギリスの解剖法（一八三二）はこれを契

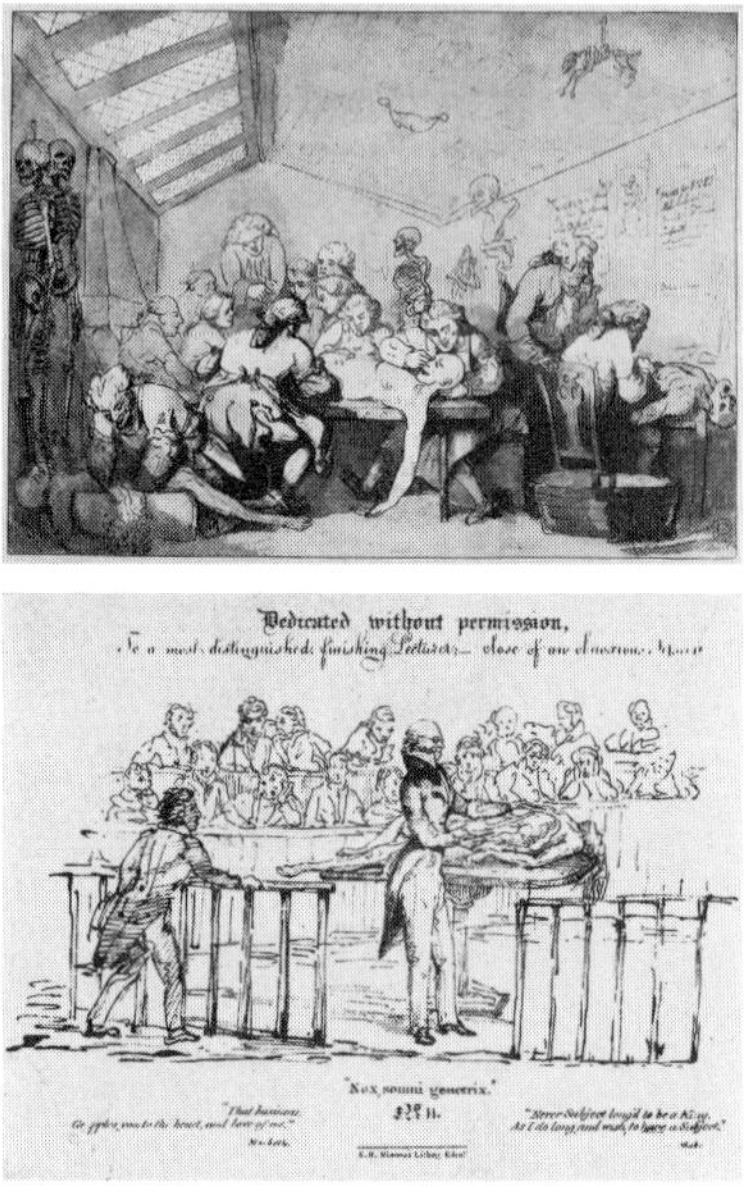

図16-2　ローランドソンによるウィリアム・ハンターの解剖教室，ペン画（上）とマクニーによるノックスの人体解剖を描いた戯画「許可のない献体」，石版画（下）
上はロンドンにあるウィリアム・ハンター（1718-83）の解剖学校の解剖室を描いたペン画．この時期のイギリスでは解剖体の入手が難しく，大学外につくられたこのような解剖教室が非合法に死体を入手して解剖学を教えていた．下はエジンバラのノックス（1791-1862）の解剖教室で，無許可で死体を解剖していることを描いた戯画．

機に制定された。

解剖場面を描かない日本

日本では人体解剖が始まる前の、江戸時代の中頃以前から、死体そのものを描くことは比較的稀であった。九相図はその数少ない例の一つであり、死体が自然に朽ち果て消滅していく過程が描かれている（179ページ**図13-6**・180ページ**図13-7**）。山脇東洋の『蔵志』以後に腑分けがよく行われるようになり、解剖図として描かれるようになったが、医師が手を下して解剖する場面は描かれることがない（第14章）。江戸時代の腑分け図で特徴的なのは、解剖されている途中の段階の解剖体を、あるがままに描いていることである。小石元俊の『平次郎臓図』や南小柿寧一の『解剖存真図』では、斬罪によって首を切り取られ、胸と腹を切り開かれたまさにその場面や、切り離された首が描かれる。さらに身体から取り出された胸腹部内臓の全体を、上からヒモでぶら下げられている様子が描かれる。解剖を行う過程そのものを描写しているが、そこでも解剖された人体のみが描かれ、解剖する人の手が描かれることはない。

江戸時代においては死後の身体を解剖することが、習俗に反する残酷なことであり、刑罰の一部として付加的に行われた。江戸時代の庶民に対する死刑には、六つの種類があった。磔《はりつけ》（槍で突き殺す死刑）、鋸挽《のこぎりびき》（鋸で首を切る死刑）、火罪《かざい》（火焙りによる死刑）、下手人《げしゅにん》（斬首による死刑）、死罪《しざい》（斬首に加え死体の様斬《ためしぎり》と財産没収）、獄門《ごくもん》（斬首に加え首をさらす）である。斬首される死罪と下手人のみが腑分けに適しているが、下手人に処せられた死体はそのままの形で遺族に引き渡される。それに対して死罪に処せられた死体は、遺族に手渡さずに取り捨てて消失させるが、その際に刀剣の試し切りや腑分けに用いられた。解剖体とともに解剖する人や手を描くことは、残酷な行為そのものを描くことになると思われたのではないだろうか。

江戸時代の死刑に関する記録には『刑罪大秘録』があるが、写本であり刊行されていない。『刑罪詳説』や『徳川幕府刑事図譜』がよく知られるが、明治になって編纂されたものである（**図16-3**）。

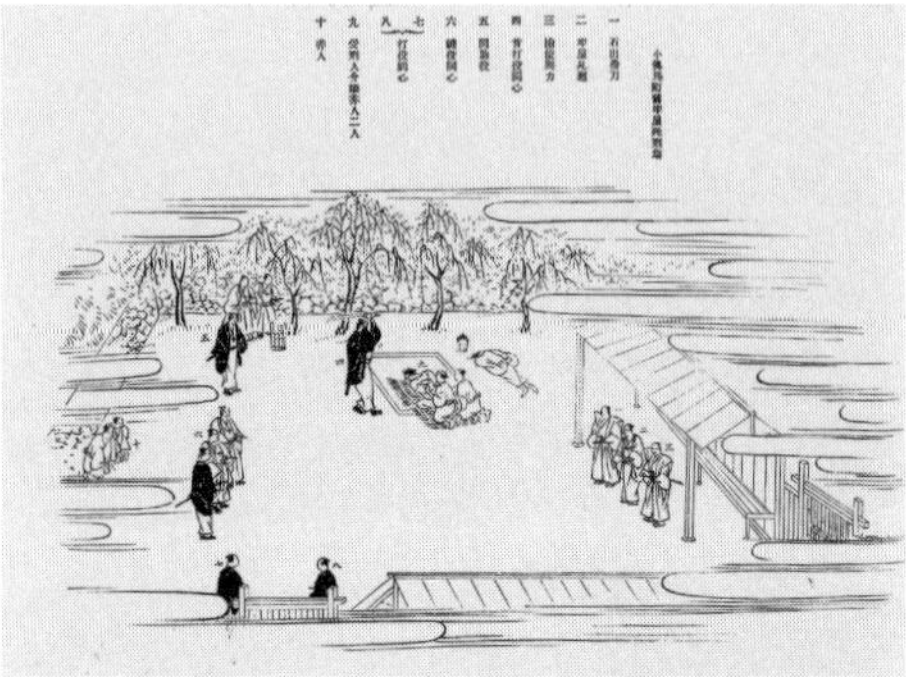

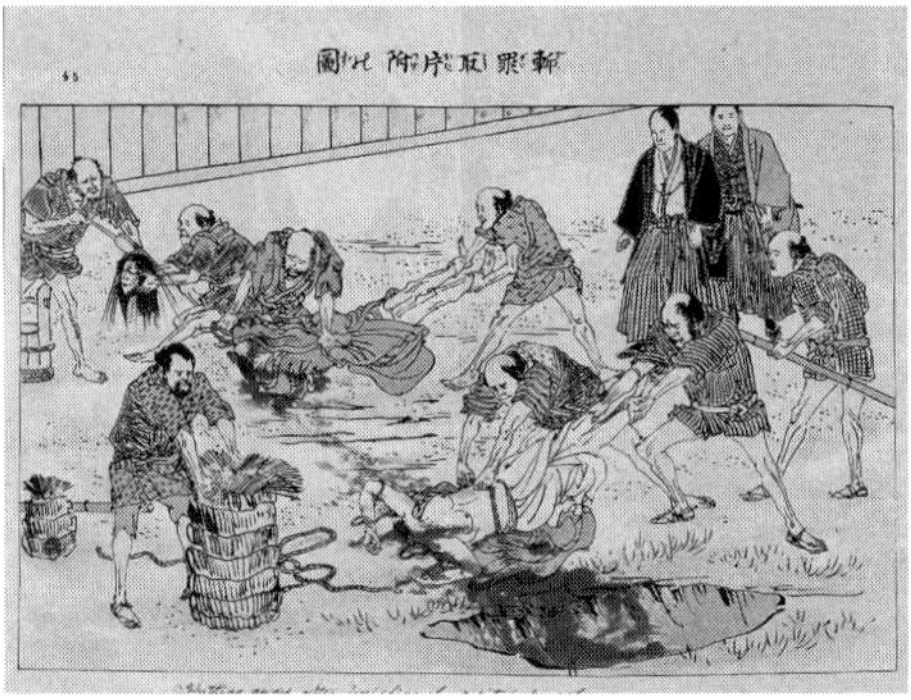

図16-3　佐久間長敬『刑罪詳説』から牢屋内の処刑場（上）と藤田新太郎『徳川幕府刑事図譜』から斬罪取片付の図（下）
上は『刑罪詳説』の挿絵の一つ．幕末から維新にかけて町奉行与力として勤務した佐久間が，明治になって著した．下は江戸時代の刑罰を再現して明治26年に出版された63枚の石版画の一つ．斬罪に処せられた死体を片づけるところ．当時の関係者から聞き取りながら描いた．いずれも江戸時代の刑罰の情景を具体的に描いた貴重な資料である．

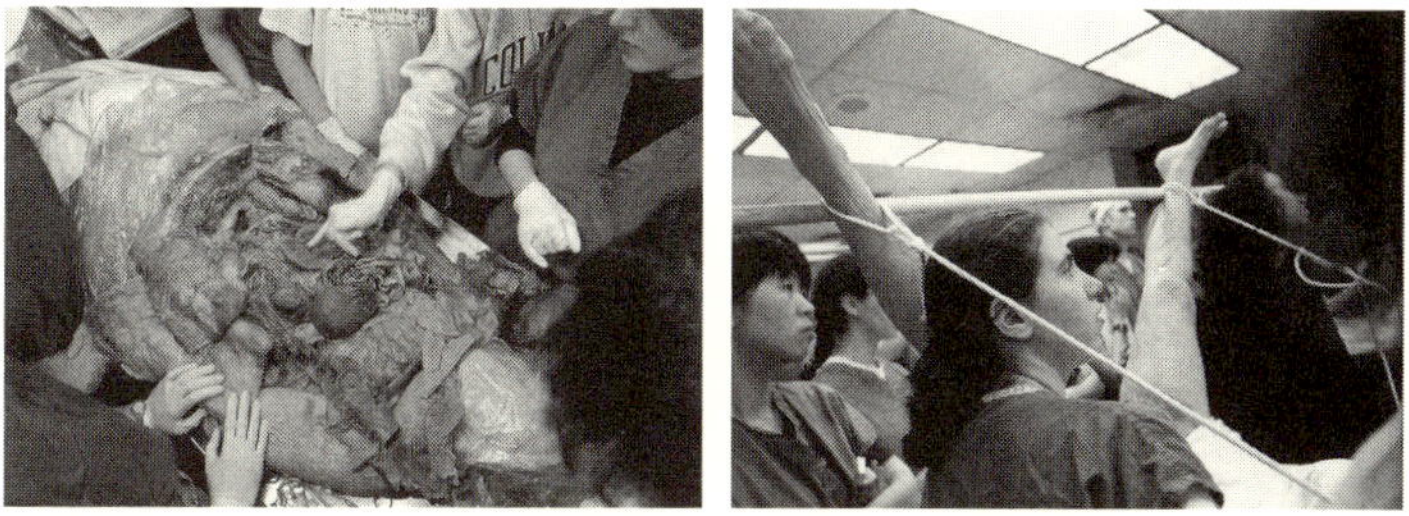

図16-4　レヴィン『解剖学の解剖学』から現代アメリカの人体解剖
アメリカの医学生が人体解剖実習を通して解剖学を学ぶ様子と意義を，写真と文章で表した著作から．上では胸部と腹部が切り開かれ，内臓を観察している．下では会陰部の解剖をするために，両足を高く持ち上げて固定している．

国立科学博物館のコレクションに含まれる「刑死者解体図」は、腑分けの一連の流れを描いた非常に珍しいものであるが、公開を目的とせず役所などへの報告用に描かれたものと考えられる。幕末に日本に滞在したシルヴァーは、多数の版画を含む『日本風俗習慣点描』(一八六七)を出版したが、その中に、刑場に運ばれていく罪人や衆人にさらされる罪人の図が含まれている。そもそも日本では、死刑についての記録や描写がきわめて乏しいのである。

山脇東洋は処刑体の霊を弔い『蔵志』の中にその祭文を記録した。死後の解剖をするにあたって、祭式を行って死者の霊を鎮めることが必要だと感じるのであれば、解剖するという行為は語るべきものではありえないし、まして描くべきものであるはずがない。明治以降に始まった医学教育の解剖実習においても、解剖の場面がリアルに描かれているのを筆者は見たことがない。現在の医学教育においても死後の遺体を解剖するにあたって、死者の霊を弔う慰霊祭は各大学で行われている。

このような解剖の場面を描くことのタブーが欧米にほとんどないことは、アメリカで出版された『解剖学の解剖学』にもみられる。人体解剖を行う医学生たちを、写真と文章で描いたものである（**図16‐4**）。人体解剖を通して生についての理解を深めるという理念には、筆者も少なからず賛同する。しかし解剖されている死体と、それを取り囲んで学習する医学生が写真に写されている場面には、日本人の多くが衝撃を受けるのではないだろうか。死体の写真だけであれば、そのような違和感を受けることはない。横地とローエンの解剖図譜のように、解剖体だけの写真であれば、何の抵抗もなく受け入れられるのである（第12章）。解剖体に人間の手が加わり、死体を解剖しているという行為を見せることを、われわれ日本人は好まない。

献体の始まり

日本では、明治時代になって西洋医学を導入し、体系的な医学教育が行われるようになったことは前章ですでに述べた。医学教育のための人体解剖もそこから本格的に始まった。解剖用の死体が提供されるようになった契機となったのは、一八六九年の美幾《みき》という女性が生前からの承諾により解剖されたことである。当初は刑死体がおもに用いられていたが、美幾の解剖後、身寄りのない病死体がおもに解剖されるようになった。明治から第二次世界大戦の終戦まで、人体解剖については監獄法（一九〇八）により、刑死体を解剖してもよいと定められていた。しかし、病死体の解剖については法的規定がないために、各大学の解剖学教室が関係の深い病院に頼んで隠密裏に解剖体を収集していたようだ。

戦後に死体解剖保存法(一九四九)が制定されて、医学校での人体解剖全般に法的な裏づけが与えられた。これによると、人体解剖実習については次の四つの規定がある。①医学部・歯学部の解剖学の教授・准教授の指導のもとで行う。②医学部・歯学部の解剖実習室で行う。③医学の教育・研究のために行う。④死体に対する礼節を保つ。とくに第四の規定は、日本の死体に対する習俗・感情に配慮したものである。

第二次世界大戦後に医学・歯学の大学が増設されて学生数が倍増し、また社会が落ち着きを取りもどして刑死体や身寄りのない病死体が減ってくると、医学教育のための解剖体の不足が目立つようになってきた。一九五五年頃から、そのような状況を憂えた人たちが、自分の死後の身体を医学教育に役立てることを思い立ち、大学の関係者に相談して献体運動が始まった。

最初の献体の会である白菊会は東京大学に結成され(一九五五)、その後全国の大学医学部と歯学部に広まった。一九七一年に篤志解剖全国連合会が設立され、全国の大学と献体団体の交流と献体運動の推進を行った。その働きかけにより、一九八二年度から献体者に対する文部大臣からの感謝状が贈呈されるようになり、一九八三年に「献体法」が成立・施行された。こうして献体は社会に広く知られるようになり、献体登録者の総数は二五万人を超え、毎年三五〇〇体ほどの献体者の遺体が解剖されている(**図16-5**)。

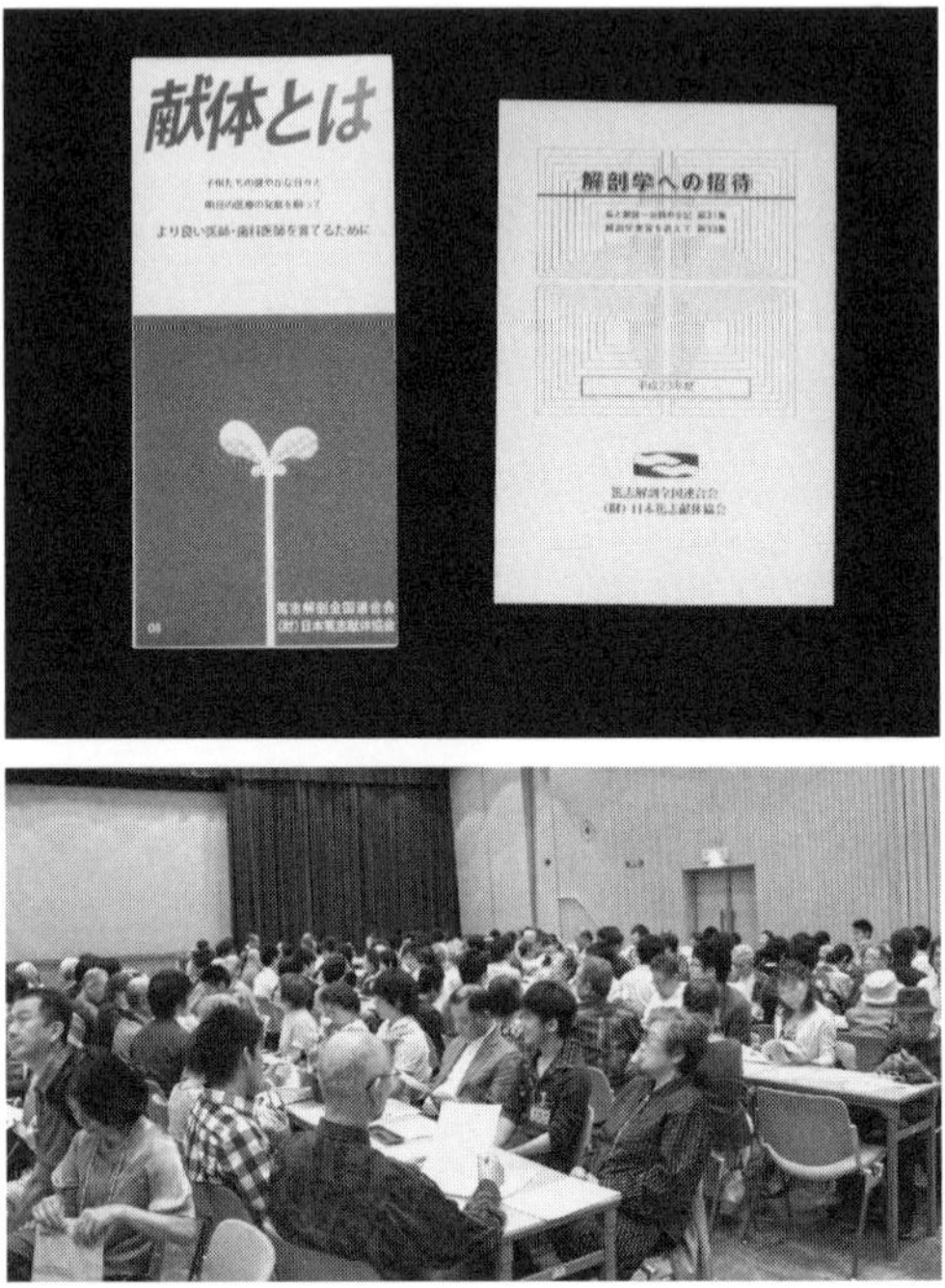

図 16-5　リーフレット『献体とは』(左上)と文集『解剖学への招待』(篤志解剖全国連合会刊，右上)，献体者の会の情景(下)
上は，篤志解剖全国連合会が献体の啓発と普及のために製作している．リーフレットは献体について簡単に説明したもので，献体に関心を持つ人に提供している．文集は，献体者のエッセイと解剖実習を終えた学生たちの感想文を収めている．下は，順天堂大学で毎年行っている献体者の会の風景で，解剖実習を行っている学生たちが会の運営を手伝っている．順天堂大学撮影．

日本における献体と解剖実習

献体という仕組みそのものは、日本にも欧米諸国にもある。また遺体がおもに医学教育に用いられること、遺体の提供に当たって金銭的な見返りがないという点も共通している。しかし、日本の献体と欧米諸国の献体の間に、少なからぬ違いがあることも事実である。

欧米では献体された遺体は、解剖の後に火葬して大学の墓地などに散骨され、遺骨を遺族に返還することはない。解剖が終わって火葬したことも遺族には知らせない。遺族は遺体を大学に預けると、それをもって遺体との関係が途切れる。

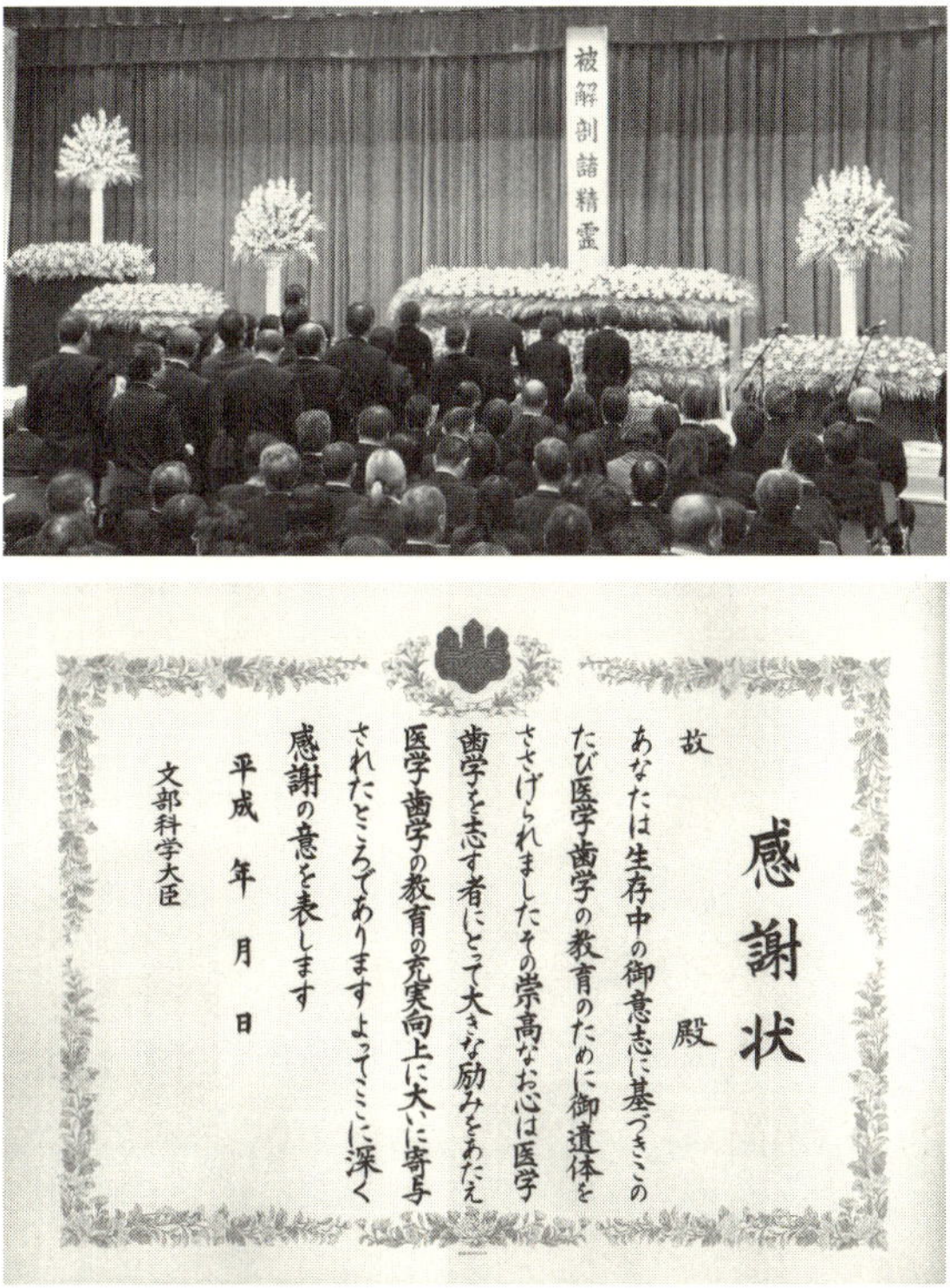
被解剖諸精霊
感謝状
故
殿
あなたは生存中の御意志に基づきこのたび医学歯学の教育のために御遺体をささげられましたその崇高なお心は医学歯学を志す者にとって大きな励みをあたえ医学歯学の教育の充実向上に大いに寄与されたところでありますよってここに深く感謝の意を表します
平成　年　月　日
文部科学大臣

図 16-6　解剖慰霊祭の情景（上）と文部科学大臣から献体者への感謝状（下）
順天堂大学では毎年 10 月に解剖慰霊祭を大学内の講堂で行っている（上）．過去 1 年間に病理解剖された遺体と献体された遺体の家族を招いて故人の冥福を祈るとともに，大学から遺族に感謝の意を表する．順天堂大学撮影．下の感謝状は，遺骨返還の際に遺骨とともに遺族に差し上げる．

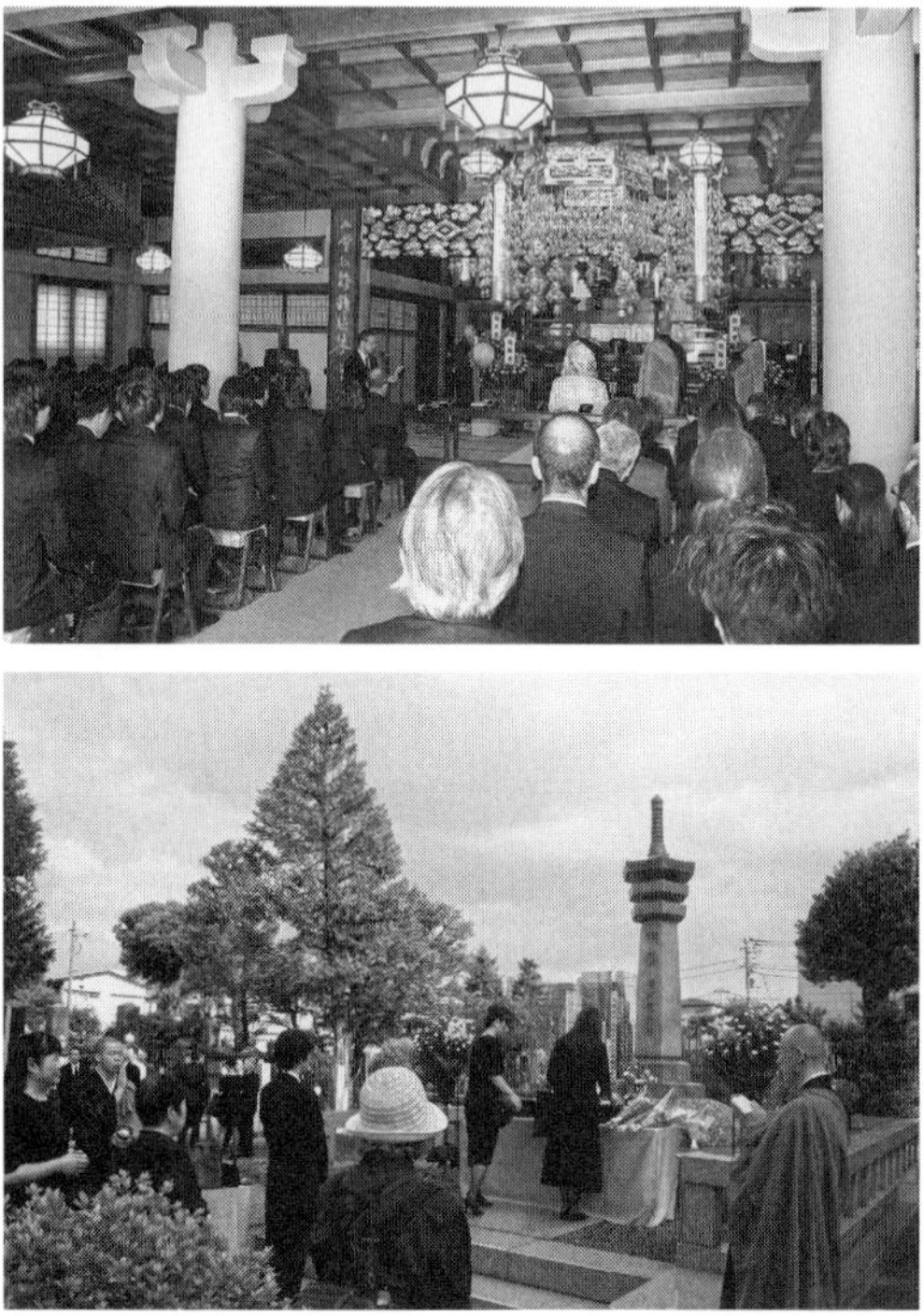

図16–7　遺骨返還式の情景（上）と献体者のための供養塔（下）
順天堂大学では毎年，解剖実習の後に遺骨返還式が，大学に由縁の吉祥寺で行われる（上）．遺族をお招きし，医学部長と解剖学教授をはじめ大学関係者，医学部学生が出席する．遺族が希望されない場合には，大学にて遺骨返還を行う．下は，吉祥寺の境内にある供養塔．この地下に遺骨を保管するスペースがあり，遺族の希望により遺骨をお預かりしている．順天堂大学撮影．

それに対して日本では、遺体は遺族から一時的にお預かりしているものであり、解剖が終われば火葬をして遺骨を遺族に返還するのが原則である。解剖された故人の冥福を祈るとともに、解剖を許していただいたことを遺族に感謝するために、大学では毎年一回、過去一年間に解剖された方たちの遺族を招き、解剖慰霊祭を行っている（**図16–6**）。解剖を終えた後には遺体を火葬し、遺骨を遺族に返還する。遺骨返還式を大学内で、無宗教で行うところもあれば、仏事などで行うところもある。遺族によっては大学に預けたいという申し出をされる方もある。その場合には遺骨を再び大学で預かり、供養塔などに保管することがある（**図16-7**）。

日本において献体された遺体は、あくまで大学が遺族から許可を得て一時的に保管・利用してい

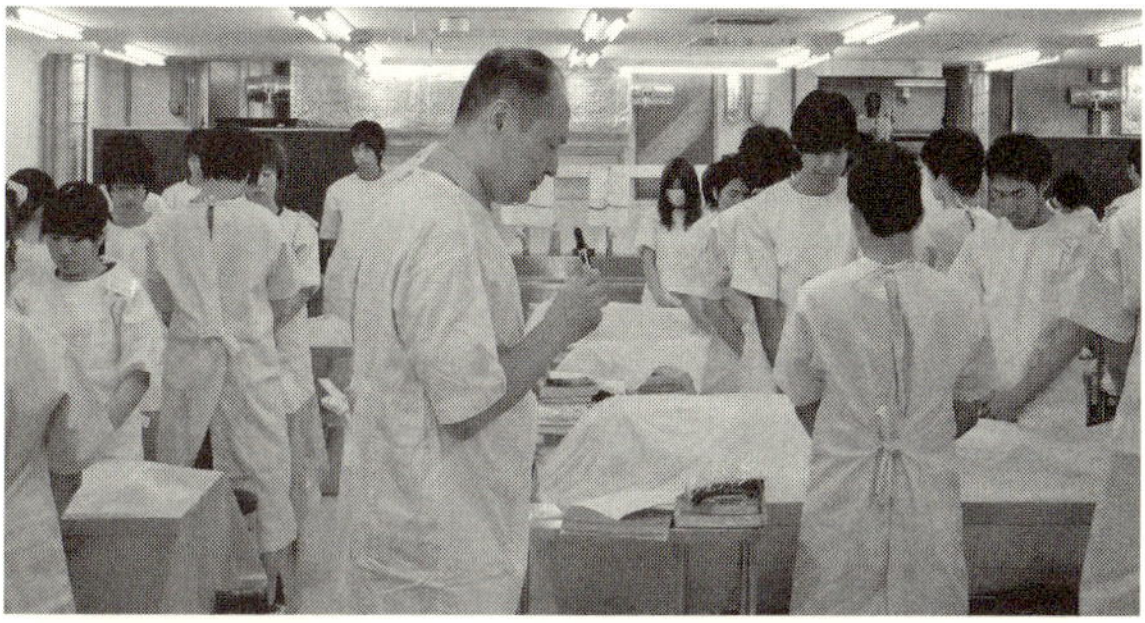

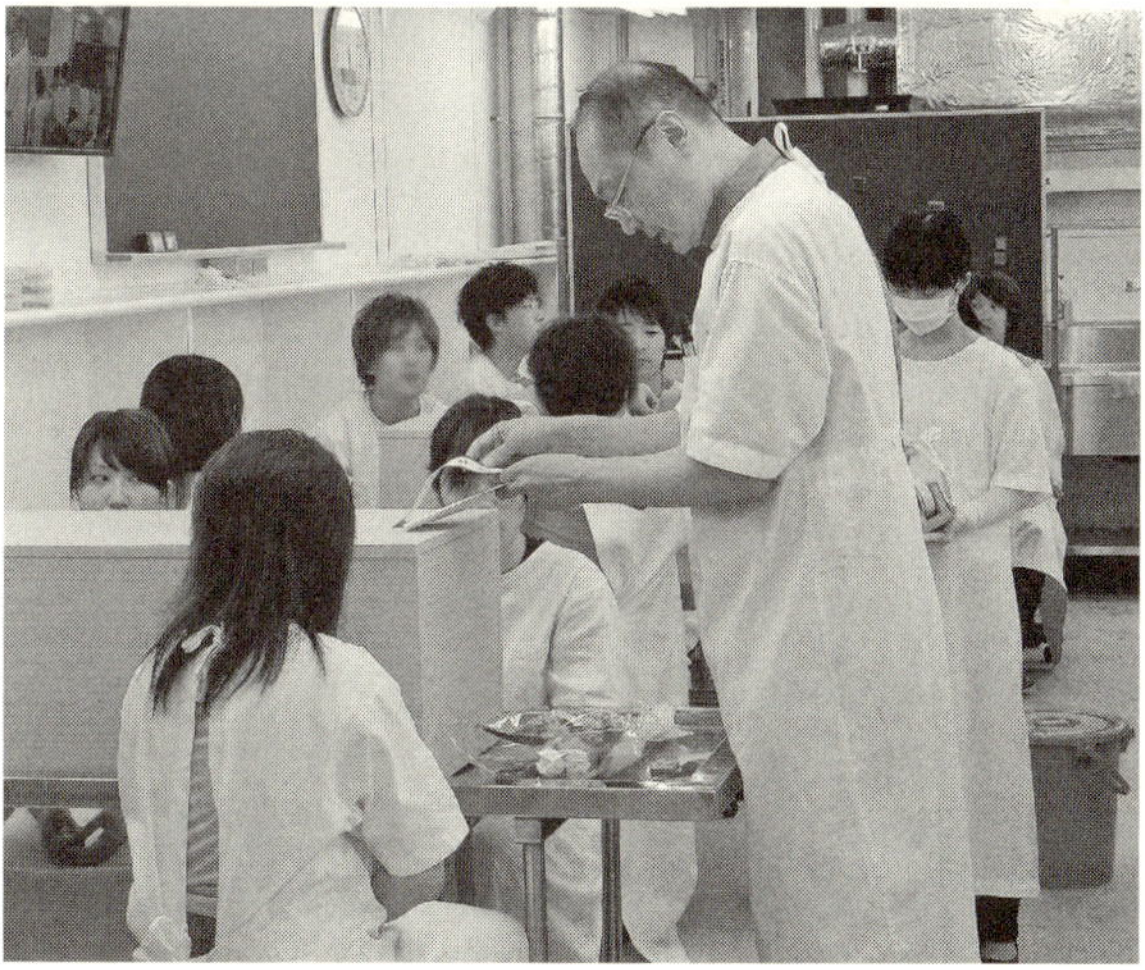

図16-8　解剖実習の初日（上）と最終日（下）
解剖実習の初日には，実習を始める学生たちが故人の冥福を祈り黙禱を捧げる（上）．この後，ビニールと白い布を取りのけて，学生たちは遺体と対面することになる．解剖実習の最終日には，解剖を終えた遺体のすべての部分を集めて棺に収め，故人の名前を書いた札を棺の上に貼る（下）．こうして学生たちは，自分たちが解剖した故人の名前を初めて知ることになる．順天堂大学医学部解剖学教室撮影．

るものである。だからこそ、解剖実習の初日には、学生全員が献体者の冥福を祈って黙禱を捧げる。黙禱に続いて学生は、名前を知らされない一人の人間の遺体と対面する。遺体にメスが入り人体内部が姿を現すと、それは医学の対象となる解剖体に変貌する。三〜四カ月間の解剖実習を通じて、学生は人体内部の構造と格闘を続ける。解剖実習の最終日に、取り外された身体のすべての部分を集めて棺に収める。そして棺に故人の名前の札が貼られると、解剖体は再び一人の人間の遺体にもどるのである（**図16-8**）。解剖実習は解剖体を扱うものであるが、その端々に人間が姿を現す。日本に脈々と伝わる死者の霊への配慮だけではない。献体を申し出た故人の意志がある。その意志を尊重して大学に遺体を委ねる遺族の理解がある。そういった人たちの意志や好意が、日本の解剖実習に精神的・倫理的な裏づけと緊張感を与えてくれるのである。

おわりに

本書は、わたしの大学での本務である解剖学と、強い関心をもって取り組んでいる医学史とが、いつの間にか融合して生まれたものである。

大学での本務は、解剖学の教育と研究である。医学部を卒業してすぐに解剖学教室の助手になり、それ以来、人体解剖実習を担当してかれこれ三七年になる。人体解剖実習で医学生たちは、死体を解剖するという行為を通して、人体内部の構造を観察することができる。そのあまり普通ではない体験を経て、医学生たちは医師となっていく。わたしの研究領域は、腎臓のミクロの構造と細胞生物学であるが、教育面では人体解剖実習を含む解剖学が中心であり、学習者向けや一般向けの解剖学の著編訳書を、実にさまざま出版してきた。また解剖体を提供していただく献体の全国的な活動にも深く携わっている。

人体解剖というのは、特殊で衝撃的な体験である。医学生と歯学生は必ず人体解剖実習を行うことになっているが、それ以外の人たちには実質的に許されていない。一人の人間の身体を解剖したその情景が、何十年を経ても生き生きと思い出されることがよくあり、人のものの見方や考え方にどこかで少なからぬ影響を与えている。世の中には、解剖体験者と非体験者という二種類の人間がいると言ってもよい。そして人体解剖を行って解剖体験者の世界に入ると、二度と元の世界に戻ることはない。

といっても心配することはない。人生には取り返しのつかない体験がいっぱいある。初恋をすると元に戻れないのと同じようなものである。

人体解剖を行うのは、身体の内部を観察して筋肉と臓器の形や位置を把握し、血管や神経の走行や枝分かれを理解するなど、解剖学の学習を助けるためである。しかしこういった公式的な目的ばかりでなく、人体解剖の体験はもっと大切なものを与えてくれる。身体をつくるさまざまなパーツが、物体的に実在するものとして得心できることである。

例を挙げると、心臓が血液を送り出すポンプであるということは、知識としては誰もが知っていることだろう。だが、家族の誰かが死を迎える状況になり、心臓が拍動し身体が温かいにも拘わらず、脳死であると判定されたとしても、それが死であることを受け入れるのは容易ではない。それは、心臓が血液を送り出すポンプでしかないということを納得できていないからではないか。現代の医学では、生命の座は心臓ではなく脳に求められる。解剖された心臓を実際に手にとって見れば、それが筋肉の袋以外の何ものでもないことが容易に了解される。心臓を手にとるような体験は、人体のイメージを客観的なものにするのに少なからず役立つ。医学生や医療職の学生たちのために、解剖実習や解剖体の見学を行っているゆえんである。

現代においては、さまざまなメディアやインターネットを通して、人体についての画像が豊富に提供されている。病院を受診して、ＣＴやＭＲＩの画像で自分の体内の構造を見せられることもある。そのようなヴィジュアルな情報は、一般の人たちの人体に対するイメージを明らかに変化させているように見える。最近一〇年ほどの間に急速に起こりつつある変化であろう。

＊　＊

私が医学の歴史に関わるようになったのは、初めての著書『からだの自然誌』(東京大学出版会、一九九三)を執筆したときなので、それ以来、かれこれ二〇年ほどになる。ヴェサリウスの伝記『ブリュッセルのアンドレアス・ヴェサリウス 1514-1564』(エルゼビア・サイエンス ミクス、二〇〇一)を翻訳したり、解剖学の原典にあたって解剖学の歴史『人体観の歴史』(岩波書店、二〇〇八)を著したり、日本医史学会で講演や論文を発表しているうちに学会の役職も引き受けるようになった。最近出版した『ガレノス解剖学論集』(京都大学学術出版会、二〇一一)は、ギリシャ古典の専門家と協力して、古代ローマの医師ガレノスの解剖学書を原典から翻訳してきた研究成果の集大成である。『日本医学教育史』(東北大学出版会、二〇一二)は、日本の医学教育の歴史を俯瞰した初めての学術書で、二〇一一年の日本医史学会総会での講演者に依頼してまとめたものである。

本書は、古代から現代までの人体のイメージの歴史的な変遷を、そして日本人のもつ人体のイメージの特徴を、人体を描いた画像を用いて明らかにしようとするものであった。人体を描いた芸術作品も取り上げているが、中心になるのは解剖学書や図譜に載せられた解剖図である。解剖学書と図譜は、前著の『人体観の歴史』を執筆するために、網羅的に収集したものを用いた。本書の枠組みは、ほぼ前著で展開したものにしたがったが、新しい素材や視点も加えている。その意味で本書は、『人体観の歴史』の子どものようなもので、遺伝子を引き継ぎながら別の人格をもっている。

人体のイメージについて語る上で、絵画や彫刻や解剖図など人体を描いた画像は、二重の意味をもっている。一つは、人体の画像には、その時代の人体のイメージが表現されているということである。人体が描かれるということは、人体について関心をもっているということである。写実的に描かれているのは、人体がよく観察されているからである。さらに人体解剖を行った上で描くようになれば、その表現はさらに迫真のものになる。ルネサンス期の芸術家たちによる絵画や彫刻には、人体解剖の経験が明らかに生かされている。一七世紀末のビドローの解剖図譜では、人体解剖の場面が臨場感たっぷりに描かれている。これに対して一八世紀中葉のアルビヌスの解剖図譜では、無限の遠方から眺めた理想の人体が描かれている。この現実から理想へという人体イメージの変化は、解剖学あるいは医学のある種の成熟を反映したものである。人体は本来一人ひとり異なるものであり、すべてを自然の造形として受け入れることもできる。しかし多数の例を観察していくと、頻繁に現れる正常なものと滅多に現れない異常なものを区別できるようになる。理想の人体を描くということは、正常と異常との区別が意識されるようになったからである。

もう一つの意味は、人体の画像が人びとのもつ人体のイメージを動かしていくということである。一七世紀末にルイシュは多数の解剖標本を製作して展示し、多くの観衆が押し寄せた。ゴーティエ＝ダゴティはメゾティントという多色で多階調の技法を使って、人体内部をさらけ出す不気味な人体解剖図を製作し販売した。一七世紀末から一九世紀にかけて、蠟細工の解剖標本がイタリアを中心に多数製作され、医学の教材として用いられるとともに、博物館で人びとに供覧された。人体に関するこれらの造形や画像は、大衆の好奇心を満足させるとともに、人びとに人体についての具体的なイメージを広め定着させるのに役立った。二〇世紀末以降に、人体の画像情報はメディアやインターネットを通じて拡散するようになった。医療画像を通して得られる人体の断面画像により、人体解剖のような人体内部の直接的な観察を、擬似的に体験できるようになった。

日本人は人体について特有のイメージをもっているようだ。その根底にあるのは、肉親の死体を愛おしむわれわれの感情であり、死体を傷つけることへの怖れである。私は父母をすでに亡くしているが、父母の遺体を見たときに、そこにまだ父母がいるという感覚を明らかにもっていた。父母を失ったと実感できたのは、家族や親族とともに通夜を過ごし、告別式を行い、火葬場で荼毘に付して遺骨を拾い上げてからである。故人の思い出を共有する人たちとともに別れを惜しみ、一つひとつ段取りを経て、最終的に遺体を消すことによって、肉親の死をようやく受け入れられるようになる。それが私の実感である。

死者、あるいはその霊に対する怖れは、さまざまなところに潜んでいる。初めて官許による解剖を行った山脇東洋から、現代の医学教育における人体解剖実習まで、人体解剖は医学の教育・研究という目的によって正当化されるが、その一方で慰霊という行為を伴っている。人体解剖の解剖体は、単なる死体ではなく、遺族の愛着が絡みつき、霊への怖れを伴う遺体である。だからこそ解剖体は丁重に扱われる。無用の他人に見せることも許されない。人体解剖を規定した死体解剖保存法には、死体の取り扱いに対して礼意を失ってはならないと規定されているのである。

＊　＊

本書は、解剖学史を扱った前著『人体観の歴史』を母体として生まれた。前著は、古今東西の解剖学書を収集し、それら原典をもとに書いたもので、わたしの解剖学史研究の集大成である。そこから新たな子どもを生み出すことができたのは、予想もできなかった喜びである。本書に掲載した画像のいくつかは、個人的なご厚意により頂戴した。大切な作品の掲載をお許しくださった日本画家の松井冬子さん、貴重な医療画像をご提供くださった岩手医科大学の佐々木真理教授、順天堂大学の代田浩之教授、青木茂樹教授、渡辺純夫教授、ギリシャ彫刻の写真をご提供くださった東京藝術大学の中村るいさんに深く感謝したい。また本書の提案から実現に至るまで、細やかにお世話いただいた岩波書店の猿山直美さんに深く感謝したい。

二〇一四年一月一日　八王子の書斎にて

坂井建雄

text, performance. Turnhout: Brepols, 2010
図 13-4　Hartman Schedel's Chronicle of the World(Nuremberg, 1493) thought to be created by Michael Wolgemut(b. 1434, Nürnberg, d. 1519, Nürnberg)
図 13-6～13-7　山本聡美；西山美香編：九相図資料集成–死体の美術と文学. 岩田書院, 2009
図 14-1・14-4　日本医史学会編：図録日本医事文化史料集成　第 2 巻. 三一書房, 1977
図 15-1　解体新書. 須原屋市兵衛, 1774[安永 3]
図 15-2　医範提綱内象銅版図. 須原屋伊八, 1808
図 15-3　把而翕湮解剖図譜. 1822
図 15-4　日本医史学会編：図録日本医事文化史料集成　第 2 巻. 三一書房, 1977
図 15-5　松村矩明訳：虞列伊氏解剖訓蒙図. 浅井吉兵衛, 1872
図 15-6　鈴木規矩治ら訳：海都満氏解剖図譜. 金原寅作, 1884–87
図 15-7　石川喜直：人体解剖学. 吐鳳堂書店, 1903–04
図 15-8　西成甫改訂：大澤新撰解剖学. 改訂第 6 版第 3 巻. 南江堂, 1933
図 16-1・16-2　Wolf-Heidegger, G; Cetto, AM: Die anatomische Sektion in bildlicher Darstellung. Basel: Karger, 1967
図 16-4　Levin, M: Anatomy of anatomy in images and words. New York: Third Rail Press, 2000

3 vols., Braunschweig: Friedrich Vieweg, 1855–71
図 10–7 Gegenbaur, C: Lehrbuch der Anatomie des Menschen. Leipzig: Verlag von Wilhelm Engelmann, 1883
図 10–8 Testut, JL: Traité d'anatomie humaine. Quartrième édition, revue, corrigée et augmentée. 4th ed., in 4 vols., Paris: Octave Doin, 1899–1901
図 11–1 Spalteholz, W: Handatlas der Anatomie des Menschen. Leipzig: S. Hirzel, 1896–1903
図 11–2 Kopsch, F (ed): Rauber's Lehrbuch der Anatomie des Menschen. 7th ed., in 6 vols., Leipzig: Georg Thieme, 1906–08
図 11–3 Sobotta, J: Atlas der deskriptiven Anatomie des Menschen. 3rd ed., in 3 vols., München: J. F. Lehman, 1920
図 11–4 Pernkopf, E: Topographische Anatomie des Menschen: Lehrbuch und Atlas der regionär-stratigraphischen Präparation. 2. Auflage. Berlin: Urban & Schwarzenberg, 1943
図 11–5 Grant, JCB: An atlas of anatomy, by regions. Baltimore: Williams and Wilkins Co., 1943
図 11–6 Benninghoff, A: Lehrbuch der Anatomie des Menschen: Dargestellt unter Bevorzugung funktioneller Zusammenhänge. in 3 vols., München: J. F. Lehmanns Verlag, 1939–42
図 11–7 Braus, H; Elze, C: Anatomie des Menschen: ein Lehrbuch für Studierende und Ärzte. in 3 vols., Berlin: Springer, 1954–60
図 11–8 Maximow, AA; Bloom, W: A textbook of histology. 2nd ed., Philadelphia: W. B. Saunders Company, 1935
図 11–9 藤田尚男；藤田恒夫：標準組織学各論　第 2 版．医学書院，1984
図 12–1 Röntgen, W: Eine neue Art von Strahlen. Würzburg: Stahel'schen K. Hof- und Universitäts-Buch- und Kunsthandlung, 1895
図 12–6 横地千仭；ローエン JW: カラーアトラス人体 解剖と機能　第 2 版．医学書院，1979
図 12–7 The Visible Human Project. National Library of Medicine
図 13–1 La danse macabre: reproduction en fac-similé de l'édition de Guy Marchant, Paris, 1486. Paris: Quatre Chemins, 1925
図 13–2〜13–3 Gertsman, E: The dance of death in the middle ages: image,

sis established on a new principle by means of acoustick instruments. London: T. and G. Underwood, 1821

図 9–2 Bright, R: Reports of medical cases: selected with a view of illustrating the symptoms and cure of diseases by a reference to morbid anatomy. London: Richard Taylor, 1827

図 9–3 Cruveilhier, J: Anatomie pathologique du corps humain. in 2 vols., Paris: J. B. Baillière, 1829–42

図 9–4 Carswell, R: Pathological anatomy: illustrations of the elementary forms of disease. London: Longman, Orme, Brown, Green, and Longman, 1838

図 9–5 Cloquet, JG: Manuel d'anatomie descriptive du corps humain: représentée en planches lithograpiées. in 5 vols., Paris: Béchet Jeune, 1825

図 9–6 Bourgery, JM: Traité complet de l'anatomie de l'homme comprenant l'anatomie chirurgicale et la médecine opératoire. Paris: Théodore Morgand, 1866–71

図 9–7 Bonamy, MC; Broca, P; Beau, MÉ: Atlas d'anatomie descriptive du corps humain. troisieme partie. Splanchnologie, Paris: Victor Masson, 1850

図 9–8 Tawara, S: Das Reizleitungssystem des Säugetierherzens. Jena: Gustav Fischer, 1906

図 10–1 Bell, J; Bell, C: The anatomy of the human body. 4 vols in 2., New York: Collins and Perkins, 1809

図 10–2 Quain, J; Sharpey, W; Ellis, GV: Elements of anatomy. 6th ed., in 3 vols., London: Walton and Maberly, 1856

図 10–3 Gray, H; Carter, HV (drawing): Anatomy, descriptive and surgical. London: John W. Parker and Son, 1858

図 10–4 Kölliker, A: Handbuch der Gewebelehre des Menschen für Ärzte und Studirende. 5th ed., Leipzig: Wilhelm Engelmann, 1867

図 10–5 Virchow, R: Die Cellularpathologie in ihrer Begründung auf physiologische und pathologische Gewebelehre. Berlin: Augst Hirschwald, 1859

図 10–6 Henle, FGJ: Handbuch der systematischen Anatomie des Menschen.

図 7–3 Kulmus, JA: Anatomische Tabellen nebst dazu gehörigen Anmerkungen und Kupffern, daraus des ganzen menschlichen Körpers beschaffenheit und Nutzen deutlich zu ersehen, welche den Anfängern der Anatomie zu bequemerer Anleitung verhasset hat. Leipzig: Caspar Fritsch, 1741

図 7–4 Cheselden, W: Osteographia: or the anatomy of the bones. London, 1733

図 7–5〜7–6 Albinus, BS: Tabulae sceleti et musculorum corporis humani. Lugduni Batavorum: J. & H. Verbeek,[1737–]1747

図 7–7 Buffon, GLL: Histoire naturelle, générale et particuliere. in 53 vols., Deux-Ponts: Sanson & Compagnie, 1785–91

図 8–1 Wolf-Heidegger, G; Cetto, AM: Die anatomische Sektion in bildlicher Darstellung. Basel: Karger, 1967

図 8–2 Ruysch, F: Thesaurus anatomicus. i-x. Amsterdam: Joannem Wolters, 1701–16

図 8–3 Gautier d'Agoty, JF; Duverney, JG: Exposition anatomique de la structure du corps humain: en vingt planches imprimées avec leur couleur naturelle, pour servir de supplément à celles qu'on a déjà données au public... selon le nouvel art, dont M. Gautier... est inventeur. Par le même auteur. Marseille: Vial, 1759

図 8–4 Encyclopeida anatomica: a complete collection of anatomical waxes, Museo di Storia Naturale dell' Università de Firenze, sezione di zoologia La Specola. Köln: Taschen, 1999

図 8–5 Wyklicky, H: Das Josephinum: Biographie eines Hauses; die medicinisch-chirurgische Josephs-Akademie seit 1785; das Institut für Geschichte der Medizin seit 1920. Wien: Christian Brandstätter, 1985

図 8–6 Riva, A(ed): Flesh & Wax: the Clemente Susini's anatomical models in the University of Cagliari. Nuoro: Ilisso Edizioni, 2007

図 8–7〜8–8 Schnalke, T; Spatschek, K(tr): Diseases in wax: the history of medical moulage. Berlin: Quintessence Publishing, 1995

図 9–1 Laënnec, RTH: A treatise on the diseases of the chest, in which they are described according to their anatomical characters, and their diagno-

furt: Mathaeum Beckerum, 1600
図 5-3　Casserius, G: Tabulae anatomicae LXXIIX. Venetiis, 1627
図 5-4　Romano, CP(ed): Tabulae anatomicae a celeberrimo pictore Petro Berrettino Cortonensi. Romae: Pantheon, 1741
図 5-5　Harvey, W: Exercitatio anatomica de motu cordis et sanguinis in animalibus. Francofurti: Guilielmi Fitzeri, 1628
図 5-6　Descartes, R: Tractatus de homine: et de formatione foetus. Amsterdami: Danielem Elsevirium, 1677
図 5-7　Vesling, J: Syntagma anatomicum: locis plurimis auctum, emenddatum, novisque iconibus diligenter exornatum. Patavii: Pauli Frambotti Bibliopolae, 1647
図 6-1　Glisson, F: Anatomia hepatis: cui praemittuntur quaedam ad rem anatomicam universe spectantia. Hague: Arnoldum leers, 1681
図 6-2　Willis, T: Cerebri anatome: cui accessit nervorum descriptio et usus. Londini: Tho. Roycroft, 1664
図 6-3　Hooke, R: Micrographia: or some physiological descriptions of minute bodies made by magnifying glasses with observations and inquiries thereupon. London: Jo. Martyn, and Ja. Alleftry, 1665
図 6-4　Malpighi, M: Opera omnia. Londini: Robertum Scott & Georgium Wells, 1686
図 6-5～6-6　Bidloo, G: Anatomia humani corporis: centum & quinque tabulis. Amsterdam: J. a Someren, 1685
図 6-7　Cowper, W: Myotomia reformata: or an anatomical treatise on the muscles of the human body. London: Robert Knaplock, William and John Innys, and Jacob Tonson, 1724
図 7-1　右：Boerhaave, H: Institutiones medicae: in usus annuae exercitationis domesticos. Ed. quarta prioribus longe auctior. Lugdunum Batavorum: Johannes vander Linden, 1721. 左：Boerhaave, H: Aphorismi de cognoscendis et curandis morbis in usum doctrinae domesticae digesti. editio tertia., Lugduni Batavorum: Johannem van der Linden, 1727
図 7-2　Cheselden, W: The anatomy of the humane body. London: N. Cliff, D. Jackson, and W. Innys, 1713

図版出典一覧

図 1–1　Winzer, F (ed): Kultur Geschichte Europas: von der Antike bis zur Gegenwart. Köln: Naumann & Göbel

図 1–4　Galen: Librorum. in 5 vols., Venetiis: apud Iuntas, 1625

図 1–5　Singer, C: The evolution of anatomy: a short history of anatomical and physiological discovery to Harvey. New York: Alfred A. Knopf, 1925

図 1–6　Mondino de Luzzi: Anatomia. Bologna: Henricus de Haarlem & Johannes Walbeck, 1482

図 1–7　Berengario da Carpi, J: Isagogae breves. Bononiae: Benedictum Hectoris, 1523

図 2–5〜2–7　Clayton, M; Philo, R: Leonardo da Vinci: anatomist. London: Royal Collection Enterprises, 2012

図 3–1　Vesalius, A: Tabulae anatomicae sex. Venetiis: Calcarensis, 1538

図 3–2〜3–7　Vesalius, A: De humani corporis fabrica libri septem. Basileae: Ioannis Oporini, 1543

図 4–1　Estienne, C: La dissection des parties du corps humain divisee en trois livres. Paris: Simon de Colines, 1546

図 4–2　Valverde, Jd: Anatomia del corpo humano. Roma: Ant. Salamanca et Antonio Lafrerj, 1560

図 4–3〜4–4　Lancisi, GM: Tabulae anatomicae Bartholomaei Eustachi: quas è tenebris tandem vindicatas. Romae: Francisci Gonzagae, 1714

図 4–5　Abbott, A: Hidden treasures: Padua's anatomy theatre. Nature 454: 699, 2008

図 4–6　Adelmann, HB (ed): The embryological treatises of Hieronymus Fabricius of Aquapendente. Ithaca: Cornell University Press, 1942

図 4–7　Bauhin, C: Theatrum anatomicum. Frankfurt: Johan Theodor de Bry & Johan Israel de Bry, 1605

図 4–8　Laurentius, A: Historia anatomica humani corporis et singularum eius partium multis controversiis et observationibus novis illustrata. Frank-

坂井建雄
1953年大阪府生まれ．東京大学医学部卒業．同解剖学教室助手，ハイデルベルク大学留学，東京大学医学部助教授を経て，現在，順天堂大学医学部教授(解剖学・生体構造科学)．専門は，解剖学，医学・解剖学史．
著書・訳書に『人体観の歴史』『人体のなりたち』(共編著)『たんけん！　人のからだ』(いずれも岩波書店)，『からだの自然誌』(東京大学出版会)，『謎の解剖学者ヴェサリウス』(筑摩書房)，『ブリュッセルのアンドレアス・ヴェサリウス 1514-1564』(エルゼビア・サイエンス ミクス)，『ガレノス解剖学論集』(共訳，京都大学学術出版会)，『日本医学教育史』(編著，東北大学出版会)，『カラー図解 人体の正常構造と機能』(日本医事新報社)，『グラント解剖学図譜』(第6版)『プロメテウス解剖学アトラス』(いずれも医学書院)などがある．

岩波現代全書 027
図説 人体イメージの変遷
──西洋と日本 古代ギリシャから現代まで

2014年3月18日　第1刷発行

著　者　坂井建雄《さかいたつお》

発行者　岡本　厚

発行所　株式会社 岩波書店
〒101-8002 東京都千代田区一ツ橋 2-5-5
電話案内 03-5210-4000
http://www.iwanami.co.jp/

印刷・理想社　カバー・半七印刷　製本・三水舎

ISBN 978-4-00-029127-9　　Printed in Japan

岩波現代全書発刊に際して

いまここに到来しつつあるのはいかなる時代なのか。新しい世界への転換が実感されながらも、情況は錯綜し多様化している。先人たちは、山積する同時代の難題に直面しつつ、解を求めて学術を頼りに知的格闘を続けてきた。その学術は、いま既存の制度や細分化した学界に安住し、社会との接点を見失ってはいないだろうか。メディアは、事実を探求し真実を伝えることよりも、時流にとらわれ通念に迎合する傾向を強めてはいないだろうか。

現在に立ち向かい、未来を生きぬくために、求められる学術の条件が三つある。第一に、現代社会の裾野と標高を見極めようとする真摯な探究心である。第二に、今日的課題に向き合い、人類が営々と蓄積してきた知的公共財を汲みとる構想力である。第三に、学術とメディアと社会の間を往還するしなやかな感性である。様々な分野で研究の最前線を行く知性を見出し、諸科学の構造解析力を出版活動に活かしていくことは、必ずや「知」の基盤強化に寄与することだろう。

岩波書店創業者の岩波茂雄は、創業二〇年目の一九三三年、「現代学術の普及」を旨に「岩波全書」を発刊した。学術は同時代の人々が投げかける生々しい問題群に向き合い、公論を交わし、積極的な提言をおこなうという任務を負っていた。人々もまた学術の成果を思考と行動の糧としていた。「岩波全書」の理念を継承し、学術の初志に立ちかえり、現代の諸問題を受けとめ、全分野の最新最良の成果を、好学の読書子に送り続けていきたい。その願いを込めて、創業百年の今年、ここに「岩波現代全書」を創刊する。

（二〇一三年六月）

岩波現代全書

015
東アジア流行歌アワー
越境する音　交錯する音楽人
貴志俊彦
20世紀初頭から70年代まで、ダンス・映画・ジャズなどからの影響を受け、世相を反映しながらうごめく、東アジアのポピュラー音楽の栄枯盛衰。
本体二三〇〇円

016
中国とモンゴルのはざまで
ウラーンフーの実らなかった民族自決の夢
楊　海英
「独立か、自治か、共治か」のせめぎあいの中で、ウラーンフーは何をしたのか。中国における民族問題の根源をあぶり出す。
本体二四〇〇円

017
人権をめぐる十五講
現代の難問に挑む
辻村みよ子
人権をめぐる二律背反的な対立、多文化主義やフェミニズムによる人権の普遍性批判等を踏まえ、人権をめぐる15の難問を徹底解説。
本体二四〇〇円

018
日本の社会主義
原爆反対・原発推進の論理
加藤哲郎
平和を求める思想・運動であったと同時に、原子力にあこがれ裏切られる歩みでもあった日本の社会主義の軌跡をたどる。
本体二三〇〇円

019
科学をいまどう語るか
啓蒙から批評へ
尾関　章
科学報道の批評性が高かったら、科学技術政策もいまとは違った？　3・11を契機に戦中・戦後の新聞科学ジャーナリズムを大胆総括。
本体二一〇〇円

定価は表示価格に消費税が加算されます(2014年3月現在)

岩波現代全書

020
無心のダイナミズム
「しなやかさ」の系譜
西平 直

「無心」という言葉のもとに育まれた思考のいとなみをたどることで、柔軟でしなやかな心のあり方、その融通無碍な活力の秘密にせまる。

本体二一〇〇円

021
多文化であることとは
新しい市民社会の条件
宮島 喬

多くの定住外国人が暮らし、事実上、多文化化が進む日本。こうした現実を見据え、文化の多様性を承認する方途を考察する。

本体二三〇〇円

022
歌よみ人 正岡子規
病ひに死なじ歌に死ぬとも
復本一郎

近代俳句の祖である正岡子規は、短歌の革新にも大いに情熱を注いだ。「歌よみ人」としての子規の全貌を明らかにする画期的な評伝。

本体二三〇〇円

023
中国医学と日本漢方
医学思想の立場から
舘野正美

古代中国では一つであった医学と哲学。この原点を明らかにし、日本漢方というフィルターを通し、医学を〈医学哲学〉として見直す。

本体二三〇〇円

024
スターリニズムの経験
市民の手紙・日記・回想録から
松井康浩

抑圧的体制下に生きる個人が友人や家族との交流によりその自意識を変容させ、精神的な「脱出」や権力への異議申し立てを行う姿を描く。

本体一九〇〇円

定価は表示価格に消費税が加算されます(2014年3月現在)